# 东方爱婴®
# 家庭育儿百科

贾军 著

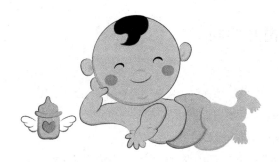

五洲传播出版社

图书在版编目（CIP）数据

东方爱婴家庭育儿百科 / 贾军著 . -- 北京 : 五洲传播出版社 , 2017.7
ISBN 978-7-5085-3678-1

Ⅰ.①东… Ⅱ.①贾… Ⅲ.①婴幼儿—哺育②婴幼儿
—家庭教育 Ⅳ.① R174 ② G781

中国版本图书馆 CIP 数据核字 (2017) 第 132645 号

东方爱婴家庭育儿百科

作　　者：贾　军
责任编辑：黄金敏
装帧设计：尚世视觉
出版发行：五洲传播出版社
地　　址：北京市海淀区北三环中路 31 号生产力大楼 B 座 6 层
邮政编码：100088
发行电话：010-82005927，010-82007837
网　　址：http://www.cicc.org.cn http://www.thatsbooks.com
印　　刷：三河市华晨印务有限公司
开　　本：720×1000mm 1/16
印　　张：24.25
字　　数：391 千字
版　　次：2017 年 8 月第 1 版第 1 次印刷
定　　价：59.80 元

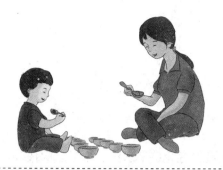

# 前　言

　　家庭，是孩子出生后接触的第一个环境；父母，是孩子的第一任老师。

　　孩子出生后大部分时间将要在家庭中和父母一起度过。父母在孩子的生活中扮演着多种角色。父母的力量可以潜移默化地"渗透"到孩子生活的每个角落，对孩子造成全面、深刻而长远的影响。

　　作为孩子生活的设计者，父母要给孩子提供他感兴趣的物品和活动，这些都有助于促进孩子天生的好奇心和解决问题能力的发展。

　　——你知道究竟该提供哪些物品和活动给孩子吗？

　　作为孩子的顾问，父母要培养孩子的独立能力和良好的习惯，要帮助孩子了解周围的世界。

　　——你知道如何培养孩子的独立能力，又有哪些是良好的习惯吗？

　　作为孩子的老师，父母要为孩子设定与他年龄和发育水平相符的行为范围，也要帮助其他人了解孩子的独特性格特征和需求。

　　——你熟悉孩子的发育规律，能准确判断出哪些是符合他特点的行为吗？

　　不同的角色担负着不同的任务，当孩子的能力发生变化时，父母需要停下来思考一下，自己是否完成了相应的任务。

------------------------------------------------------------

　　父母愿意为孩子承担起这艰巨的任务，这源于他们对孩子的爱。

　　爱是人类永恒的话题，爱是父母送给孩子最好的礼物，爱孩子是父母的天性。

　　但——

　　爱有很多种方式，却只有陪伴和互动最有益于孩子成长。

　　任何物质都无法代替亲子之间的交流和互动，更无法取代父母对孩子的爱。

　　父母所要做的，就是尽力为孩子创设互动环境，与孩子一起体验成长的快乐。

　　当然，给孩子提供帮助并不意味着需要花费大量时间、金钱或者精力。良好的家庭教育也不是为了拼命推动孩子成长和前进。

　　所以——

　　要让宝宝学会踮脚，就要把苹果放在合适的高度。

　　科学的早期教育并不是为了拔苗助长，更不意味着给孩子增加负担。

　　我们所要做的，是了解孩子成长的需要，让孩子在正确的时间做正确的事情。

东方爱婴创始人

------------------------------------------------------------

# 目 录

## Chapter 3 依恋宝宝：7 ~ 9 月龄 / 76

Part Three

宝宝第 3 年

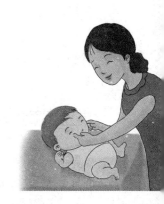

# Part One
# 宝宝第 1 年

伴随着一声啼哭，宝宝刚完成了他人生中最重大的改变——从原来安静、黑暗的环境来到一个充满阳光和喧闹的世界。在出生后的头三个月里，宝宝要自己吃东西填饱肚子，用哭声表达自己的感受，睁大眼睛观察世界，紧握小拳头表现肌肉的力量，抬头迎接挑战，倾听妈妈的温柔细语。

# Chapter 1
# 新生宝宝：1～3月龄

宝宝刚刚呱呱落地，年轻的爸爸妈妈就开始为照顾宝宝犯了愁。为了让宝宝健康地成长，父母不仅要为宝宝营造一个温馨舒适的居住环境，还要密切关注宝宝的吃、穿、睡、日常护理，各种层出不穷的麻烦也常常困扰着新手爸妈。宝宝该吃什么、穿什么，怎么给宝宝洗澡，怎么为宝宝抚触，在这里你都能找到答案。

## 宝宝需要的环境：丰富的视、听、触环境

丰富的视、听、触环境是指在宝宝出生后，依据宝宝的生长发育特点布置他的生活环境，以提供丰富的视觉、听觉和触觉刺激，促进宝宝感知觉的发展。

出生以后，宝宝就开始用自己身体的各个器官去感知、探索周围的世界。宝宝具有惊人的学习能力，丰富的环境刺激能激发宝宝的好奇心，有助于宝宝大脑的发育，促进宝宝各种能力的发展。因此，创设丰富的视听触环境非常重要。

在婴儿床上方悬挂色彩鲜艳、能发出悦耳声音的玩具，比如摇铃、吊琴、各种充气玩具等；还可以悬挂父母放大的照片、中度复杂性模式的图案（如靶心图、国际象棋棋盘图等）；由于宝宝喜欢看人的脸，在床上挂一面镜子可以让宝宝观察自己的脸。

在房间内的墙壁上贴上颜色鲜艳的人像、风景、动物、物品等图片，宝宝满月后就可以竖抱着他来看（视距20厘米），观察宝宝偏爱什么样的图片，可以根据宝宝的喜好更换图片。

在宝宝醒着时，父母可以用自己的脸引起宝宝注视，一会儿把脸移向左，一会儿移向右，让宝宝用眼睛追随脸的移动；也可以用红球来逗引宝宝，当宝宝看到以后，缓慢地移动红球让他的视线追随，以发展宝宝的视觉。所有的这些活动都需要在距离宝宝眼睛20厘米处进行。

照料宝宝的时候，不论是喂奶、洗澡、换尿布或抱他，都要在宝宝眼前20厘米左右用温柔的声音、富于变化的语调，反复地和他说话，轻轻地叫他的小名，用简洁的句子告诉他你正在做什么，如"好宝宝，你醒啦？""宝宝，我是妈妈，妈妈喜欢你。"这样能促进亲子之间的情感交流，还可模仿宝宝那些无意义的发音，以激起宝宝发声的兴趣。可以对着宝宝不同侧的耳朵说话，让他感觉到声音从不同的方向传来。

选择一些旋律优美的音乐给宝宝听（包括宝宝在子宫内听过的胎教音乐），音量比大人在室内说话的声音稍大一些。注意不要给宝宝听很多不同的曲子，一段乐曲一天中可以反复放几次，每次几分钟，过几周后换另一段曲子。

有意地触摸宝宝的身体和四肢，提供不同质地的玩具、材料，让宝宝用手触摸、抓握。

## 宝宝喜欢的玩具

也许有些父母认为这么小的宝宝不需要什么玩具，他们根本不懂得玩耍。事实上，即使新生儿也有很强的学习能力，从一出生，他们就会用自己的独特方式来认识周围的世界。不到一个月的宝宝，吃饱睡足后也能积极地吸收周围环境中的信息。

| 名　称 | 建议活动 | 所培养的技能 |
| --- | --- | --- |
| 摇响玩具（拨浪鼓、花铃棒等） | 摇动拨浪鼓，让宝宝寻找声源 | 听觉能力 |
| | 让宝宝抓握拨浪鼓，摇动 | 精细动作<br>因果关系 |
| 音乐玩具 | 让宝宝倾听声音 | 听觉能力<br>愉悦情绪 |
| 镜子 | 让宝宝照镜子，观察自己 | 自我意识 |
| 悬挂玩具 | 悬挂在床头，能吸引宝宝的视线，发出声音 | 视觉能力<br>听觉能力 |
| 人像、黑白图片 | 悬挂在床头或贴在墙上让宝宝观看 | 视觉能力 |

# 1. 宝宝 1 个月了

1 月的宝宝似乎除了吃、睡和哭闹外，什么都不干。事实上，宝宝从出生到 1 个月的时候，他就能通过看到、听到、闻到而认出你，甚至开始回应你！

## 宝宝神奇的大脑

在生命早期，宝宝的大脑发育展现出了神奇的力量，它在这一阶段的发展是生命其他阶段难以比拟的。我们常说，宝宝出生的头三年是他大脑发育变化最迅速的时期，是宝宝获得学习能力的关键时期。

**看得见的变化：脑重量和脑体积**

出生时，婴儿的脑重量约为成人脑重的 25%，皮层面积是成人的 42%。出生到 1 岁，大脑每天增重 1.7 克；3 岁时，大脑重量达到成人脑重的 75%。也就是说，人的大脑一半以上的重量是在 3 岁以前获得的，此时婴儿大脑的重量和体积接近于 1 千克重的柚子；而 9 米长的恐龙，大脑也不过如核桃大小。

人脑是独一无二的，这个非凡的器官是所有人类行为的总控制者，能够同时掌管无数极其复杂的功能。那么，脑究竟是如何做到这一切的呢？核心就是神经元及神经网络的工作原理。

神经细胞也称神经元，是神经系统结构和功能的基本单位，具有感受刺激和传导神经冲动、加工信息的功能。从母体怀孕之日起，神经系统发展的神奇过程就开始了。在这个形成过程中，神经细胞不断产生，并且转移分布到脑的各个区域，它们凝聚成团块，形成明显的脑区，每个细胞之间开始建立相互的联系。经过胎儿期的发展，宝宝一出生脑部就有约 1000 亿个神经细胞，这个数量远远超过了人实际需要的数量。这些细胞就像是神经银行里的储蓄，积蓄越多，将来受益越大。

脑的日常工作主要依靠神经元上的树突和轴突来完成。外界信息通过树突传入，如果某个神经元要向其他神经元传递信息，这个信息就会通过轴突进行传递，从而形成有效的神经连接。

一般来说，每个神经元每秒钟能向相邻的细胞发送 100 个信息。

宝宝从出生起就不断地学习和记忆，脑中也相继形成了一个有序状态，形成了庞大的神经网络，所有智慧都在神经网络中形成。随着宝宝的成长发育，神经连接的数量越来越多，这张智慧的网络也就越来越丰富。

大脑快速形成和修剪神经连接的这段时间，就是宝宝获得智慧的最佳时机。这时，大脑的可塑性和敏感性强，得到刺激的神经连接得以保留，而未得到适当刺激的神经连接就会退化。这个时间一过，大脑的发育趋缓，机会窗口渐关渐小，即使是同样的信息或刺激，它对宝宝的作用效果也远不如机会之窗打开的时候。聪明的父母绝对不要错失宝宝生命的头三年。

## 爱睡的新生宝宝

人们通常把刚出生还没有满月的婴儿称为"新生儿"。虽然对于新生的婴儿来说，周围这个成人的世界是崭新的，但是新生儿并不像人们想象得那么无能与被动。事实上，他们充满了活力，已经为自己在新世界里好好生存而做好了准备。

新生儿大部分时间都在睡觉，一天要睡 18 个小时，醒的时间很短，睡醒了就要吃奶。

满月后的宝宝一天中绝大多数时间仍在睡觉，而且他在晚上常常会感到烦躁。但和新生儿相比，他已经有了明显的变化，开始建立起许多支配身体运动的神经连接。躺在床上，他的双手和双脚不停地挥舞；趴在床上，他会抬头；他喜欢看挂在床边的图片，可以把头转到侧面；颈部力量也大多了。

虽然还不会说话，但宝宝会用身体运动、面部表情等各种方式来给妈妈发出暗示，用自己独特的方式与成人进行沟通。在这个月里，你需要和宝宝多待在一起，互相了解，找到最好的方式来满足宝宝的需求。

身高和体重是评价宝宝体格发育的重要指标。由于不同宝宝的体重存在一定的差异，所以分析宝宝的体重状况时应重点放在体重增加的规律上，只要宝宝的体重按照自己的规律持续增长，且不超出或低于正常体重的 20%，就不用担心。身高增长个体差异较大，只有低于正常值 30% 以上才为异常。

## 新生宝宝喂养的细节

宝宝出生后的前 6 个月应该只用母乳喂养，即使开始添加辅食（固体或半固体物），母乳喂养也可持续到 2 岁或者超过辅食添加的时间。

毫无疑问，母乳是宝宝出生后最好的第一种食品。它不仅营养平衡、易于消化，而且还可以帮助宝宝预防多种疾病和感染。母乳喂养对于生命后期还有其他一些益处，如利于体重控制和减少过敏发生。

坐位喂奶姿势。妈妈自然坐下，双脚放在地上，如果嫌腿的位置太低，可在双脚下摆一张矮凳子，以免引起下肢肌肉疲劳。妈妈的背部最好靠在椅背或可支撑的物体上。将宝宝放于妈妈的大腿上，一只手搂抱着宝宝的头、颈和肩的部位，使宝宝的身体与妈妈的胸腹部紧密贴在一起。妈妈用另一只手托起乳房，要将拇指与食指分开呈 C 形，然后将乳头轻轻地送入宝宝口中。如果在宝宝初生的数日，宝宝可能含吮不到乳头，可将宝宝的下颌轻轻向下推一推，并帮助宝宝含吮到乳头及大部分乳晕。当宝宝含吮到乳头和大部分乳晕后便会吸吮奶汁了。

卧位喂奶姿势。妈妈侧身躺在床上，用一只手托住宝宝的头颈部，用上面的方法帮助宝宝含吮即可。有的妈妈由于剖宫产侧身较为困难，可采取仰卧位哺喂宝宝。仰卧位哺喂时，需要家人将宝宝抱到妈妈的胸部，并帮助宝宝含吮到乳头。

环抱式喂奶姿势。所谓环抱式喂奶，就是将宝宝抱放在妈妈身体一侧的喂奶姿势，如双胞胎、剖宫产后，都可以采用这种姿势。不管采取哪一种姿势，都要使母子身体紧密靠在一起，另外还应使母子都感到舒适。

## 宝宝吃饱了吗?

3 个月内的宝宝，当他吃饱喝足后会安静地睡觉，不爱哭闹。而 4 个月以上的宝宝，吃饱后开始咿咿呀呀地发声，自得其乐。当逗弄时，他便咧着嘴笑；有的喂完奶后，则安稳地入睡，醒后精神很好。这些表现，都说明宝宝吃饱了。

没吃饱的宝宝每次吸完奶后还含着奶头不肯放，或者吸奶时要费很大力气，但不久就不愿再吸而睡着了，但睡不到 1 个小时又醒来哭闹，或者猛吸一会儿，就把奶头吐出来哭一会儿。宝宝的情绪不好和急躁，说明乳汁不足，还没有吃饱。

### 吃奶时间

如果乳汁量足够的话，宝宝基本在 10 ~ 15 分钟之内就能吃饱，若用 20 多分钟仍吃不饱，就说明乳汁不足。

妈妈在给宝宝喂奶时，应注意倾听他吞咽的声音，听听宝宝吸多少次咽一口，一般平均吸 3 ~ 5 次就应该咽一口。如果宝宝吸得多而咽得少，就说明乳汁不够吃。

### 睡眠

吃饱后的宝宝就不哭不闹地玩或安静地入睡。如果宝宝吃完奶还是久久不能入睡，或入睡后不久又哭闹起来，或烦躁不安、不高兴，宝宝未能维持2个小时就又要吃奶了，这些情况都说明奶量不够。有的宝宝吃奶时间较长，即使在吃奶时入睡了，也不能说明是吃饱入睡，而是由于吃奶时间过长，导致宝宝疲乏入睡。这样，宝宝很容易从睡眠中醒来，每次醒来都有强烈吃奶欲望，常常是急促地大口大口地吸吮起来。

### 大小便

哺喂母乳的宝宝，若大便呈黄色，像稠粥样，每日2～4次，表示奶量充足。

对于人工喂养的宝宝来说，观察大便情况更有意义，因为配方奶的量比较好掌握，但配方比例适宜并不容易。如果配方比例恰当，则宝宝大便为淡黄色、较干，有时含有白色小凝块，每天大便一两次；如果大便出现绿色、黏液状、每次量很少、次数多，一般是奶量不足的表现，说明宝宝没吃饱。

小便次数：不额外补充水的情况下，每天尿八九次。

### 饿和饱的信号

哺乳的妈妈对宝宝的照顾通常都是跟着感觉走，实际上无论饿了还是饱了，宝宝都会给妈妈发出信号，细心的妈妈发现了吗？

| 我饿了 | 我饱了 |
| --- | --- |
| · 清醒时张着小嘴左右寻觅<br>· 碰触到东西时，立即大口吸吮起来<br>· 睡眠浅，有时出现吸吮或咀嚼动作<br>· 嘴唇干燥，精神急躁不安<br>· 乳头碰到嘴边时，急不可待地衔住乳头，满意地吸吮着<br>· 吃得非常认真，很难被周围动静打扰<br>· 饿感强烈又没人理睬时，会大声哭叫<br>· 大便每天少于1次<br>· 体重无明显增加 | · 吸吮力量减弱，自己放开乳头玩耍<br>· 有一点动静就停止吸吮，甚至放下乳头，转头去寻找声源<br>· 用舌头把乳头推出来<br>· 把头转过去，不理睬妈妈<br>· 用小手推开妈妈，甚至会以哭来抗议<br>· 嘴唇红润，安静甚至瞌睡<br>· 大便为金黄色、糊状，每日2～4次，体重增长正常<br>· 哺乳后，妈妈的乳房变软 |

## 人工喂养

如果妈妈实在没有奶或者患有某种疾病不宜自己喂奶，可以采用人工喂养。对人工喂养的宝宝，父母的抚爱、搂抱和奶瓶里的奶同样重要。在喂养的过程中应始终注重对宝宝的爱抚、与宝宝的沟通，要抱着宝宝、看着宝宝、与他说话，像母乳喂养那样与宝宝胸贴胸，腹贴腹，尽量多些皮肤接触，以尽快建立起宝宝的安全感和信任感。

**准备物品**

奶瓶：一个完全人工喂养的宝宝，至少需要 6 个 250 毫升的奶瓶。这样可以每天消毒一次备用。各种奶瓶的形状不一，选择标准就是容易清洗、拿起来舒服。

奶嘴：一般奶瓶上已经配备奶嘴，可以另外买些奶嘴备用。奶嘴有各种形状，自然形状的奶嘴模拟哺乳时宝宝的吸吮特点设计，有助于宝宝两颚及颌部的发育。而且，当妈妈需要上班、宝宝由母乳喂养转为混合喂养时，这种形状的奶嘴更容易被宝宝接受。需要注意的是，使用自然形状的奶嘴时，吸孔要向上，面向宝宝口腔顶部。

奶瓶刷：可以彻底清洁奶瓶的内面和奶嘴内部。要保持专用并定期消毒。

奶瓶消毒器：也可用锅来代替。奶瓶、奶嘴等用具需要每天消毒，最少要煮沸 5 分钟。

**调配奶粉**

·选择品质好的婴儿配方奶粉；准备一壶开水来冲洗已消毒的物品。

·洗手后，在已消毒、冲洗过的奶瓶中放入 90 毫升的温开水，根据奶粉包装上的说明放入正确分量的奶粉。奶量可以根据宝宝的需要来调整，90 毫升只是一个参照。

·盖上瓶盖，轻轻摇动使奶粉溶解，在整个调配过程中不要碰奶嘴。

如果需要一次调配多瓶，可以放在冰箱的冷藏室内保存，不要超过 24 小时。

**喂奶方法**

·检查奶的流速，以奶瓶倒置、奶能一滴一滴地连续滴出为宜。

·检查奶的温度，滴几滴奶于手腕内侧，以不烫手为宜。

·不要把奶瓶盖拧得太紧，这样当宝宝吸奶时空气可进入瓶中，奶嘴不会瘪。

·奶瓶要倾斜着拿，使奶嘴充满奶而不是空气；如果奶嘴瘪下去，在宝宝嘴里转动一下奶瓶，让空气再进入瓶中。

遵循母乳喂养的方法，让宝宝依偎在妈妈裸露的乳房上，与妈妈胸贴胸、腹贴腹，身体密切接触，以获得安全感和舒适感。每次喂完后要帮助宝宝排出吞下的气体，防止溢奶。

# 亲子互动时间

### 宝宝健身操：抚触

**训练目的**

促进母子情感交流和宝宝神经系统的发育；加快免疫系统的完善，提高免疫力，加快宝宝对食物的吸收。

**动作示范**

婴儿抚触的顺序：头部——胸部——腹部——上肢——下肢——背部——臀部

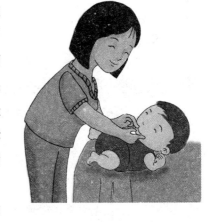

头部：首先，用两手拇指指腹从眉间向两侧滑动；然后，两手拇指从下颌上、下部中央向外侧和上方滑动，让上下唇形成微笑状；最后，一手托头，用另一只手的指腹从前额发际向上、后滑动，至后下发际，并停止于两耳后乳突处，轻轻按压。

胸部：两手分别从胸部的外下方（两侧肋下缘）向对侧上方交叉推进，至两侧的肩部，在胸部划一个大的交叉，避开宝宝的乳头。

腹部：食、中指依次从宝宝的右下腹至上腹向左下腹移动，呈顺时针方向画半圆，避开宝宝的脐部。

四肢：两手交替抓住宝宝的一侧上肢从腋窝至手腕轻轻滑行，然后在滑行的过程中从近端向远端分段挤捏。对双下肢的做法相同。

手和足：用拇指指腹从宝宝手掌面或脚跟向手指或脚趾方向推进，并抚触每个手指或脚趾。

背、臀部：以脊椎为中线，双手分别放在脊椎的两侧，从背部上端开始逐步向下渐至臀部。第1步，宝宝呈俯卧位，两手掌分别于脊柱两侧由中央向两侧滑动；第2步，以脊柱为中线，双手食指与中指并拢由上至下滑动4次。

**爱心提示**

·确保抚触时不受打扰，可播放一些柔和的音乐帮助彼此放松。以每日3次，每次15分钟为宜。

·选择适当的时间进行抚触，当宝宝觉得疲劳、饥饿或烦躁时都不适宜抚触。

·抚触最好在宝宝沐浴后或给他穿衣服时进行，抚触时房间需保持温暖。抚触前需温暖双手，将宝宝润肤液倒在掌心，先轻轻抚触，随后逐渐增加压力。

## 亲子游戏1：点点笑

### 游戏目标

帮助宝宝学习倾听声音，刺激宝宝的听觉；愉悦宝宝情绪，增进亲子之间的交流；训练视觉，通过记忆亲人的面孔，培养最初的记忆力。

### 游戏方法

宝宝躺在婴儿床上，妈妈注视着宝宝，边说儿歌边有节奏地用双手食指轻轻点在宝宝脸上。说完一遍儿歌后，妈妈要亲一亲宝宝的小脸。

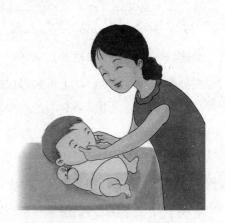

点、点、点窝窝

点到宝宝笑呵呵

宝宝、宝宝、笑一笑

露出两个小酒窝

### 爱心提示

·妈妈把语速放慢，声音舒缓，手部动作要轻柔。

·妈妈靠近宝宝的小床边，在距离宝宝眼睛20厘米的地方注视着宝宝，通过面部表情与宝宝交流，向宝宝传递你的关爱。

## 亲子游戏2：万花筒

### 游戏目标

促进宝宝视觉发展，锻炼宝宝颈部肌肉的力量，培养宝宝的好奇心；增进亲子之间的感情，给宝宝带来愉悦的情绪。

### 游戏方法

宝宝躺在床上，妈妈与宝宝有眼神的交流，一边说儿歌一边有节奏地用双手转动万花筒，当宝宝眼前出现蜗牛、小鸟、小兔时，用手指有节奏地点出这些动物告诉宝宝。

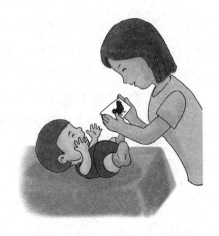

> 万花筒，转转转
> 咕噜咕噜转，咕噜咕噜转
> 妈妈帮我转一转
> 看蜗牛，爬呀爬
> 看小鸟，飞呀飞
> 看小兔，跳跳跳

# 2. 宝宝 2 个月了

2 个月的宝宝开始对周围的环境产生浓厚的兴趣。他开始舒展身体，肌肉也变得有力。宝宝虽然整天都需要睡觉，但他在白天可以清醒一会儿了。

宝宝还不会说话，但是他会用一些"信号"来和你交流。饿了、害怕或者不舒服的时候，宝宝会哭；高兴的时候，宝宝就会笑。这时，宝宝不仅仅对妈妈笑，也对其他人笑。如果你能看着宝宝，听宝宝"说话"，那么你就会知道宝宝的需要了。

## 宝宝的脑部

这个月是脑部神经元连接形成的一个非常活跃的时期。当宝宝接触到新的环境刺激时，新的神经元连接会迅速在脑部形成。这些连接可以帮助宝宝学习认识这个世界。当宝宝重复接收到来自外界世界刺激时，他的神经连接在传递信息时就会变得更为有效。神经通路被反复使用，信息就能够更容易、更有效地通过突触，快速到达神经网络的各个工作区域。

宝宝会主动寻求外界环境刺激，这种学习可以帮助他不断构建新的脑部神经连接，并使宝宝脑部那些已经形成的神经连接与新的神经连接联通，让宝宝的神经网络更好地工作。

绝大多数宝宝一次只能处理一种感觉信息，一次接收太多的信息会妨碍每条信息在宝宝脑中的顺利传递。脑部对感觉器官接收到的信息的处理，为宝宝的注意力、自我调节和适应能力的形成和发展奠定了基础。父母和其他看护者应该仔细监测并过滤宝宝每天接收到的刺激类型、强度和频率，这对于宝宝的脑部发育非常重要。比如，你应该注意宝宝周围各种声音的分贝不能过高，以免伤害听力，宝宝周围的光线不能太刺眼以免伤害视力等。

| 大运动 | 精细动作 | 认 知 | 语 言 | 社会行为 |
|---|---|---|---|---|
| 抱直头稳 | 握拨浪鼓 5 秒 | 眼跟随红球上下移动 | 发 a、o、e 等元音 2 个 | 对人脸消失作出反应 |
| 俯卧抬头 90° 1 秒 | 双手部分伸开 | | | 大小便识把 |
| 努力保持坐位 | | 注意积木 1～3 次 | | |
| 拿手到胸前 | | | | |

## 宝宝的睡眠方式

新生宝宝喜爱睡觉，他们每天要睡 7～10 次，每次要 1、2 个小时，加起来每天睡眠时间长达 16～18 个小时，几乎大部分时间都在睡眠中度过。

以脑电波的不同形式为特征，科学家已经确认了两种不同的睡眠方式：快速眼动睡眠和非快速眼动睡眠。

快速眼动睡眠指的是当人在睡眠时，眼睛经常快速地转动，这时，脑部处于活动状态但身体仍然保持安静。一些科学家认为快速眼动睡眠的功能是清除脑部多余的思想或类似"没有学好"的错误信息。

非快速眼动睡眠是有助于恢复的睡眠。宝宝脑部处于安静状态，但身体可能处于活动状态（抖动或翻身）。这是一个从浅睡状态向熟睡状态过渡的过程，这一过程大约要持续 1 个小时，随后又将是一段快速眼动期。这种睡眠阶段交替变换的方式一个晚上可以重复 5、6 次。

宝宝就这样在深、浅睡眠中反复改变。如果脑部要获得最佳生长与学习所需要的恢复（非快速眼动睡眠）和修正（快速眼动睡眠）的机会，为宝宝安排足够的睡眠时间十分重要。

在婴儿刚出生时，非快速眼动睡眠和快速眼动睡眠的时间几乎是各占一半。

当宝宝快到 1 岁时，快速眼动睡眠时间已经减少到总睡眠时间的 1/4，这个数字在童年期会继续缓慢减少。

**宝宝睡眠问题多**

要想确保宝宝得到不受打扰的充足睡眠，你需要了解一下下面这些问题。

·夜间醒来

宝宝常常都会在夜间醒来几次。通常，宝宝能自己重新进入睡眠状态。当宝宝首次醒来时，你可以在一旁仔细聆听，千万不要上去干扰他，给他至少 5 分钟时间自己重新入睡。晚上也不要过多逗宝宝，或者提供不必要的饮食。

·睡眠时间使用奶瓶

宝宝入睡前常常需要进食，但是，不能让他含着奶瓶入睡。在宝宝即将入睡前，可以使用摇、唱歌或者轻轻对他说话等方法来安慰他。含着奶瓶入睡会带来潜在的危险，同时，这对宝宝的耳朵和正在发育的牙齿也非常有害。可以使用手指或奶嘴来满足宝宝吮吸的需要，也可以用毯子、毛绒玩具或其他物品让宝宝感到安全，学会放松安慰自己。

·从白天活跃期到晚上休息状态的转换

有的宝宝到休息时间却很难入睡，甚至哭闹不肯入睡。制定一个包括放松时间的连贯作息安排是非常必要的。轻柔的音乐、温暖的沐浴、讲故事或者阅读、有节奏的摇晃或平静地讲述白天的事情等方法都可以使用。建立一套你每天晚上都可以重复的过程。宝宝也能从中学会并知道熄灯和睡觉是这个过程的最后一步。这种有规律的过程使上床时间成为一段快乐的经历，并能以积极的方式结束一天。无论选择哪种程序，当每晚都能重复进行时，它就能变成最有效的程序。比如，在同一个屋里换衣服，每晚在同一张椅子上阅读相同长度的故事。

将宝宝在醒着的时候放在床上，他入睡前的最后回忆是他的婴儿床，而不是父母或奶瓶。放上床后给宝宝足够的时间，让他自己唱歌；有节奏地晃动身体或者摇头有助于他从白天的忙碌和活跃状态向安静休息的状态过渡。

# 小宝宝的五官护理

宝宝眼耳口鼻，作用多多，问题也多多。怎样护理才得当呢？注意一些小细节，才能让宝宝更舒服，让宝宝的五官更漂亮。

## 面部护理

新生宝宝的面部除了患疾病时要注意护理，日常的清洁也十分重要。要想让宝宝的面部始终保持健康，就一定要做好面部的卫生工作，特别是在给宝宝洗脸的时候不能马虎大意。

**洗脸方法**

恒定室温水温：给宝宝清洁小脸时，一定要注意室内的温度，最好能保持在20℃~25℃之间，水温尽量维持在37℃~40℃左右，避免凉风直接吹到宝宝脸上，以免感冒着凉。

压住宝宝双耳：用左臂抱起宝宝，并用左肘部和腰部夹住宝宝的臀部和双腿，左手托住头颈部，用拇指和中指压住宝宝双耳，使耳廓盖住外耳道，防止洗脸水进入耳道。

从眼到嘴擦洗：右手将一块小毛巾沾湿后略挤一下，先洗双眼。注意小毛巾擦过一只眼后要换一面擦另一只眼，然后将毛巾在水中清洗一下，再擦前额、面颊部及嘴角，拧干毛巾擦干面部。

清理鼻腔、外耳：洗完换上干净衣服后，将宝宝抱起，用消毒棉棒擦净宝宝鼻腔分泌物及外耳道的水渍。动作一定要轻柔，棉棒不可探入鼻腔和耳道深处，只在外围处理一下即可。

**爱心提示**

·每天洗脸2次：坚持每天给宝宝洗脸2次，才能起到良好的预防疾病作用。

·擦脸时要轻柔：由于新生宝宝特别娇嫩，其体内免疫机制的建立尚不完善，假如面部皮肤稍有破损即可感染，如处理不当，严重者可导致败血症。因此用毛巾擦脸时，一定要轻柔，最好用干毛巾吸干水分。

·涂婴儿油（霜）保湿：宝宝洗脸后为其涂抹婴儿油或婴儿霜保湿，尤其是气候干燥的冬春季，妈妈一定要为宝宝的面部皮肤作保湿护理，避免因干燥皲裂。

## 耳朵

宝宝的小耳朵出生2~7天后开始有听觉，2~4周时能较专注地听外界声音。从出生后妈妈就要学会小心护理，避免耳病发生。

### 避免中耳炎

中耳炎是宝宝感冒时相当常见的并发症。因为宝宝的耳咽管又短又平，加上发育不够成熟，鼻腔及鼻咽腔的病原容易从耳咽管流于中耳内，导致急性中耳炎。另外，如果宝宝平躺着喝奶，也容易使奶流至耳咽管，导致中耳炎。中耳炎会有耳痛、发烧等症状，宝宝多半会以烦躁、哭闹、抓耳朵等方式来表达不舒服。

### 远离噪音

新生宝宝的耳朵是很娇贵的，要避免宝宝长期被包围在强烈的声音之中。比如，不要在宝宝旁边大声开着音响或是大声地连续开几个小时的电视，如果宝宝长时间处于嘈杂的环境里，内耳细胞纤毛就会被损坏。

### 耳垢要小心清理

妈妈只需在每天洗澡时，用毛巾帮宝宝擦拭外耳就可以了，不需刻意帮宝宝清洗耳朵。如果耳朵里面有水或耳垢时，可使用宝宝用的棉花棒，轻轻转动（不要太深入）把耳垢清出来，如果怕宝宝乱动，可以等宝宝睡着后再处理。如果是太硬或较深的耳垢，妈妈就不要帮宝宝清理，最好请婴儿鼻喉科医师来处理。

## 眼睛

眼睛是心灵的窗户，小宝宝总是醒的时候少、睡的时候多，妈妈可不要忽略宝宝的眼睛护理。

### 新生儿结膜炎

新生儿结膜炎一般多在出生后 5 ～ 14 天发病，表现为眼睑肿胀，睑结膜发红、水肿，同时伴有分泌物，初为白色，但可能很快转为脓性，因此出现黄白色带脓性的分泌物。发病开始可能是一侧眼部，但随着病情发展可使另一侧眼睛受到累及，如未及时护理治疗，炎症可侵犯角膜，因此要及时看医生。

### 防止异物进入宝宝眼内

防止异物侵入宝宝眼内，关键是父母在护理时一定要小心仔细，注意每一个细小的环节，如宝宝所处的环境应清洁、湿润；打扫卫生时应及时将宝宝抱开；宝宝躺在床上时不要清理床铺，以免飞尘或床上的灰尘进入宝宝眼内；宝宝的玩具应较圆钝，不要带尖刺；外出时如遇刮风，应用纱布罩住宝宝面部，以免沙尘进入眼睛；给宝宝洗澡时也应该注意避免浴液刺激眼睛。如宝宝哭闹、不睁眼，一定要想到眼内异物和其他眼病的可能性，及时到医院请医生诊治。

# 口

宝宝的小嘴娇嫩，嘴唇皮肤细嫩，很容易受到病毒感染发生炎症。

## 防止嘴唇起皮

新生宝宝嘴唇起皮原因通常是因为宝宝吃奶频繁，相对时间过久，嘴唇皮肤长期被奶水浸泡所引起的，由奶水浸泡引起的宝宝嘴唇起皮是没有任何疼痛的。但也有宝宝嘴唇起皮是缺乏微量元素等病理原因引起的，需要妈妈特别注意。当嘴唇起皮后，白天可用棉签蘸香油涂在宝宝唇上，滋润嘴唇。

## 防治鹅口疮

鹅口疮又名"白口糊"，是一种叫白色念珠菌的霉菌感染，是新生宝宝很容易感染的一种口腔疾病。宝宝患了鹅口疮通常会感到口腔不适，有时会感到疼痛，多半宝宝会因此减少吃奶。鹅口疮主要通过霉菌传播，新妈妈在喂奶前应用温开水洗乳头，保持乳头卫生。

如为人工喂养，要注意奶瓶、奶嘴的消毒。宝宝出现鹅口疮时，可用2%苏打水清洗宝宝患处，再用制霉菌素甘油涂口。每日需坚持3～5次，一般涂药2～3次就可以治愈。

# 鼻子

新生宝宝鼻黏膜柔软而富有血管，遇到轻微刺激就容易充血、水肿，使原来较狭窄的鼻腔更加狭窄而致呼吸不畅，烦躁不安。为了让宝宝舒服，要及时清理小鼻子。

## 清除鼻腔分泌物

清理鼻腔分泌物时，切勿用镊子强力夹出，要先软化鼻痂，用棉棒蘸清水往鼻腔内滴1～2滴，或用母乳、牛奶滴入亦可，经1～2分钟待鼻痂软化后再用干棉棒将其拔出，或用软物刺激鼻黏膜引起喷嚏，鼻腔的分泌物即可随之排除，从而使鼻腔通畅。

## 流鼻涕

宝宝流鼻涕时，父母可用柔软的纸或手绢擦拭流出的鼻涕，因为宝宝皮肤很娇嫩，擦拭多了会令宝宝感觉不舒服，所以擦鼻涕后可用湿热毛巾捂一捂，再轻轻地涂上一点油脂，防止皮肤皲裂疼痛。

**鼻出血**

宝宝鼻出血时不要让宝宝仰卧，仰卧时血会从咽后壁流入食道及胃。要让宝宝取坐位或半坐位，注意保持呼吸道通畅，父母可用拇指和食指紧紧压住宝宝的双侧鼻翼，压迫双侧鼻翼一般可以止血。另外可用冷毛巾敷在宝宝的额头以助止血。鼻出血停止后也要去医院检查，要排除血液系统疾病。

# 怎样给新生宝宝洗澡

干干净净、香香的宝宝谁不喜欢，那么妈妈就要辛苦些啦，每天要为宝宝洗澡，做抚触。如果妈妈感觉太累，一定要让爸爸帮忙，照顾小宝宝是父母共同的责任。

**宝宝洗澡好处多**

·新生儿皮肤娇嫩，抵抗力低，加上各种刺激如大小便、汗液、呕吐物等，极易造成感染。洗澡可以消除身上的病菌、病毒，清洁皮肤，还可以清除身上的污垢，避免堵塞住皮脂腺和汗腺的开口而影响它们的机能。

·水的环境有利于宝宝发育。因为胎儿习惯了羊水中的生活，胎儿离开了母腹以后，又重新回到液体中去生活，他会很舒服，发育得更好。

·经常给宝宝洗澡可加速皮肤血液循环，保护上皮细胞不受损害，调节机体各系统活动功能，促进宝宝生长发育。

**洗澡前的准备**

将要换的衣服、尿布等准备好，大浴巾铺在床上待用。要是冬天晚上洗澡，最好先将室温调到26℃，最好能升到28℃～32℃，水温调到37℃～38℃，若无水温计，可用肘部试水感到稍热而不烫为宜。冬天，要再准备些更热的水备用。时间选择喂奶前，可以避免因挪动宝宝体位而引起溢乳。

**洗澡方法**

·给宝宝脱掉衣服、去掉尿布、用大毛巾裹住全身，你可以坐在小椅子上，让宝宝仰卧在你的左侧大腿上，用左臂和手掌从宝宝后背托住他的头和颈部，使他的下半身固定在你的臂弯和腰身之间。

·洗头：抱起宝宝，一手托住头部，把他的身体夹在你的腋下。同时大拇指和中指要将宝宝的两只耳廓翻起盖住外耳道，适当用力轻轻按住，以防洗头时水流入耳道内。然后用另一手洗头，用小盆的水弄湿头发，抹上宝宝洗发精。先将洗发精倒在手掌上，然后再抹到宝宝头上，轻轻搓揉后用清水洗净，应记得耳廓后面也要洗净。头洗干净后立即擦干头发。

·洗颈部及上、下身：解开裹在宝宝身上的毛巾，将他放入盆中仍用左臂托住头、背和腋窝，在手上抹少许沐浴液，从颈部开始，依次洗净上、下身，注意洗净颈部、腋下、肘窝、大腿沟等皮肤皱褶处和手心、指（趾）缝。

·让宝宝俯卧在右手上，右手托住宝宝的左腋下、下巴及前胸部，用左手洗宝宝背部、臀部及下肢。

·洗完后立即把宝宝从水中抱起，放在干浴巾上包裹好，轻轻拭干水分，可以用宝宝油进行抚触；随后在脖子下、大腿根等皮肤皱褶部位撒爽身粉。先把粉撒在大人右手心，另用左手心掩护着宝宝的口、鼻，然后右手把手上的爽身粉轻轻抹在宝宝颈上，切忌把爽身粉直接撒在宝宝颈上，以免宝宝将爽身粉吸入造成窒息；用棉签蘸75%酒精消毒肚脐。

**爱心提示**

·新生儿脐带一般在出生后一周左右脱落，脐带脱落前或虽已脱落但脐部潮红或渗液时，在洗澡时不能将宝宝全身放入水中，而应分别作上半身、下半身抹皂和淋浴，浴水不能淋入脐部。冲洗完毕后一定要吸干脐部湿水并于断脐端和脐周皮肤涂75%酒精。如脐部潮红，有渗液甚至有臭味则宜立即请医生诊治。

·洗脸不用肥皂，洗其他部位将肥皂抹在大人手上，然后给宝宝洗。

·动作轻柔迅速，全过程在5～10分钟内完成。

·宝宝不舒服，怀疑生病——比如拒奶、呕吐、咳嗽厉害、体温达37.5℃以上时不宜洗澡。

# 亲子互动时间

## 宝宝健身操：蜗牛出壳

### 训练目的

加强宝宝颈部和腹部肌肉的力量，增强宝宝的趴卧能力。

### 动作示范

妈妈让宝宝趴在舒适的垫子上，帮助宝宝把双手放在胸前，妈妈用双手手掌托住宝宝小臂和手，轻轻向上抬起，然后再放平宝宝，如此反复多次。妈妈要边说儿歌边进行动作训练：

小蜗牛，小蜗牛

背着房子摇摇头

努努力，向下看

使使劲，向上瞧

嘿呦嘿呦抬起头

**爱心提示**

宝宝进餐30分钟后再进行此项训练；做操时妈妈动作要轻柔，幅度不要过大；宝宝情绪不好时要停止体操训练。

## 亲子游戏1：健康操

### 游戏目标

通过读儿歌及手部动作的配合，帮助宝宝理解语言，增进亲子间的交流、增强宝宝上肢和腿部的肌肉力量，促进宝宝身体协调能力的发展。

### 游戏方法

宝宝躺在床上，妈妈跪坐在宝宝的身边，让宝宝能够看到妈妈的脸。用温柔、清晰的声音边说儿歌边做游戏，根据儿歌有节奏地拍打宝宝的手心：

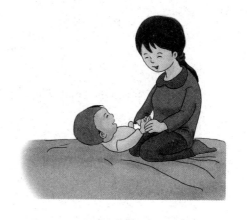

小宝宝，小宝宝（妈妈握着宝宝双手按节奏进行对拍）

妈妈和你来做操（妈妈握着宝宝双手按节奏进行对拍）

伸伸臂，伸伸臂（妈妈握着宝宝双手同时向外伸展）

屈屈腿，屈屈腿（妈妈握着宝宝双脚同时向前弯曲）

宝宝快快长，你是妈妈的好宝宝（妈妈双手在宝宝身体两侧上下按摩）

在宝宝情绪愉快时进行。妈妈语速放慢，吐字要清楚，为宝宝创设丰富的语言环境。妈妈通过面部表情与宝宝交流，手部动作要轻柔。

### 亲子游戏 2：听铃声

**游戏目标**

帮助宝宝发展汇聚视线、用双眼追踪移动物体的能力，促进宝宝的视觉发展。

**游戏方法**

宝宝仰卧在床上，妈妈跪坐在宝宝一侧45°角的地方。妈妈手拿摇铃，置于宝宝脸部正上方20厘米处，轻轻地摇一摇，吸引宝宝寻找摇铃。妈妈一边说儿歌一边将摇铃拿到宝宝的左耳侧，摇一摇，然后再将摇铃拿到宝宝右耳侧让宝宝听摇铃的声音，重复几次：

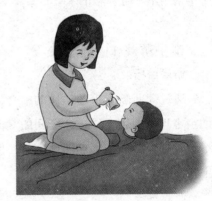

丁零零，丁零零

一会远，一会近

小宝宝，耳朵灵

听铃声，找到铃

**爱心提示**

妈妈摇铃时要轻柔，以宝宝做出眼睛睁大、眨眼睛等反应为准。

# 3. 宝宝 3 个月了

3月宝宝能稳稳地抬头了，当你逗他时，他会咯咯地笑起来，积极地与你交流和互动。他的记忆力已经让他能够记住一些人和他喜欢的玩具。

这时候的宝宝可以在晚上睡觉了，但他在早晨和下午还需要再睡一个小觉。这个月宝宝的胳膊和腿的运动增多，趴着的时候，宝宝可以抬起头坚持十几秒钟，而且还可以翻身到侧面了。他还可以把手放到嘴里，两只手也可以同时碰到一起了，他甚至爱上了吃手，并且吮得咂咂作响。

尽管宝宝才3个月，他却知道妈妈的声音和别人的声音是不同的。他会用目光看着你、告诉你，他知道你是妈妈！当他看到你或听到你的声音时，会转过头去，眼睛发亮。除了哭，宝宝还可以发出其他的声音来告诉你他的需要。

## 宝宝的脑部

在宝宝出生前，负责某些功能（如呼吸、吮吸和听）的神经元之间的连接就已经建立了。其他诸如说话和走路等能力的发展，则需要有长期的刺激来促进脑部神经连接的形成。随着宝宝的成长，他不断地被你或周围的事物刺激，这些刺激使宝宝能够模仿你所发出的声音，会传递信号给你宝宝的肌肉使它们运动。在宝宝的需求得到满足时，产生安全感的神经连接就建立了。

神经细胞之间的连接形成包括两个主要的阶段。较早的时期是在子宫中，此时不需要任何外界经历。而在后一个时期内，脑部发育会受到宝宝的经历和外部环境的影响。来自周围环境的刺激，特别是父母提供给宝宝的早期养育和教育经历，能够导致他脑部细胞之间形成连接。

在后一个时期内，神经细胞之间的连接（突触）会发生快速的变化，经常用到的神经元会集中到脑部，并与其他的神经元相互连接，而得不到刺激的突触则会慢慢消失。脑细胞之间的连接一旦形成，脑部再去改变这些连接就会很困难了。就这一点而言，这一过程是有时间限制的，因此这段时间被称为关键期。在这段时期内，宝宝与环境的互动学习非常重要。

宝宝脑部为了某种特殊的技能而形成神经元连接的活动非常活跃，所以这段时期又被称为"机会之窗"。

| 大运动 | 精细动作 | 认知 | 语言 | 社会行为 |
|---|---|---|---|---|
| 坐位头稳15秒 | 抓扯自己衣服 | 摇动双臂 | 睡觉笑出声 | |
| 扶腋可站片刻 | 抓握玩具10秒 | 试图将玩具放嘴里 | 发a、o、e元音3个 | 灵敏模样 |
| 俯卧放头 | 握拨浪鼓30秒 | 找到声源 | 咿语作声 | |
| 仰卧变侧卧 | | 注视手中玩具 | 对熟悉的声音有反应 | 注视双手 |
| 俯卧抬头45° 1分钟 | 摇动玩具2秒 | 追随落地手铃 | 逗引笑出声 | |
| 俯卧抬头90° 环顾 | | 玩弄红环 | 发ma、ba、ge、ka音 | 帮握奶瓶 |

## 最早的声音

听和说是宝宝早期语言发展的重要环节。最早的声音，无论是宝宝听到的妈妈的声音，还是宝宝发出的哭声，都是人类智慧的早期萌芽。

### 出生之前

在孕期的最后 10 周里，胎儿在子宫中就能够听到声音。子宫中平均的声音水平是 75 分贝，大约是乘车时噪音的水平。婴儿能够听到空气穿过妈妈胃部时形成的声音，也能够听到妈妈的心跳形成的更高强度的声音。外界声音在通过妈妈身体和羊水后已经变得非常弱了。新生宝宝看上去能够"识别"他在子宫里的时候听到的故事。出生之后，再为他们读相同的故事时，他们就会变得非常安静，而且更为专心。

### 新生儿

新生儿的中耳还没有发育成熟，所以宝宝在刚出生时听力比较弱。从出生到最初两个星期这段时间，如果在安静的房间里突然出现响声，宝宝会眨眼、惊跳、停止吸吮或试图睁开他的双眼。他们对大的噪音会表现出惊恐之状，而且会大声哭叫，会把头转向噪音传来的方向，这表明他们从出生开始就能够定位声音。然而，与日后听力发展成熟相比，这个时期宝宝的听觉对某些声谱还不是很敏感。当留在耳中的羊水被吸收以后，听力就会迅速地发展。

### 6 个月以下

宝宝很早就能够从其他的声音中区分出人的语音，当他听到人的语音时，可能会停止哭泣。他特别喜欢人的语音，特别是你对他讲的音调较高、语速较慢、有更长的元音的语言，如果你的音调很夸张、语气富有变化那就更吸引宝宝了，我们把这种说话的方式称为儿语。小于 6 个月的婴儿，还能够听到噪音的回声，慢慢地，他将学会筛除掉这些回声。到 3 个月大时，他就能够区分出父母的语音，当他听到那些语音时，他会更容易停止哭泣，可能会微笑，并且会把头转向说话者。宝宝也可能仍会哭泣、眨眼或对大的噪音产生惊跳。

当宝宝到 6 个月大时，就能够对声调的变化产生反应。当听到一个轻快的调子时，他会用愉快的咕咕声作为回应；当听到一个生气的声音时，他也会变得焦躁不安，把头转向新的声音或视野之外的声音。宝宝独自一人时，他会发出含混不清的声音，当你跟宝宝说话时，他们会努力发音回应。

## 早期的语言环境

宝宝在胎儿时就能对外界的声音做出敏捷的反应。从那个时候起，宝宝开始学习妈妈的声音以及母语的语音模式。后天的语言环境使宝宝先天的语言能力得以正常发挥，给宝宝提供丰富的语言环境应该从出生时就开始。

在日常与宝宝的互动中，父母应该有意识地为宝宝营造学习语言的氛围，让宝宝轻松掌握母语。你可以这样做：

当你跟宝宝讲话时，他会观察并理解说话所必需的所有语音。跟宝宝交谈时，要靠近他的身体，看着他的眼睛。

当你用儿语的方式跟宝宝讲话时，宝宝就能够学得最好，并且注意力也集中。当你跟宝宝交谈时，要说得更慢，语调要比平常更高、更轻柔，句子要短而简单，要用一些不同的面部表情和手势。

宝宝通过咕咕声、咯咯声和咿呀声来练习听到的语音。跟宝宝一起，轮流地听和说，当他发出声音时会期待你的反应，所以你要重复宝宝发出的声音。

在每天的活动中，比如洗澡、吃饭和玩耍时，用一些简单的词语告诉宝宝正在做什么，宝宝就可以把词语的发音与他正在玩的物品或动作联系起来。

正确使用身体语言。伴随着声音，轻轻亲吻、抚摸、拍拍宝宝，或者有意识地用手指向所说的物体，将身体转向正在进行的活动，引导宝宝建立语言符号与实物之间的关系。

在宝宝能够说出几个真正的词之前，他需要每天观察和聆听你说话。你可以通过对他发出的声音做出反应，来帮助他掌握交流的技巧。

## 小问题，不麻烦

刚来到世上的宝宝，由于内外生活环境的不同，常常会有许多特殊的生理现象，有时会让新妈妈虚惊一场。妈妈对此要有个了解，不要把宝宝正常的生理现象当成疾病。

### 体温升高

新生儿的体温一般维持在37℃左右，但是，哭了以后或者喂食后，体温会升高到37.5℃。还有一些比较特别的情况，有的宝宝在出生2～5天的时候，体温会莫名其妙地升高到38℃，有人称这种现象为暂时性发烧。这是由于宝宝体内水分不足所致，最好让宝宝喝点奶和水，体温就会恢复正常，如果给宝宝捂得太热也会使宝宝体温升高。

如果宝宝38℃的体温一直不退，或者一直保持在35℃以下，就要去医院了。

### 出生2～5天，体重减轻

宝宝出生后的2～5天里，体重会减轻，这是因为大小便的排泄和呼吸的动作等都会消耗体内的水分，而这个时候，妈妈的乳汁分泌和宝宝的吸吮能力都还有待提高。等到一周以后宝宝能正常进食了，体重就不再减轻了。

### 大便的颜色从暗绿变成黑褐色再变成黄色

宝宝出生2天内，大便的颜色会呈现暗绿或者黑褐色，这就是所谓的"胎便"。这是因为宝宝在妈妈的肚子里时，吃下了羊水和肠黏膜，出生后就会排出这种大便，大约五六天以后，就会变成普通的土黄色。

新生儿的排便情况总是不那么稳定，有时候会拉稀，有时候会有颗粒状的大便排出来，只要宝宝能吃能睡，情绪正常，妈妈就不必担心。

### 小便量少，次数却很多

由于发育不成熟，新生宝宝小便的次数很多，量却很少。大约1个月以后，他们每次小便的量会渐渐增多，次数会慢慢减少。

在不满1个月的时候，有的宝宝的小便竟然会出现红色，"难道是尿血了？"可把妈妈吓坏了。这种情况也不用担心，那是因为宝宝的尿里含有酸盐结晶所致。

### 呼吸不规则，嗓子叽叽发响

通常初生宝宝的呼吸都不那么稳定，有时候会有一种呼吸不规则现象，听得妈妈心神不定。出生2～3天的宝宝，每分钟呼吸的次数约为20～30次。

有的宝宝呼吸时还会有叽叽的声音，呼吸一次，就叽叽响一次，有时候响，有时候又不响。宝宝出生的第一周，妈妈总会发现许多奇怪的现象。这是由于宝宝的喉头很软，呼吸时喉头的一部分就会变形，变窄的那部分空气通过时就发出了种种声音。只要过一些日子，宝宝柔软的喉头逐渐发育变硬，声音就没有了。经常到室外呼吸新鲜空气，晒太阳，可以促进骨骼发育。

### 新生儿乳房泌乳

新生儿乳腺肿大属于生理现象，父母不必惊慌。出现这种情况是因为怀孕期间，妈妈的孕激素、雌激素、催乳素经过胎盘进入胎儿体内，从而促进胎儿乳腺的发育及乳汁的产生。男女新生儿都可能出现，多见于出生后 3 ~ 5 天，触之有鸽蛋或蚕豆大小的硬结，轻轻挤压可有乳汁流出。随后，随着来自母体的以上激素逐渐消失，肿胀的状况也会慢慢消退，一般两三周后就会自行消退。

### 初生的女儿来"月经"

部分女宝宝在出生后 5 ~ 7 天会有少量阴道出血现象或淡红色血样分泌物，临床上称作"假月经"，也有部分女宝宝阴道会有少量白色分泌物，称为"白带"。这是因为胎儿在母体内时，阴道上皮受母体雌激素的影响而增生，出生后来自母体的雌激素突然中断，增生的阴道上皮就脱落，随分泌物排出，形成所谓的"白带"。同样，增生的子宫内膜脱落排出，就会有阴道流血现象。

### 新生儿黄疸

几乎 90% 的足月新生儿在生后 3 ~ 5 天都会出现不同程度的黄疸，5 ~ 7 天达高峰，一般 2 周内消退，早产儿可延迟至 3 ~ 4 周。这是因为宝宝出生后，红细胞破坏加快，产生很多胆红素，胆红素要经过肝脏加工处理，但新生儿肝脏功能还不成熟，胆红素过多就表现为黄疸。

### 出生两天的女儿就出"牙"

有些新生儿出生时在牙龈边缘或上腭中线会有一些黄白色、米粒大小的颗粒状隆起，酷似刚出生的牙齿，俗称"马牙"。为什么会出现马牙呢？这是由于胚胎时期，口腔内的上皮细胞堆积，以及牙齿发育过程中，牙板上皮的角化上皮珠残留所形成。宝宝长了马牙一般不会出现什么症状，随着宝宝不断吮奶，马牙会逐渐吸收或脱落，无需处理。

### 鼻头上的小"皮疹"

许多宝宝刚出生时，在鼻尖及两个鼻翼上可以见到细小的、密密麻麻的黄白色小结节，略高于皮肤表面，就像粟粒般，医学上称"粟粒疹"。这是因为新生儿的皮脂腺功能尚未完全发育成熟，皮脂腺堵塞所引起的。有时脸上也会出现，一般出生后一周就会自然消失，这属于正常的生理现象，不需任何处理，妈妈切不可用手去挤捏粟粒疹。宝宝的皮肤非常娇嫩，一旦挤捏破损了皮肤，反而会使宝宝的皮肤发生感染，造成不良后果。最好也不要在患处涂抹任何药膏。

### 新生宝宝的脐疝

有些新生宝宝的肚脐附近会鼓起一个小小的肿块，这个鼓包摸上去很柔软，轻轻一压可将鼓出的包复位，我们称之为脐疝。这是由于宝宝的腹肌较为脆弱，脐环没有很好地闭合，当宝宝哭泣时使用腹肌，腹腔内压力升高，小肠由脐环处向外突出到皮下而造成的。这种现象十分常见，通常在 1 年内就会逐渐消失。如果宝宝的脐疝持续变大，到 2 岁还有的话，妈妈就应格外注意了，需要求助医生。

## 宝宝小屁屁的护理

### 屁屁皮肤有些红

对于轻度红臀（仅仅是皮肤发红），不用太过担心，宝宝的皮肤虽然很娇嫩，但从出生起，皮肤的自我保护功能就已经开始启动了，这时需要做的，就是保护好宝宝的臀部皮肤。只要每次大、小便后注意用温水洗净臀部，并用柔软的小毛巾吸干（不要用纸擦），然后涂上一薄层煮沸消毒（须放凉）的植物油或清鱼肝油保护皮肤，红红的皮肤很快就会痊愈。

初步发现宝宝有尿布疹的现象时，可以先擦上乳液隔离，并且要勤于更换尿布。由于宝宝皮肤的恢复能力较好，妈妈可以先观察 1 天或半天，如果红疹有所消退，就不用担心了。

另外，宝宝每次大、小便后，可以用专为宝宝臀部清洁的消毒湿巾进行擦拭。

### 出现红疹和水疱

若宝宝的臀部皮肤不仅有红疹，还出现了水疱，此时应该采取局部用药的方法。可用红汞（红药水）局部涂搽，也可用 3% ~ 5% 鞣酸软膏；如皮疹已经溃破，可涂以氧化锌油膏；局部有大片糜烂或表皮剥落的，可涂鱼肝油氧化锌糊剂；如果发生了继发感染，可用 1∶4000 高锰酸钾溶液冲洗，吸干后，涂以 0.5% 新霉素氧化锌糊剂。

## 亲子互动时间

### 宝宝健身操：烙烧饼

**训练目的**

锻炼宝宝腰背部肌肉的力量，增加宝宝腰部的灵活性，为宝宝的翻身作准备。

**动作示范**

铺一张舒适的毯子，放点轻松的音乐，让宝宝仰躺在毯子上。

妈妈把手放到宝宝背后，手掌托着宝宝的颈部和肩，手肘靠近宝宝的臀部。随节拍用手轻轻托起宝宝的身体，两拍一动，"一二"使宝宝向左或向右侧翻转身体，"三四"复位，"五六"使宝宝转向另一侧，"七八"再复位，重复几次。

**爱心提示**

·做完体操后妈妈要亲亲宝宝，给予鼓励。

·做完体操后，妈妈要给宝宝放松一下，轻轻地捏一捏宝宝的腿。

·坚持给宝宝做体操，每天 2 次，每次 3 ~ 5 分钟。

·在保暖良好的情况下，可以让宝宝不穿衣服做体操。

## 亲子游戏 1：小公鸡

**游戏目标**

增强宝宝腿部力量，重复性的动作有助于宝宝的记忆力发展，通过游戏促进宝宝的语言发展。

**游戏方法**

宝宝躺在一块柔软的毯子上，光着小腿，妈妈一边按摩宝宝小腿一边说儿歌：

小公鸡，几条腿

（妈妈双手同时按摩宝宝的两条腿）

一条腿，两条腿

（分别按摩左腿和右腿）

原来它有两条腿

（同时按摩宝宝的两条腿）

抬左腿，抬右腿

（分别抬起宝宝的左腿和右腿）

伸长脖子抖一抖

（曲起宝宝的两条腿，在床上点两下）

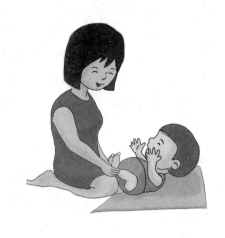

给宝宝按摩腿部时，妈妈的动作要轻柔，抬起宝宝的腿时幅度不要过大。

## 亲子游戏 2：小摇铃

### 游戏目标

促进宝宝听觉的发展；增强宝宝主动抓握能力和手眼协调能力；面对面的交流，让宝宝观察并学习说话时的口唇动作。

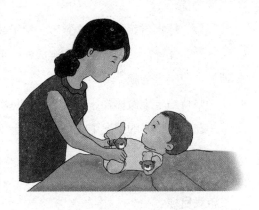

### 游戏方法

将手铃和脚铃分别戴在宝宝的手腕和脚腕上，妈妈边说儿歌边摇动宝宝的手和脚，让宝宝感知到铃铛发出的声音，寻找声音的来源：

小摇铃，铃铃铃

（妈妈握住宝宝的双手进行摇动）

摇摇手，丁零零（同上）

踢踢脚，丁零零

（妈妈握住宝宝的双脚进行摇动）

找一找，看一看，喔——

（妈妈与宝宝以嬉戏的方式语速缓慢地说出儿歌）

找到声音真——开——心

（说"真开心"时可拉长音，妈妈亲吻宝宝的小肚子，逗宝宝笑出声）

**爱心提示**

·给宝宝手腕、脚腕上带手铃和脚铃时要注意安全，避免伤害宝宝的皮肤。

·摇动宝宝双手、双脚时，妈妈的动作要轻柔，幅度不要过大。

## 父母攻略

在头三个月，宝宝的主要任务就是调整自己以适应这个新的世界。妈妈该如何响应宝宝的行动呢？

**宝宝行动：**我还不会说话，但我会用哭声告诉妈妈我想干什么。

**妈妈出招：**宝宝因为不舒服或者是因为感到饥饿而哭闹时，你应该迅速做出反应。如果父母能够看懂宝宝的暗示并做出及时的反应，你和宝宝之间就能建立一种安全依恋关系。

**宝宝行动：**我很烦，不想看眼前的那些东西，我想睡觉。

**妈妈出招：**与宝宝日常交流时细心观察和体会宝宝发出的暗示，了解宝宝对刺激的兴趣和承受力；给宝宝一个机会，让他独立地使自己平静下来；调整作息时间和周围环境，以适应宝宝特殊的节奏和反应。

**宝宝行动：**我能听到周围的声音，还能把头转向声音发出的大致地方。

**妈妈出招：**告诉宝宝他看见了什么、听见了什么以及感觉到了什么；给宝宝不同的东西去听、去看、去感觉。当宝宝观察和触摸这些东西时，向宝宝描述它们。

**宝宝行动：**当妈妈对我讲话时，我会微笑、转动身体、发出咕咕的声音。

**妈妈出招：**当宝宝发出"咕咕"或"咯咯"声时，你要做出回应，让宝宝知道哭并不是唯一引起你注意的方式。

**宝宝行动：**我能用目光跟着妈妈或玩具移动了。

**妈妈出招：**在距离宝宝眼睛大约30～38厘米的地方，拿一个色彩鲜明的物品，从他头的一侧慢慢地移动180°到头的另外一侧。

**宝宝行动：**我会蹬腿了。

**妈妈出招：**把宝宝放在毯子上，让他能活动身体，不断提高身体的协调性。

**宝宝行动**：我躺着的时候能抬起自己的头，也可以把头从一侧转到另一侧。

**妈妈出招**：每天让宝宝俯卧几次，每次大约 5 分钟，在他的面前放置一些有趣的东西。这能增强他对头部的控制以及给他提供不同的视觉感受。

**宝宝行动**：我可以用双手拍打玩具了。

**妈妈出招**：把一个色彩鲜艳的物品放在宝宝够得到的地方，鼓励他嬉戏般地重复拍打。

**宝宝行动**：我听到妈妈爸爸说话时，会把头转向他们。

**妈妈出招**：用儿语给宝宝谈谈他身边的环境，他正在做什么、你正在做什么。

**宝宝行动**：我能够分辨妈妈的声音了。

**妈妈出招**：当你给宝宝换尿布、轻轻摇动他或者喂他时，背诵童谣或唱儿歌。

**宝宝行动**：我可以发出一些像语言一样的声音。

**妈妈出招**：你可以模仿宝宝发出的声音，强化宝宝的努力，鼓励他继续这样做。另外，在跟宝宝说话时要夸大嘴唇的运动。

**宝宝行动**：我可以和爸爸妈妈进行简单的"对话"了。

**妈妈出招**：经常和宝宝玩"对话"游戏，轮流发出声音，让宝宝逐渐熟悉交流的基本模式。跟宝宝交谈时，要靠近他的身体，看着他的眼睛。

**宝宝行动**：我的两只手可以同时运动到一起了。

**妈妈出招**：给宝宝提供安全的小玩具，让他能抱在自己怀中。

**宝宝行动**：我会做出和妈妈一样的表情。

**妈妈出招**：当宝宝模仿你的面部表情时，你要看着他，并通过模仿他来回应他；鼓励宝宝做这种相互模仿的活动。

## 4. 宝宝的感官世界

感知觉是宝宝打开世界大门的钥匙，是宝宝一切有意义活动的开始，也是宝宝思想与行为的起点。

宝宝出生后能用眼睛看，用耳朵听，用手去触摸和探索，能尝出味道，能感觉温度。在他的心里，这个世界多姿多彩，有动有静，有爸爸爽朗的笑声，还有妈妈温暖的怀抱，甚至比我们成人眼里的世界还要美妙。同时，宝宝还能把不同感觉通道的信息整合起来建立一个有秩序、可预知的概念世界。

宝宝不仅需要感知觉提供的外部信息来认识世界，还需要感知自己的身体。通过感知觉，宝宝可以知道饥饿、口渴和寒冷，帮助调节自己的行为；感知觉还是宝宝全部心智活动的基础，为记忆和思维提供原材料；宝宝的喜、怒、哀、乐情绪也要依靠感知觉；丰富的感知觉信息刺激可以促进宝宝的大脑发育，开发宝宝的智力。

## 宝宝的感觉和知觉

感觉和知觉帮助宝宝获得生存和生活必需的"信息"，但感觉和知觉并不是完全一样的，感觉帮助宝宝获得物体的个别属性，而知觉则是对事物整体的认识。感觉是十分敏锐的，但也有一定的限度，并不是所有的变化都能感觉到。宝宝每天接收大量的信息，并通过神经系统和大脑的共同作用，完成对世界的认识和经验学习。总之，宝宝一切的发展源于感知觉。

从宝宝出生那一天起，他的大脑、神经系统和感觉器官就开始对外界刺激有了反应，眼、鼻、耳、舌、皮肤等感觉器官开始接受大千世界的各种信息。

### 什么是感觉和知觉

用眼睛分辨五颜六色，用舌头尝出酸甜苦辣，用耳朵听懂哆来咪，用皮肤感觉妈妈的温暖，诸如此类对事物某一方面属性的认识，就是感觉。

看起来红红的，尝起来酸甜的，摸起来光滑的，将不同感觉通道的信息融合起来获得"苹果"这一整体认识，则是知觉。

感觉和知觉虽有联系，但也不同。前者是对事物个别属性的认识，后者是对事物整体的认识；感觉是对物理刺激的客观反应，而知觉则可能被扭曲而产生错觉，这就是感觉和知觉的不同。

我们常说"我听错了""我看错了"，实际上听到和看到的都是客观事物的某个特征，不可能出错，出错的是你对它们的整合和理解，即知觉出了错。

### 感觉信息太多怎么办

宝宝通过他的感知觉来进行学习。每天，大量刺激涌入宝宝的感觉通道，他是如何处理这些信息的呢？

宝宝的感觉就像一个数据筛选系统，负责选择、分析和压缩外界输入的信息。在感觉器官中存在大量的特殊神经元，它们专门负责对某一类特征进行提取。比如，在视觉器官——眼睛中，存在着专门提取"形状"特征的神经元，当宝宝注视一个苹果时，这种神经元会把苹果的形状信息发送到大脑。正是由于各类特殊神经元的筛选和分析作用，才使宝宝大脑能把有效的信息提取出来。

当宝宝对来自其周围环境的刺激反应过度，或者是不能再接收感觉信号的输入，这种情况就是感觉刺激过度。宝宝在一定时间内接受了过多的刺激，或者是不能够忍受某些特定类型或程度的刺激时，就会发生感觉刺激过度。宝宝的大脑还在发育，一次接收太多的信息会妨碍信息在他脑部顺利地传递。

### 怎样判断宝宝感觉刺激过度

·变得过度焦躁不安。

·伸出他的胳膊或手，仿佛在用动作表示"停止"。

·睡眠量大大超过了正常需要。

·有意不理睬玩具或者某项活动。

·紧绷或者拱起他的身体。

·很难使他平静下来或者是很难安慰。

### 当宝宝感觉刺激过度时，如何帮助他

·注意宝宝痛苦的早期征兆，停止或放缓正在进行的活动，给宝宝时间恢复。

·通过按摩使宝宝松弛下来。

·播放轻柔优美的摇篮曲或者轻音乐。

·教宝宝学会自我安慰。比如，用嘴咬或者用手抱一个柔软的玩具。

### 怎样避免宝宝感觉刺激过度

·注意观察宝宝对不同刺激的反应情况，同时要了解宝宝的喜好和承受能力。

·对宝宝的表现能立即做出反应。

· 说话时使用缓慢平滑的语调。

· 不要特别强迫宝宝掌握一种技能或是集中注意力。

· 给宝宝一个机会，让他独自平静下来。

· 对宝宝完成的每一个新的任务不要反应过度。

**宝宝意识不到的感觉**

尽管睡眠状态下宝宝的感觉器官也在工作，但是有很多感觉是宝宝意识不到的。

中国有句老话"久入芝兰之室，不闻其香；久入鲍鱼之肆，不闻其臭"，形象地描述了"嗅觉适应"这一现象。事实上，感觉器官都有"适应"现象存在，即长时间持续不变的刺激降低了感觉器官的敏感性。所有感觉中，嗅觉的适应最快。

当然，触觉适应也很迅速。宝宝不会过于介意睡衣和纸尿裤带来的触觉不适，就是因为长时间刺激已经降低了他对这些附加物的敏感性。虽然触觉感受性降低了，但对突然的大小便，宝宝还是会立即做出反应，这就是人的自我保护功能。对长期没有变化的刺激节约心理能量，但对变化时刻保持警惕，大多数情况下，各感觉器官对变化保持高度敏锐。

当宝宝对悬挂在床头的玩具充满好奇时，一定不会意识到与床接触的背部和头部的触觉。尽管这些感觉一直存在，背部和头部的皮肤不断地将这些感觉信息传送至大脑，但是，因为宝宝的注意力集中在视觉（看到悬挂玩具）上，所以他会自然地排除对触觉的注意。带5个月的宝宝到楼下兜风，尽管被丰富的声音包围，但宝宝仍然可以和妈妈单独交流，对其他声音置若罔闻。

这些都是宝宝的大脑在进行有选择的感觉输入，把不关注的信息统统排除在感觉之外，大大提高了感觉系统的工作效率。

妈妈可以回顾一下分娩时的感受，不可否认躯体受到很大伤害，但与内心的欣慰比起来，疼痛似乎算不了什么。这是因为妈妈在与疼痛抗争的过程中，大脑产生了一种物质"内啡肽"，它使痛觉信息暂时被屏蔽，所以妈妈的疼痛感相对就减少了。对宝宝来说，突然出现的外部刺激（如打针）也会引起痛觉感受性变化，所以，有的宝宝很勇敢也是有原因的。

## 宝宝看世界——视觉

宝宝对于世界的探索有 80% 是通过眼睛来完成的。宝宝如何处理他所"看"到的东西，会影响到他的学习、运动以及社会交往。

宝宝的视力发展有既定的顺序和规律，爸爸妈妈了解这些常识可以更好地帮助宝宝发展视觉能力。

与其他感觉器官相比，视觉器官在宝宝出生时是发育最不成熟的，但随着妈妈的细心照料和外界环境的刺激作用，宝宝的视觉以最快的速度发展起来。

·怀孕伊始，宝宝的视觉器官开始发育。

·怀孕早期（孕期 1 ~ 3 个月），连接眼睛和脑部的视神经发育形成。

·孕期 4 个月，可以从超声波扫描图看到宝宝的眼睛。

·孕期 6 个月左右，宝宝已经会眨眼了。

·孕期 8 个月左右，亮光照到妈妈腹部时，宝宝可以睁开眼睛将脸转向亮处（注意：光照可能引起胎儿不安）。

·孕期 9 个月，宝宝可以根据光线判断"早晨"和"黑夜"，并且与妈妈昼起夜伏的生物节律越来越一致。

·宝宝出生，他的视觉器官开始发挥作用了，但还没有达到最好水平。在环境光线的刺激推动下，调节焦距的睫状肌越来越有力。随着宝宝视觉经验的丰富，视觉信息与大脑的联系也越来越紧密。

·1 岁左右，视觉成像的生理机制已经发育完全。

·3 岁左右，视觉器官整体发育成熟。

### 视觉发展里程碑

在每个新的视觉发展阶段上，宝宝都能取得新成就，这些成就就是发展的里程碑。下面的里程碑是根据大多数宝宝的表现制定的，妈妈可以对照这些内容检查宝宝的视觉发育是否正常。

当然，宝宝的视觉发展也有明显的个体差异，有的宝宝会早一些获得这些能力，而有些宝宝会稍微晚一些。造成这些差异的原因很复杂，一般来讲，视觉器官的发育与自然成熟和营养有关，而视觉功能的获得则与环境刺激是否适当、是否丰富有密切关系。

**刚出生的宝宝：四处浏览，视觉模糊，喜欢面孔**

· 强光照射时，会眨眼保护自己（开灯时或者夜晚用手电筒观察宝宝情况时）。

· 能够感受到物体运动。

· 喜欢注视人的脸，特别是爸爸妈妈的脸。

· 喜欢简单的线条图案、体积较大的物体以及亮度或色彩对比鲜明的物体。

· 对距离 20 ~ 40 厘米远的物体看得最清楚，对其他距离的物体都很模糊。

· 视野接近一张 A4 纸的面积，能感受到的范围很窄。

· 很难把注意力集中在某一点上，以"浏览"为主。

**1 个月宝宝：开始跟踪移动物体，开始有意注意视觉对象**

· 能够感受到 2 张 A4 纸面积范围内的视觉刺激。

· 对正在靠近的物体眨眼。

· 对强光能够合上眼睛。

· 把注意力集中在物体上的时间不超过 1 分钟。

· 目光能够短时追随移动的妈妈。

**2 ~ 3 个月宝宝：感受色彩形状，认出妈妈，自由追踪，关注细节**

· 能够跟踪移动的玩具和妈妈。

· 能够看到自己的手和手中拿着的玩具。

· 看到的玩具，想要伸手去抓。

· 开始关注细节复杂的图案，注视内部图形特征。

· 能够认出妈妈。

· 能够把目光集中在玩具上几十秒，能够更长时间地进行目光交流。

· 能够从视力上"跟随"观察一个物体的周边，并判断它的形状。

· 能用目光交流，如注视父母的眼睛，然后转移视线休息一下。

**4 ~ 5 个月宝宝：感受色彩清晰，眼耳协调，感知三维，视觉搜寻**

· 颜色视觉接近成人。

· 开始意识到深度，三维立体知觉萌芽。

· 能够根据面部细节特征区别陌生人。

· 听到声音后，转头用眼睛寻找。

**6 ~ 8 个月宝宝：看得更远，看得更清，手眼协调，观察模仿**

· 目光跟踪玩具时，伸手去够，手随目行。

- 能够清楚地看到 5 米左右远的玩具。

- 视觉清晰度接近成人。

- 能够识别面部表情，并对多种面部表情做出反应。

- 能够找到被隐藏的玩具，视觉整体性和视觉记忆都有发展。

- 能玩藏猫猫的游戏。

- 能观察模仿成年人的动作，如拍手、摇铃等。

### 9 ~ 12 个月宝宝：视觉接近成人

- 能注意到静止的小物体，如桌上的一粒红豆。

- 模仿面部表情。

- 开始尝试捡起细小的物体。

- 可以简单阅读，能理解不同图案之间的意义联系。

- 眼动更加流畅，不需转动脖子或身体，仅用眼睛就能连贯地跟随移动的物体。

- 能够对颜色和形状进行归类和区别。

- 扔掉物体并看着它们下落，有目的地寻找从视野中消失的玩具。

- 能够观察到不同物体间的关系，比如通过拉玩具上的细绳来获得玩具。


# 宝宝倾听世界——听觉

听觉对宝宝的重要性不言而喻，它提供给大脑的信息是其他感觉器官所不能提供的，感受语言和音乐，只有听觉可以做到。听觉是宝宝获得语言和进行社会交流的基本途径，当然，听觉还是宝宝自我保护的一种手段，宝宝会通过听觉来判断危险信号的来源。

宝宝听觉的发展经历了一个短暂而富有成效的历程，为语言能力、想象能力等心智功能的发展奠定了很好的基础。

很多妈妈在怀孕时开展胎教，比如让宝宝听古典音乐、轻音乐。事实上，3个月的胎儿就能对声音刺激做出反应。宝宝还在妈妈子宫里时，只要听到外面的声音，他就会频繁地动来动去，并且心跳加速。研究发现，新生宝宝似乎能够"识别"他在子宫里曾经听到的故事，再为他读相同的故事时，他就会变得非常安静，而且更为专心。

从出生第一天起，宝宝的听觉系统就开始正式工作了。当然，刚出生的宝宝听觉发育还不完善，因为耳朵中还有一些羊水，会有像感冒了一样"轰隆轰隆"的耳鸣，所以听力比较弱，必须将成人能听到的声音放大很多倍才能听到。宝宝将在"轰隆轰隆"声中度过自己的第一周。

虽然听力比较弱，但3天大小的宝宝就能将头转向声源的大致方向；对于突然出现的噪音，宝宝会很害怕，大声哭叫；当他们听到巨大声响时，像受到了巨大的惊吓，四肢会无规律地摇来摇去；但是对于不太响的声音，他们的反应就相应小一些。这些现象说明了宝宝已经具备声音定位能力。

随着羊水被逐渐吸收，宝宝的听觉开始迅速发育。这时外耳的发育基本完成，但是中耳还没有发育成熟，听小骨还比较脆弱，毛细胞还不具备足够的感受性和传递信息的能力，宝宝大脑听觉中枢也有待发展。

新生的宝宝会表现出对某些声音的特别偏爱，如母语、说话声、自己的名字等。宝宝喜欢听自己的母语，可能与他在子宫里听到的妈妈的声音非常接近，同时，他开始排除那些在自己母语中不用的声音，宝宝已经在为学习语言作准备了。

宝宝对人嗓音范围内的声音表现出本能的偏好，人的语音高低范围内的声音特别容易引起宝宝的注意，这种注意更有利于宝宝迅速适应自己生活的声音环境。

相对于其他声音，4个月的宝宝会花更多的时间注意自己的名字，这就是典型的"鸡尾酒效应"：在嘈杂的鸡尾酒聚会上，我们听不清楚他人的声音和讲话，却对自己的名字非常敏感。

事实上，对声音的偏爱反映了环境对宝宝听觉的塑造，新生的宝宝听觉可塑性非常强，爸爸妈妈多和宝宝说话将有利于他今后的语言学习。

### 对语音的分辨

新生宝宝已经具备了很强的声音识别能力。2个月大的宝宝就已经能够分辨出非常相似的语音，如"pa"和"ba"、"ma"和"na"。这种能力一直保持到7个月，这时宝宝的语音分辨能力甚至比成人更强。到10个月左右，为了适应母语环境，宝宝开始排除在母语中不用的声音，重点强化自己对母语的敏感性，而对非母语语音的分辨能力开始衰退。这段时间可以看成是宝宝语音识别的关键期。

宝宝对妈妈声音的偏爱，不仅说明他能够辨别出不同的语音，还表明他已经能区分出不同的说话者。可能由于宝宝在出生之前经常听到妈妈的声音，所以表现出了对妈妈声音的偏爱，妈妈通常和他的交流音调较高、语调夸张，宝宝会特别喜欢成人用这种妈妈语和他交流。

### 对音乐的反应

宝宝对音乐的感知能力与对语音的感知能力同步发展。4～6个月的宝宝表现出明显的乐感，他们更喜欢莫扎特的小舞曲，12个月的宝宝甚至能辨别两段差别很小的旋律。在音乐欣赏方面，宝宝也付出了与"语音反应"相同的代价，对熟悉旋律的差异越来越敏感，对陌生旋律的差异则越来越不敏感，再一次证明了听觉辨别能力的关键期在6～10个月间。

此外，宝宝不仅能辨别音高和旋律，还能辨别声音中的节奏，这源于妈妈在哼唱催眠曲时摇摆宝宝的身体所带来的感受。音乐与身体运动在早期的结合，促成了宝宝节奏感的形成。

### 声音定位

从出生开始，宝宝就会寻找声音的来源，新生儿听音辨方位的能力非常出色。而且，无论哪个方位的声音——上下左右前后，新生儿都能分辨出来。3～8周的宝宝听到妈妈的声音是从妈妈嘴里发出来时，就会保持平静；当发现妈妈的声音不是从妈妈嘴里发出来，而是从另外一侧的扬声器中发出时，宝宝会变得焦躁不安，啼哭不止。

其次，宝宝还能利用声音推断距离。在黑暗中，6个月的宝宝会主动伸手拿10厘米远的发声物体，但超过30厘米，他们就不会再去拿了。

宝宝听觉定位能力的发展表现出"U"形趋势：新生宝宝的听觉定位能力比2～3个月的宝宝更强，这之后呈现出下降趋势，但是从4个月开始这种能力又继续增长，这就是宝宝声音定位的U型波动曲线。

在宝宝5个月的时候，他的听觉定位能力迅速发展，同时控制头部的能力也很快提高，经历2～5个月的快速进步之后，听觉定位开始缓慢发展直到1岁半左右。这种变化与大脑听觉区皮质活动和皮质下活动变化紧密相关。

### 宝宝听力在家测

听觉是宝宝学习语言的前提，对宝宝的发展十分重要，但是听觉器官又是最娇嫩脆弱的，在婴幼儿期需要爸爸妈妈小心呵护，一旦损伤，将不可逆转。

宝宝的听力保护要以预防为主，爸爸妈妈应及时给他测查听力，防患于未然。同时，这些测查活动也能锻炼宝宝的听觉技巧。

新生儿。在距离宝宝耳朵1米远的地方拍手，对突然产生的声音他应该会受惊或产生一定反应。

3个月。准备一个带响玩具，在距宝宝2米左右的地方摇响玩具，听觉正常的宝宝会迅速把头转向声源。

8 ~ 12个月。妈妈在房间里叫宝宝的名字，听觉正常的宝宝会把头转向妈妈的方向。

12个月。妈妈发出声音"mamamama"，听觉正常的宝宝会用眼神活动作回应，稍大点的宝宝可能模仿妈妈的声音。

在距宝宝耳边5厘米处，将拇指和中指捏在一起轻轻搓，发出"嚓嚓"声，观察宝宝是否有警觉的反应。

此外，爸爸妈妈还需要采取措施预防宝宝感冒和耳部感染，当怀疑宝宝耳部疼痛或听力不佳时要及时看医生。

# Chapter 2
# 认生宝宝：4 ～ 6 月龄

    4 ～ 6 个月的宝宝是小小运动员。随着身体的不断发育，宝宝可以主动翻身，手已经能够转动并能握着玩具玩，他迷恋每一个新的动作技能。他对周围环境和人的情绪变化更加敏感，能自如地表达自己的需要和感受了。

## 宝宝需要的环境：社会交往环境

    社会交往环境是指利用各种机会让宝宝认识、熟悉周围环境中的同龄伙伴和其他人，逐步让宝宝适应陌生的环境，以培养最初的社会行为，建立健康的亲子依恋。

    从 4 个月起宝宝能认识妈妈，大约从 6 个月开始认生。认生标志着亲子依恋的开始，同时也说明宝宝需要在依恋父母的基础上建立更为复杂的社会性情感、性格和能力。一般来说，多数 8 个月的宝宝见到生人都有些拘谨或惊慌，8 ～ 12 个月宝宝的认生达到高峰，以后逐渐减弱。要注意，这几个月是宝宝与父母形成巩固的亲子关系的关键期，所以利用社会交往环境来促进宝宝的社会化非常重要。

    父母一方面要给宝宝安全感，不要长期离开宝宝，尽可能减少必须离开宝宝的次数，尤其是丢下宝宝一个人；如果必须离开，随着宝宝对语言的理解，用他能听得懂的语言告诉他你要离开一会儿，让宝宝有心理准备。

    另一方面不要保护过度，应创造条件扩大宝宝的生活范围，让宝宝步入社会：可以经常带宝宝上街、上公园、串门，向宝宝介绍社区中经常见到的人，特别需要让宝宝及早步入"同龄小社会"，鼓励他与年龄相仿的宝宝接触、玩耍，虽然这么大的宝宝还不知道如何与别人交往，但是与同伴在一起的益处远远超出了我们的想象。宝宝接触的人、物越多，认生的程度就越轻，时间也就越短。那种怕宝宝受惊吓躲避生人的做法是不可取的。

如果家里来了"陌生的客人"，父母注意不要急于让宝宝接近客人，更不要随便让客人突然靠近、抱宝宝，也不要在客人到来时马上离开宝宝，否则会加重宝宝的恐惧心理。

正确接触"陌生客人"的方法是：当客人到来时，父母可以把宝宝抱在怀里，不要急于走近客人，要用对客人的热情态度和友好的气氛去感染宝宝，使他学会"信任"客人；让客人逐渐接近宝宝，比如，让客人给宝宝一个漂亮的玩具；如果客人也带着自己的宝宝，就可抱着宝宝与宝宝接触；如果客人靠近宝宝时，他流露出害怕的表情，就立即抱他离远些，与客人谈笑，待一会儿再靠近，使宝宝逐渐适应、熟悉生人。

## 宝宝喜欢的玩具

给这个年龄段宝宝提供的玩具要特别注意安全。首先，材质要无毒，以免宝宝把玩具放入嘴里时发生危险；其次，玩具里的小珠子和缝上去的装饰品要不易脱落，玩具的大小不能小于宝宝的拳头，以免被宝宝误食引起窒息。

从 3 个月开始，宝宝可以初步分辨各种颜色，对彩色（特别是黄色和红色）感兴趣。给宝宝提供色彩鲜艳的玩具，可以促进宝宝辨色能力的发展。

| 名　称 | 建议活动 | 所培养的技能 |
|---|---|---|
| 浴室玩具（包括沉、浮玩具） | 洗澡时放在澡盆或浴缸里，便于宝宝抓握，增加洗澡的乐趣 | 手眼协调能力<br>认知能力 |
| 软性积木 | 认识积木，抓握积木 | 手眼协调能力<br>认知能力 |
| | 父母给宝宝搭积木，做出新的造型 | |
| 软性球类 | 抓握 | 手眼协调能力 |
| 能够发出声音的填充玩具 | 认识填充玩具的名称，如娃娃、小猫等 | 社会行为<br>认知能力<br>因果关系 |
| | 抱着填充玩具 | |
| | 让它发出声音 | |
| 不倒翁 | 摇晃、试图推倒 | 精细动作<br>因果关系 |

## 情感依恋：和我最铁的人

当妈妈出现在宝宝视野里时，他会咧嘴大笑，张开双臂，欢呼雀跃；当被妈妈轻轻抱起时，宝宝会拍拍妈妈的脸，抓抓妈妈的头发，享受着天然的亲密和愉快。如果感到紧张和害怕，宝宝会马上四处寻找妈妈，但只要他回到妈妈身边，依偎在妈妈怀里，紧张和焦虑就会大大缓解。

流淌在亲子间的浓浓爱意和信任，连接在亲子间的强烈情感和依赖，希望长久保持亲密的情感联系，这种深刻的感情体验就是依恋。

### 依恋的历程

虽然宝宝从落地开始就不断在感受和接触这个世界，但他真正的社会生活开始于亲子间情感依恋的建立。宝宝依恋的发展一般会经历这样的历程：

出生后的前6周：宝宝对人的面孔十分偏爱，不论面具秀还是真人秀他都很感兴趣，并且非常喜欢微笑的面孔。

到6个月：宝宝喜欢周围的每一个人，对任何人（包括陌生人）的关注都感到快乐。

7～9个月：宝宝开始更多地关注妈妈，只喜欢和妈妈、爸爸等最亲密的人在一起，这个时候宝宝的情感依恋开始发展了。

10个月后：宝宝开始注意和喜欢更多出现在他生活中的人，并和多个家人、朋友建立起了多重依恋。

### 宝宝依恋的类型

我们可以通过观察宝宝在各种场合的表现来确定他的依恋类型，比如爸爸妈妈在场时、暂时离开时、陌生人出现时，以及与爸爸妈妈重聚时，宝宝都有什么表现呢？

安全型依恋：爸爸妈妈在场时，宝宝可以自由玩耍和探索环境；但当爸爸妈妈离开时会表现出明显的不安；不过当重聚时，宝宝可以温顺地回应爸爸妈妈。这样的宝宝对陌生人自然大方。

抗拒型依恋：宝宝喜欢缠着爸爸妈妈，很少自己玩耍和探索环境；爸爸妈妈离开时他的心情会非常压抑，而且重聚时还在生爸爸妈妈的气，拒绝身体接触。这样的宝宝对陌生人十分紧张戒备。

回避型依恋：宝宝不关注爸爸妈妈是否在场，爸爸妈妈离开他不会急躁，重聚时也没有特别高兴，表现得有点无所谓。这样的宝宝对陌生人也不在意。

混乱型依恋：宝宝会在爸爸妈妈离场后表现得非常不安和急躁，爸爸妈妈回来后，他既想亲近妈妈又不断地抗拒妈妈的拥抱，宝宝对妈妈的感情非常的矛盾和混乱。

**早期依恋影响未来生活**

依恋在宝宝的生命早期一旦形成，就会成为他性格中稳定的一部分，伴随终生。从安全依恋中获得的温暖、信任则为宝宝未来心智和交往能力的健康发展奠定了基础。

·安全依恋促进宝宝的探索行为，好奇心和认知能力也将得到激发。

·安全依恋能提高宝宝的问题解决能力，面对复杂的游戏活动宝宝也可以圆满完成。

·安全依恋的宝宝长大后会有更熟练的社会技能，更好的同伴关系，更少的问题行为。

·安全依恋的宝宝长大后婚姻更稳定，家庭更和谐。

·非安全依恋的宝宝智力测验表现不佳，有更多的敌意和攻击行为，容易被同伴排斥，长大后将遭遇更多的健康问题和心理障碍。

·依恋被剥夺的宝宝常常表现为身体发育不良，行为被动，情感冷漠，缺少积极努力的意愿。

**如何建立高质量的亲子依恋**

亲情是天生的，爱需要学习。爸爸妈妈需要遵循以下几个规则，和宝宝建立良好的依恋关系，为他以后的身心发展打下基础：

·对宝宝要有足够的爱和兴趣，要理解和关注宝宝的某些"信号"，如哭声、表情，以便及时了解他的需要。

·对于本身脾气急躁、敏感的宝宝需要有足够的耐心。

·对宝宝发出的"信号"做出及时正确的反应，提高对宝宝的敏感性。

·与宝宝建立默契的互动和交流。

·对宝宝平时的活动和游戏给予情感的支持。

·引导并参与宝宝的活动或游戏。

# 1. 宝宝 4 个月了

4 个月的宝宝显得很懂事，哭叫明显减少；喜欢让人抱，会把头转来转去地找人，如果没人在身边会不高兴，又哭又闹。他在尝试翻身，练习得越多，就翻得越好。当宝宝看到你时，他会冲着你笑，但看到不认识的人时则会皱眉头。他开始咿呀学语了，会模仿你的声音，他还很喜欢和你一起玩。和 4 个月的宝宝玩耍，你能体会到很多的乐趣，因为他们正在学习，正在成长。

## 宝宝的脑部

好奇心驱使着宝宝对外部世界进行探索，同时也促进了他脑部的发展。随着宝宝利用所有的感知器官不断地探索着外部世界，他们脑部的神经连接数量在不断增加。大脑会传递信号到肌肉，让它们运动，在你帮助宝宝反复地运动时，更多的脑部神经连接就能建立。当你为宝宝提供不同形状、不同颜色的物品进行观察时，他的视觉中枢就会受到刺激；当你和宝宝共同关注一件事物而且都很专心时，有关学习的神经连接就能更好地建立；这个月宝宝的大脑对语音会更为敏感，他们能更加准确地感知母语语音。

| 大运动 | 精细动作 | 认 知 | 语 言 | 社会行为 |
|---|---|---|---|---|
| 轻拉腕部即可坐起 | 试抓积木 | 注视桌上积木 | | |
| 仰卧时自由抬腿，手能抓足 | 抓握玩具 1 分钟 | 拿住一积木，注视另一积木 | 高声叫 | 认出亲人 |
| 围着东西坐 10 分钟以上 | 抓住近处玩具 | 伸手够远处的玩具 | | 止住哭声 |
| 俯卧，手撑着胸离床 | 耙弄桌上的积木 | 偶然注意小丸 | 对人及物发声 | 见食物兴奋 |
| 仰卧翻身 | 摇动并注视拨浪鼓 | | | 接近镜像 |

## 喜欢探索的宝宝

4 个月的宝宝正在发生着快速的变化。宝宝的动作有了较大的发展。抱着他时，宝宝的头能稳稳地直立起来，不需要再特意防护；趴着时，宝宝抬头挺胸，能用胳膊支撑起上半身，把头抬起并和肩成90°角；躺着时，宝宝的手脚不闲着，用力翻身但还翻不过来。宝宝的小腿更有力了，扶着腋下，双腿能支撑一会儿身体。他晚上睡觉的时间越来越长。当你在喂奶的时候，他会停下来一会儿，玩弄你的衣服或者看着屋里的其他人。宝宝对他听到和看到的东西都很感兴趣。他可以伸手抓到东西，并且把东西放到嘴里去"品尝"——这就是他学习的方式！

# 让宝宝学会睡觉

睡眠对于宝宝和妈妈都是非常重要的事情。睡眠能帮助宝宝健康成长，帮助他的大脑正常发育，也能让妈妈精神更饱满地照顾好宝宝。

刚出生的宝宝，对于这个有黑夜和白天、有点喧闹的世界还很陌生。虽然他在妈妈的肚子里也经常睡觉，但是在这个不一样的世界里睡觉，还是要学习和适应一番的。在经历一段小小的调整之后，有的宝宝2个月就可以睡整夜觉了，有的宝宝则要到五六个月甚至更长时间才能有比较规律的睡眠，所以，父母需要教宝宝学会睡觉。

## 宝宝2个月以前

### 把睡觉当成工作

刚刚出生的宝宝好像把睡觉当成了最主要的工作，每天要花18个小时甚至更多时间来睡觉。这个时候，宝宝才不管是白天还是晚上，每隔2～4个小时就会醒来填饱肚子，然后稍作调整就又回到梦乡。他没有白天和黑夜的概念，一切以他的心情和状况来定。

### 吃奶时睡着了

新生宝宝常常会一边吃奶一边睡着了。在宝宝出生几周之后，如果没有吃完奶就睡着了，等几分钟后轻轻地叫醒他，如果宝宝没吃饱，他会继续吃。

有时，为了保证宝宝的营养，妈妈需要把宝宝叫醒喂奶。把宝宝抱起来，轻轻晃动，如果宝宝开始动了，就把他按照吃奶的姿势抱好，把乳头放在宝宝的嘴唇边或在宝宝脸上轻轻地摩擦。

不要因为宝宝睡得香而不忍心把他叫醒，因睡眠而影响吃奶的现象有时会影响宝宝健康。

### 逐渐分清了白天和黑夜

宝宝 6 ~ 8 周大时，开始发觉晚上和白天不一样了，会在晚上睡得稍微长一些。这个时候，你教会他区分白天和黑夜的机会来了。虽然现在你还不能睡整晚的觉，总是会被他打扰，但是晚上给宝宝喂奶或换尿布的时候，可以尽量放低声音，把灯光调暗；白天，应该多和他说话、玩耍，让他的房间有充足的光线，不需要故意减少日常生活的声音，比如说话、电视和电话铃声，要让气氛快乐轻松起来。

### 发现宝宝困倦的信号

宝宝困倦时，会有些信号出现，父母要及时发现这些信号，帮宝宝入睡。当宝宝不耐烦地哭闹，眼睛无神，不大爱睁眼，或者揉眼睛、拉耳朵等，这是宝宝向你发出了疲倦的信号：我累了，我要睡觉！

### 轻轻运动帮宝宝放松

宝宝在妈妈的子宫里的时候，就经常在妈妈走路时睡觉。所以出生后，宝宝仍然喜欢运动，并且贴着妈妈的身体让他感到安全和舒适。在宝宝 2 个月大以前，抱着他轻轻摇动或拍拍他，他都会觉得十分舒服。

### 柔和的声音让宝宝重温在妈妈子宫里时的感觉

宝宝在妈妈的子宫里时，可以听到妈妈的心跳声、说话声，也能听到外界的声音，所以宝宝出生后，周围如果过于安静，他入睡会比较困难。只要外界没有特别嘈杂和过大的声音，就不会影响宝宝入睡，当然，妈妈的轻轻哼唱会让宝宝更平静地入睡。

### 奶嘴的作用

奶嘴能在宝宝不饿但又哭闹得很厉害时发生作用，它能安抚宝宝，让宝宝平静地入睡，但在宝宝 3 ~ 4 个月大时最好停掉，以免形成依赖，对宝宝的牙齿和语言发展造成影响。

## 宝宝 3 ~ 6 个月

### 夜间睡眠时间变长

宝宝不到 3 个月时，体内的生物钟就开始发生作用，这时宝宝在白天的时候能保持更长时间清醒，晚上能睡更长的时间了。3 ~ 4 个月的宝宝每天睡 14 ~ 15 个小时，大多数睡眠时间都在晚上。宝宝 6 个月以后，就完全可以睡整夜的觉了，夜间不需要再吃奶了。

**白天的小睡**

宝宝 3 ~ 4 个月时，大部分睡眠都在晚上，而白天需要 3 ~ 4 次小睡来补充精力，小睡时间的长短和质量会影响到他的夜间睡眠。

固定时间进行。宝宝的小睡最好固定时间，这样既利于培养宝宝的睡眠习惯，父母也能根据时间安排得到很好的休息。

掌握好小睡时间。宝宝的小睡每次最好能在 1 小时左右。如果小睡时间过短，不仅会影响宝宝的精力，还会把这样的习惯带到夜间睡眠，使宝宝夜间睡眠时易醒；如果宝宝小睡时间过长过多，可能会使夜间不易入睡。需要注意，减少宝宝白天小睡的次数，不能让宝宝晚上多睡觉，反而会使宝宝过于疲劳而难以入睡。

有固定的小床。不要让宝宝趴在你的肩头睡去，这样会影响宝宝小睡的时长和质量，最好让宝宝睡在他的小床上。

**培养宝宝的睡眠习惯**

3 ~ 6 个月是培养宝宝良好的睡眠习惯和睡眠规律的好时期。培养睡眠习惯需要父母的坚持。不一定每天都一成不变，但基本方向应该保持。

**睡眠时间表**

每天晚上宝宝上床睡觉的时间最好是 19:00–20:30 之间。白天小睡也应该固定时间，或者每次醒来两到三小时以后再睡；早晨按时将宝宝叫醒，帮他建立生物钟；睡前程序也要按时间、顺序完成。

# 宝宝 7 ~ 9 个月

**睡眠渐渐有了规律**

到了 6 个月有 60% 的宝宝可以睡整觉，到了 9 个月则达到 80%。

宝宝过了 6 个月之后，每天的睡眠时间大概在 14 个小时左右，夜间睡眠可达到 11 个小时左右，尽管他有时会醒来，但很快就能自己重新入睡了。

白天的小睡也变成了两次，每次 1.5 个小时左右，一般上午一次，下午一次。经过了前几个月的调整，宝宝小睡的时间也基本已经固定了。如果宝宝白天小睡过多，会影响晚上的睡眠。

**逐渐停止夜间喂奶**

刚出生的宝宝醒过来就是为了吃奶；随后的几个月，宝宝夜间醒来的时候妈妈也会喂奶，宝宝已经形成了醒过来就要吃奶的习惯。

过了 6 个月，宝宝夜间就不再需要吃东西了。但是让已经习惯了醒过来就有奶吃的宝宝突然改变，停止吃奶，宝宝会难以适应。他不明白怎么突然有一天醒来的时候没奶吃了，所以夜间停止给宝宝喂奶，需要一个循序渐进的过程。

·每次喂奶都要比上次时间短 1 ~ 2 分钟，逐渐减少宝宝吃奶的量；可以将两次喂奶的间隔时间延长半小时。

·宝宝容易被妈妈身上母乳的味道所吸引，而不愿意离开妈妈去睡觉，所以爸爸比妈妈哄宝宝入睡可能更顺利。

经过一到两周的适应期，宝宝会慢慢了解夜间醒来并不是为了吃奶，醒来后会自己重新入睡。

### 当宝宝半夜醒来

宝宝睡觉时会在轻度睡眠和熟睡状态之间转换，通常在经过几段浅睡状态后会醒来，但这种状态持续的时间非常短，宝宝很容易重新入睡。如果这时去安慰宝宝，他会被莫名其妙地吵醒，打乱了正常的睡眠周期，难以再次入睡。因此，如果宝宝晚上醒来，给他一些时间，让他从不同睡眠状态中进行自然转换后，学会自己重新入睡。否则，宝宝很可能以后就只会依赖你的安抚才能重新入睡，这可能导致睡眠障碍。

习惯了含着乳头或者被摇晃睡觉的宝宝，半夜醒来的时候会惊天动地闹一番，他会在醒来的时候想起父母，并期望妈妈就在身边。要给宝宝慢慢平复自己的机会和时间，也要给他锻炼自己入睡的机会。

### 宝宝为何不停地哭

或许是因为宝宝太疲倦了，身体产生了一种叫皮质醇的应激激素，使他难以躺下睡着。所以父母应该注意观察宝宝，当他开始揉眼睛、看着远处发呆或不太爱动的时候，就应该减少他的剧烈活动。

即使你没发现任何他想睡觉的蛛丝马迹，也应该在该睡觉的时间减少他的活动，虽然他看起来一点也不累。有的宝宝会在黄昏时开始哭闹不休，这是很常见的现象。往往在宝宝安静下来后，他能睡个长觉。

## 宝宝 10 ~ 12 个月

宝宝大一点了，不用再半夜起来给宝宝喂奶了，正当父母庆幸终于可以稍稍松口气时，更多的睡眠问题，比如宝宝夜间易醒、入睡困难等却前所未有地找上门。

### 担心睡觉时妈妈不见了

分离焦虑是这个年龄段的宝宝要面临的情感发展问题。宝宝有时会突然变得很紧张，只要父母一离开，马上就会哭闹，好像比以前变得更脆弱了。睡觉时，宝宝醒来的次数变多了，因为他担心自己睡着了以后，父母会消失，担心父母不再回来了。宝宝会时不时地醒过来"查看"父母是不是还在身边，尤其是夜晚，宝宝有时会哭着到处找妈妈。

当宝宝从睡眠中醒来哭闹时，不要把他挪到父母的大床上来，也不要抱起宝宝或给他喂奶，你可以在宝宝的小床边轻轻地抚摸他，跟他说几句话，哼唱几句摇篮曲，让宝宝感到安心而再次入睡。

每天晚上的入睡程序最好保持不变，宝宝知道接下来要做的事情，可以让他更有安全感。

### 宝宝贪玩耽误了入睡

现在，宝宝已经学会了坐、翻身、爬，甚至能扶着东西站起来了，这些本领让他兴奋不已、乐此不疲。到了该上床睡觉的时候了，他会因为还想继续练习这些新本领而难以入睡；有时候夜间醒来这个刻苦学习的小家伙还想继续练习技能。

你能帮助宝宝的最好办法是关注他，但不能让他太兴奋。白天多帮助宝宝练习新本领，特别是这些高难动作的转换，比如从站到坐到躺下，让宝宝消耗掉他旺盛的精力。

这时坚持规律的作息时间和睡前程序都是非常必要的。坚持让宝宝白天在固定的时间小睡能减少晚上的入睡困难，夜里醒来的次数也会减少。当每天晚上的程序照常进行时，宝宝会更有安全感。

### 过于疲劳难以入睡

有时即使是感到非常疲倦了，宝宝也舍不得丢下手中的玩具或游戏乖乖地睡觉。他会坚持着一直玩，大脑也会处于清醒状态。而一旦宝宝疲劳过度，他的反应将不再是兴致勃勃地玩，而是发脾气或者哭闹，到了这时再哄宝宝睡觉会非常困难。所以，即使宝宝看上去不累，也要按时让他睡觉，让宝宝带着好心情入睡，比哄烦躁哭闹的宝宝要容易得多。

# 亲子互动时间

## 宝宝健身操：伸展操

### 训练目的

促进妈妈和宝宝间的情感交流，加强宝宝手臂的灵活性和下肢的力量。

### 提前准备

毯子，轻松音乐。

### 动作示范

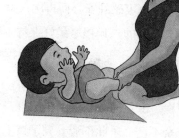

上肢动作：宝宝握住妈妈大拇指，妈妈握住宝宝的拳头和手腕，让宝宝双臂同时进行弯曲伸展动作，反复做4次。

下肢动作：妈妈双手握住宝宝脚踝，让宝宝双腿屈曲，然后伸直，反复做4次。

### 爱心提示

· 帮助宝宝做操时动作要轻柔，注意保护好宝宝的关节；

· 做完操后给宝宝一个拥抱或亲吻，鼓励和赞扬宝宝的表现。

· 可以在宝宝洗完澡后或者在合适的室温下让宝宝不穿衣服做体操。

## 亲子游戏1：捞水饺

### 游戏目的

练习"翻"的动作，促进宝宝身体协调性发展；让宝宝理解动作和语言的关系，促进宝宝对语言的理解。

### 游戏方法

让宝宝躺在床上，妈妈根据儿歌进行动作的变化：

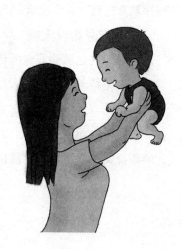

擀擀皮，和和馅

（妈妈双手在宝宝肚子上做出相应动作）

捏捏饺子（妈妈双手在宝宝身体两侧由上至下捏一捏）

"剁"三下（双手并拢在宝宝肚子上轻轻"剁"三下）

翻一翻，滚一滚（扶住宝宝双腿左右翻滚）

捞出饺子晾一晾（扶住宝宝腋下举起宝宝左右摆动）

**爱心提示**

在宝宝情绪愉快的情况下进行游戏，根据宝宝的情绪表现适当调节动作快慢和节奏。

## 亲子游戏2：小鸟飞呀飞

**游戏目标**

发展宝宝的触觉，增强手臂的力量；帮助宝宝学习和理解语言，增进亲子间的感情。

**游戏方法**

宝宝躺在一块柔软的毯子上，妈妈两手分别握住宝宝小手，根据儿歌内容做动作：

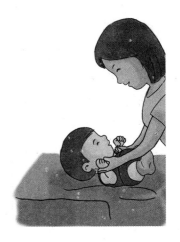

飞呀飞，飞呀飞

（握住宝宝小手学小鸟飞的动作上下摆动）

小鸟围着花园飞

（轻轻转动宝宝手臂）

一圈圈，一圈圈

（妈妈的手指在宝宝肚子上轻轻按摩）

飞到花丛转一转

（妈妈的食指在宝宝手心中轻轻转动）

**爱心提示**

可以在宝宝洗澡后进行此游戏。在转动宝宝手臂时，动作要轻柔，幅度不要过大。

## 2. 宝宝5个月了

5个月的宝宝更加强壮，更加活泼。趴着时，宝宝可以用双臂撑起上身，伸长脖子看周围的世界发生了什么；坐着时，宝宝用手支撑着床面，头和身体还有些前倾；躺着时，宝宝喜欢抓住自己的小脚丫放进嘴里。早晨他可以自己醒来了；他也可以更好地控制自己的身体，逐渐能够依靠一些东西坐在床上。踢腿、摇晃身体、翻身、抓玩具……宝宝用这些方式去探索万事万物，变得积极而主动。

宝宝自我感觉良好时，常发出许多不同的声音，如"a-a""e-e""k-k"等，会对你"讲话"。他能够通过你的语调"读懂"你的情绪。他很喜欢你重复他发出的声音。有时，宝宝会情绪低落或者很烦躁，因为这些探索和学习会使他感到疲倦。不过不用担心，宝宝正是通过一次次地重复各种动作和各种声音来学习的。你所要做的就是帮助他，并在帮助宝宝学习的过程中发现乐趣。

### 宝宝的脑部

当你和宝宝一起玩时，他的脑部结构会不断地变化和发育，随着宝宝利用感知器官不断地探索外界，脑部的神经元连接也在不断增加。当你为宝宝提供不同角度、不同颜色，以及其他不同物品进行观察时，他的视觉中枢会受到刺激。当你和宝宝一起关注一个东西，都在全神贯注时，宝宝脑部关于最佳学习的神经元连接就能很好地建立。当你帮助宝宝不断地运动，越来越多的神经元连接就在脑部建立了，关于空间感和运动效果的神经元连接也在脑部形成了。需要注意的是，适时地让宝宝安静一会儿，可以缓解刺激造成的紧张。

这段时期也是宝宝听觉发育的关键期。与其他的声音相比，宝宝的大脑对语音更为敏感，此时大脑能够对他所听到的语音进行分类，在脑中初步形成认知结构，这为宝宝下一步学习语言打下基础。父母经常面对面地和宝宝进行交流，可以让宝宝清晰地看到你说话时的面部表情，他就会明白口唇动作是如何与他所听到的声音联系起来的。同样，父母常常重复简单的摇篮曲和故事，还有利于宝宝感受平静与安全的神经元连接的建立。此外，要特别注意防止宝宝耳部感染，这会使他建立声音方面的神经元连接有困难。

| 大运动 | 精细动作 | 认 知 | 语 言 | 社会行为 |
|---|---|---|---|---|
| 独坐时头向身前倾 | 双手抓住玩具 | 两手同时拿住两块积木 10 秒 | 自己笑出声 | 知道大小便 |
| 围东西坐 15 ~ 20 分钟 | 拿砝码小熊，握手心里 5 秒 | 玩具失落会去找 | 回应发声 | |
| 俯卧时以腹部为支点转动 | | | | 能认生人 |
| 匍匐爬行 | 会撕纸 | 积木换手 | 游戏时发声 | 仰卧玩脚 |
| | | 经常把玩具放嘴里 | | 仰卧吃脚 |
| | | 积木敲桌 | 叫名字转头 | 对镜像感兴趣 |

# 帮助宝宝探究因果关系

对比宝宝刚刚出生时的嗷嗷待哺状，5 个月宝宝的学习能力让妈妈啧啧称叹：他好像什么都知道！事实上，5 个月的宝宝已经开始理解和学习因果关系了。

**5 个月宝宝秀**

自得其乐的苗苗：

苗苗经常不厌其烦地抓起自己的脚玩。她还喜欢用不同的动作反复摆弄一只带响的橡皮小鸭子，小鸭子"嘎嘎"的叫声让苗苗十分好奇，捏——响，不捏——不响，捏来捏去，这声音是捏出来的？

苗苗有时喜欢扔东西，用力——摇铃飞起来了，掉在地上叮当直响。妈妈捡起来，苗苗接着扔，乐此不疲。

威威爱"假哭"：

哭是宝宝用来表达负面感受的方式，但 5 个月的威威却发现了哭的神奇魔力，想玩玩具或有其他需要时，就用"哭"来引起妈妈的注意，用"哭"来指挥妈妈达到自己想要的目的。威威经常使用这招，但表演很拙劣，有时候连眼泪都不付出。"装腔作势"的威威真让妈妈哭笑不得。

麦子——只有妈妈那个好：

麦子的礼物是一个小鼓。麦子手拿一个鼓槌，妈妈用另一只鼓槌示范敲鼓，咚咚咚。麦子立即把自己手里的鼓槌扔了，来抓妈妈手里的这只；妈妈再次用被麦子扔了的鼓槌咚咚敲，麦子看看自己手里的，又扔了，来夺妈妈手里那只被他丢弃了的鼓槌，反复再三。

**5 个月的宝宝，真让爸爸妈妈困惑不解！**

宝宝的这些行为表现虽然差异很大，但背后却有着共同的心理机制：宝宝对因果关系的探究。大千世界，万物皆有因果联系，宝宝正在探究因果关系的奥秘。

苗苗玩脚，是宝宝对因果关系最早的探索。通过把玩自己的身体部位，看看会产生怎样的影响和结果，从而感受到自己的力量，增加对自身行为的有意控制。这个阶段，宝宝对因果关系的探究仅限于自身。

苗苗捏小鸭，是对"捏"这个动作和由此造成的结果——小鸭的叫声之间关系的探究，越是用力，叫声越明显。这是宝宝因果关系探究的第二个发展阶段，宝宝开始对自然物体施加影响：我是原因，外界物体的变化是结果。施加影响的成就感使宝宝动作的目的性越来越强，所以，宝宝常常乐此不疲地扔东西，享受自己的影响力。

威威的假哭已经超越了对自身感受的自然表达，哭不再单纯是表达饥饿或痛苦的方式，哭有了目的，变成了实现自己愿望的手段。宝宝的妙招反映了他对"哭——愿望实现"这一因果关系的把握。这时宝宝已经能够操纵自己的力量，对外界产生影响，而不仅限于自身和物质世界；对因果关系的探究已经进入了社会精神领域。

麦子则在妈妈"鼓槌""咚咚声"多个因素的复杂关系中探究因果关系。多个因素同时产生了"咚咚"的声音效果，到底原因在哪里？5 个月的宝宝对复杂关系中的因果探究已经开始萌芽。妈妈在其中只是协助产生声音，鼓槌才是真正产生声音的原因，由于 5 个月宝宝的抑制能力有限，还不能排除协助力量的干扰，所以经常混淆。

**帮助宝宝探究因果关系**

营造一个刺激丰富的环境，保持一个宽容鼓励的心态，和宝宝一起探究世界的奥秘。宝宝的聪明来源于足够的尝试和练习，反复、再反复，直到明白为止。

宽容宝宝的行为：既然是在学习和探究，那么不要打扰、中断或者强行改变宝宝正在进行的活动。

鼓励宝宝的探究行为：与宝宝一起分享探究的过程和结果，鼓励的目光、开心地大笑、充满爱意的抚摸都是对宝宝的鼓励。

协助宝宝的探究行为：耐心观察，在日常生活中设置因果关系情境，引导宝宝的因果关系探究。

宝宝喜欢的一些因果活动：藏猫猫、找藏起来的东西、摇带响玩具、拍打玩具、扔东西、敲击、推倒积木和玩具、洗澡时玩水。

# 亲子互动时间

## 宝宝健身操：扭腰操

**训练目的**

加强宝宝腰部的灵活性，锻炼宝宝腰背部的力量。

**提前准备**

毯子，轻松音乐。

**动作示范**

让宝宝躺在舒适的毯子上，妈妈手心朝上伸到宝宝腰下，然后十指交叉，随音乐节拍用手轻轻托住宝宝腰部抬起放下，如此重复 3 ~ 4 次。

握住宝宝的右脚踝向上提起，向左侧转动，让宝宝的右脚心贴于身体左侧毯子，最后还原。同样的方法转动宝宝的左腿，反复几次。

**爱心提示**

在做体操时，宝宝的头和脚不要离开毯子。

## 亲子游戏 1：拍垫子

**游戏目标**

鼓励宝宝探索周围世界和尝试新事物，培养宝宝的观察力及好奇心，拍打水垫的过程可以增加宝宝的触觉体验。

**游戏方法**

让宝宝趴在地板上或者床上观察水垫的变化。妈妈拍打水垫逗引宝宝观察其变化，也可以鼓励宝宝模仿妈妈的动作拍水垫。妈妈边拍打边说儿歌：

小水垫，圆又圆

小鱼水草在里面

拍一拍，瞧一瞧

拍得水草扭啊扭

小水垫，圆又圆

小鱼水草在里面

拍一拍，瞧一瞧

拍得小鱼四处游

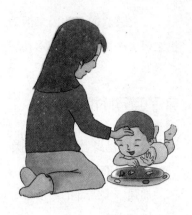

**爱心提示**

宝宝喜欢用嘴咬东西，妈妈要将水垫清洗干净；平时妈妈也可以鼓励宝宝拍拍不同的东西，听听声音有什么不同。

## 亲子游戏 2：手指游戏

### 游戏目标

按摩手指尖，锻炼宝宝手部肌肉的力量，同时增强抓握能力。共同关注某种事物，有助于在宝宝和父母之间，形成一种稳固的依恋关系，刺激宝宝语言发展。

### 游戏方法

妈妈把宝宝抱在怀里，握着宝宝的小手，边唱儿歌边揉相应的手指尖。

大拇哥，二拇弟

三姑娘，四弟弟

小妞妞（用拇指、食指轻轻挤压宝宝指肚）

来看戏（轻轻拍打宝宝手心）

瞧手心，看手背（用手指点宝宝的手心、手背）

你是妈妈的小宝贝（妈妈亲吻宝宝小手）

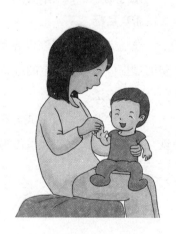

**爱心提示**

揉捏宝宝的手指尖时，动作要轻柔，不要太用力。

## 3. 宝宝 6 个月了

宝宝开始更依赖妈妈了，也许只要看不到妈妈就会大哭大闹。但是请别担心，这是宝宝社会性发展的重要转折点，亲子间的依恋关系开始建立了。

## 宝宝的脑部

随着宝宝的快速发育，他的大脑也在经历着翻天覆地的变化，6 个月宝宝的脑部体积相当于成人的 50%。宝宝脑部体积增大并不是因为新的神经元形成，而是因为突触和神经元之间的连接增多使大脑不断变大的。在这个脑部发育的关键期，脑细胞如果有损伤是不能修复的，也不能重生。所以父母在提供适当刺激环境帮助宝宝脑部发育的同时，还要注意保护宝宝新生的大脑。

脑部的最佳生长与学习需要有恢复和修正的机会，给它一定安静放松的时间。

保证宝宝有足够的睡眠时间，让大脑能更健康地发育成长。

宝宝对周围环境的探索可以促进脑部的发育。随着宝宝脑部的发育，神经元的连接也在不断增多，这些神经元连接的建立决定了宝宝感知、思考和行为的方式。到第 6 个月时，宝宝脑部已经形成他将使用一生的听觉和语言能力的结构，他将丧失对不属于母语的声音的感知能力，他的大脑已经准备好练习新的技巧了。

| 大运动 | 精细动作 | 认 知 | 语 言 | 社会行为 |
|---|---|---|---|---|
| 把双手能短时站立 | 单手熟练拿积木 | 抓悬挂玩具 | | 对镜有游戏反应 |
| 扶腋蹦跳 | 自取一块积木后尝试取另一块 | 两手分别拿一块积木 | | |
| 连续翻滚 | | | 会发出表示不愉快的声音 | |
| 围着东西坐 30 分钟 | 尝试把弄小药片 | 试图拿起掉落的玩具 | | 会藏猫猫 |
| | | 关注细节 | | |
| | | 积木可以来回倒手 | | |

## 爱笑的宝宝

到6个月时，宝宝已经能够熟练地翻身。每次爸爸扶着他的腋下，他就借劲蹬着两条小腿不停地上下跳跃，宝宝已经有了移动自己身体的欲望。在这一阶段，手眼协调动作发生了，宝宝可以准确地把手伸向玩具，不像前一阶段手要在玩具周围转几圈才能拿到。宝宝可以做出一些简单而有效的动作：坐在桌边时，宝宝喜欢用手抓挠桌面，够桌上的玩具；宝宝喜欢撕纸，会摇动和敲打玩具，记住不同的玩具有不同的玩法和功能；玩具掉了，宝宝会顺着掉的方向去看；两只手可以同时抓住两个玩具。

6个月的宝宝能发出不同的音组，如"ma-ma""ba-ba""na-na"等。宝宝对自己的名字有了反应，妈妈叫他时，他会微笑。宝宝还在学习如何定位声源，当妈妈从房间的另一边和他说话时，他就会把头转向妈妈。当妈妈和他说话时，他开始注意妈妈的口型，试图模仿妈妈说话的样子，小嘴一张一合地发出"ai""b""d""h""m"等声音。

6个月的宝宝越来越能交际。他会自然地微笑，高兴时尖声大叫，他开始用不同的声音表示不同的情绪。同时，宝宝开始依恋自己的妈妈，妈妈在身边时，他情绪稳定、愉快，当妈妈离开时，宝宝感到不安。

如果宝宝希望引起妈妈的注意，就会发出咿咿呀呀的声音。每当他的发音逗得妈妈大笑时，他就学着不断地重复，以使妈妈有所反应。不过，这些都是对熟人的"待遇"，宝宝只对妈妈和其他熟悉的人作出反应，对陌生的面孔和环境，宝宝开始感到焦虑，表现出害怕，出现了认生的行为。


## 第一次认识自我

新生儿的所有需求会立即从妈妈那里得到满足，这时候的宝宝就像蛋壳里的小鸡，还不能从环境中分化出"我自己"。

然而，到了宝宝两三个月时，他会把手吸吮得"吧嗒吧嗒"响；把脚扳上来吃得口水直流；总是手舞足蹈；如果把鲜艳的气球系在腿上，小脚会不断地蹬，而且有意调整蹬的力度以观察气球的跳动，并对此兴奋不已，这时候的宝宝在体验他的控制能力，在享受着自我成就感。如果把气球从腿上解下后系在床栏上，宝宝一开始还会蹬，当发现气球不动时会增大蹬的力度，最终确认动作无效时，他会难过地哇哇大哭，这时候宝宝体验到了自我受挫感。事实上，这些行为都是宝宝的自我意识萌芽的信号和表现，他已经开始了"认识自我"的心路历程。

### 独特的我

宝宝对自我的认识从了解自己身体的边界开始：手和脚总是在身边，想吃就吃；可是到院子里遛弯时，床头的悬挂玩具怎么就没有了？这样的体验会使宝宝逐渐意识到哪些东西永远属于自己，自己身体的边界在哪里。

在与环境的互动中，宝宝把自己和周围环境中的其他物体区分开来，意识到自己的独特存在。蹬腿拉动绳子，气球便跳起来，气球跳动的样子和自己的行为不一样，感受上的差异性更加强了宝宝对"我"和外物的区别；对妈妈笑笑，妈妈会用亲吻、拥抱、微笑、说话等回应，这使宝宝意识到"我"和外人的区别；自己的手臂可以随时直接控制，而外人和外物却不是这样的。这些互动经历将帮助宝宝逐渐建立一个独立于外部现实世界的自我形象。

经过半年的反复互动，6个月的宝宝对自我的认识产生了从量变到质变的飞跃：对"身体自我"已经获得了稳定的概念和认识。

### 原来是我

6个月的宝宝已经意识到自我的独立存在，但这个独立存在的"自我"是什么样的？

6个月的宝宝会把镜子里的自己当成熟悉的小朋友，与自己的镜像玩耍，喜欢对着镜子拍打、微笑，并发出咿呀语声，然而，镜子里面的人到底是怎么回事一直令宝宝感到费解。

我动镜子里的小朋友也动，我笑镜子里的小朋友也笑，那是我吗？同样颜色的衣服，同步的动作，这个小朋友同样在我妈妈身边……随着宝宝的成长和观察能力的发展，他会逐渐看出自己和镜中人的联系——原来是我。

如果在10个月宝宝的鼻尖点些许红胭脂，然后让他照镜子，一些宝宝可能会摸摸自己的鼻子，尝试擦去自己鼻子上的红点，说明这个时期的宝宝已经能认出镜子里的小朋友就是自己，他已经初步意识到独立存在的"自我"了。

随着宝宝的成长，他的自我认识日渐清晰，18个月时宝宝就能敏锐意识到自己的独特形象了。有的宝宝还会在镜前做鬼脸、摆弄姿态，欣赏自己的变化，宝宝对自我的知觉和认识为他社会技能的发展铺平了道路。

宝宝自我认识日常小练习

身体动作：有直观效果的身体动作，如系在宝宝小臂上的气球可以促进宝宝的自我意识发展。

社会互动：亲子交流等社会互动能帮助宝宝区别自己和别人。

照镜子：经常带宝宝照镜子，帮助宝宝认识镜中的自己。

看照片：在家悬挂宝宝的近照，或者与宝宝一起看他的相册，并帮助宝宝认识自己的照片。

指认自己身体部位：与宝宝一起做指认身体部位的游戏，以便宝宝形成完整的身体自我概念。

指认父母的身体部位：从对父母身体部位的认识发展出宝宝一定的自我知觉。

# 亲子互动时间

## 宝宝健身操：提拉坐起

**训练目的**

·增强宝宝胸、背部和双臂的肌肉力量；

·愉悦宝宝情绪，增进亲子间的亲密关系。

**动作示范**

让宝宝仰卧于妈妈对面，宝宝的双手握住妈妈的大拇指，妈妈的其余四指抓住宝宝的拳头和手腕，然后双手轻轻拉宝宝坐起（注意不可用力），保持几秒再让宝宝躺下去。动作重复3～4次。

**爱心提示**

·尽量选择温度合适的房间，给宝宝穿件小单衣做操，让宝宝身体的各部分肌肉都能得到有效的运动和拉伸。

·妈妈的情绪要放松愉悦，用自己的热情感染宝宝。

·根据宝宝的情绪表现，妈妈适当地调节自己的动作，让宝宝能开心地享受这项运动。

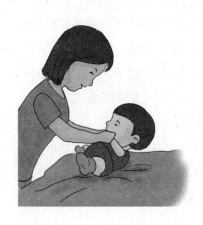

## 亲子游戏 1：照镜子

### 游戏目标

·让宝宝懂得镜像，理解"客体永久性"；帮助宝宝认识自我。

·培养宝宝的观察力，激发宝宝的好奇心。

·愉悦宝宝的情绪，形成良好的亲子关系。

### 游戏方法

妈妈面对镜子坐在地板上双腿伸平，宝宝面对镜子坐在妈妈腿上。妈妈扶住宝宝腋下颤动双腿并有节奏地说儿歌：

小娃娃，照镜子

（妈妈有节奏地颤动双腿）

镜子里面有妈妈

（妈妈先将宝宝举起挡住自己，然后侧身让宝宝从镜中看到妈妈）

照得宝宝笑哈哈

（在说"笑哈哈"时动作放慢，起伏变化稍大地颤动双腿）

小娃娃，照镜子

（妈妈有节奏地颤动双腿）

镜子里面有娃娃

（将宝宝举起轻轻晃动他的身体）

照得宝宝笑哈哈

（在说"笑哈哈"时动作放慢，起伏变化稍大地颤动双腿）

小娃娃，照镜子

（妈妈有节奏地颤动双腿）

照得宝宝笑哈哈

（在说"笑哈哈"时动作放慢，起伏变化稍大地颤动双腿）

### 爱心提示

·给宝宝准备一面可以翻转的镜子，让他自己发现镜子带来的乐趣。

·在晃动宝宝时妈妈动作要轻柔、有节奏，让宝宝可以感受到妈妈颤动双腿的节奏变化。

### 亲子游戏 2：吃青菜

**游戏目标**

· 帮助宝宝顺利添加辅食，不挑食，鼓励宝宝尝试更多的食物；

· 帮助宝宝理解常用的词汇；

· 丰富宝宝的认知；培养宝宝的早期阅读习惯。

**游戏方法**

玩法一：妈妈在给宝宝喂饭时，可以边进行边说儿歌：

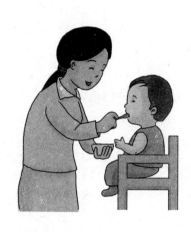

宝宝乖，宝宝乖

宝宝喜欢吃青菜

绿菠菜，翠黄瓜

胡萝卜，嫩白菜

多吃青菜身体好

多吃青菜长得快

玩法二：准备一些适合宝宝年龄的蔬菜玩具或图书卡片，妈妈和宝宝一边玩玩具或看书，一边唱《吃青菜》的儿歌。

**爱心提示**

平时，可以在宝宝小床的周围摆放一些快乐的、喜悦的蔬菜脸谱，这样既能满足宝宝安全和依恋的需要，又能增加宝宝的愉悦情绪。

## 父母攻略

现在的宝宝开始逐渐热情起来，他挥动着越来越灵活的手臂向你发出邀请，发出咿咿呀呀的声音与你交流，年轻的妈妈该如何响应宝宝的这些行动呢？

**宝宝行动**：我会把物品塞到嘴里进行研究。

**妈妈出招**：从家里中挑选几件物品，确保它们对宝宝来说是安全的，同时也是宝宝感兴趣的，供宝宝"品尝"；允许宝宝在地板的毯子上玩，给他一些安全、色彩鲜明并且有趣的玩具或小玩意，让他通过手和嘴来进行一番研究。

**宝宝行动**：我正在试着用前臂撑着抬起头和胸部。

**妈妈出招**：当宝宝俯卧时，给他物品玩耍和观察，在他前方稍微偏上的地方，拿着一个物品给他看。

**宝宝行动**：我能由俯卧转为仰卧，然后再俯卧下来。

**妈妈出招**：让宝宝侧卧，这有利于他翻身。

**宝宝行动**：我一个人待着的时候，喜欢不断地发出声音。

**妈妈出招**：如果宝宝没有哭闹，就让他醒来时独自待一会儿，练习发声。

**宝宝行动**：我可以准确地用手或脚击打悬挂的物品。

**妈妈出招**：充气玩具和装饰有铃铛或者内置彩球的玩具，可能是宝宝最喜欢看和踢的东西。

**宝宝行动**：我高兴的时候，会发出"咕咕"和"咯咯"的声音。我还会发出元音音节的声音了，如"啊""咿""喔"。

**妈妈出招**：仔细聆听宝宝的声音，并模仿他发出的声音。

**宝宝行动**：我慢慢能整晚睡觉了，不用半夜里醒来吃奶或玩耍了。

**妈妈出招**：每天晚上把宝宝放在相同的床上睡觉，并在宝宝熟睡前把他放上床；关注宝宝白天和晚上睡眠的规律（时间和场所），早日制定宝宝的睡眠计划。

**宝宝行动**：我开始长出牙齿了。

**妈妈出招**：每次哺乳喂食后用湿毛巾或纱布擦拭宝宝的牙齿和牙龈；不要让宝宝含着奶瓶入睡，这可以预防奶瓶龋齿。

# 4. 辅食营养与添加

宝宝一天天长大了，他的身体和大脑快速地生长和发育着，仅靠吃母乳或配方奶粉已经不能满足宝宝成长的需要，他需要更充足、更丰富、更全面的营养。同时，宝宝的消化器官也已经开始能适应母乳以外的食物。

搭配合理的辅食，能为宝宝补充钙、铁、蛋白质等身体生长发育必需的营养。丰富的辅食，让宝宝尽享人间美味。当然，幼小的宝宝肠胃娇嫩，需要慢慢适应。

## 吃辅食，宝宝准备好了吗

何时给宝宝添加辅食呢？是 4 个月加还是 6 个月加呢？其实，每个宝宝是不一样的，妈妈可以根据宝宝的健康及生长状况决定。如果具备以下几个信号，那就可以开始了。

· 宝宝的头可以直起来，并且能够自由转动。

· 宝宝能够靠着坐起来。

· 当食物靠近嘴边，对新食物表现出兴趣。

· 当妈妈吃东西的时候，宝宝想要抓或者舔自己的嘴唇。

· 之前宝宝的身高体重指标一直正常，最近却生长缓慢。

· 每次吃完奶之后，宝宝看上去意犹未尽。

**辅食添加的几个时期**

宝宝进食关键期具体是指出生后 4～7 个月间，此间若能合理添加水果、蔬菜、蛋黄、米粥等辅食，给其食欲的发展以良性刺激，则可养成良好的进食习惯。

根据发育进程，要完成到幼儿食物的过渡，一般分为四个时期：

吞咽期：出生后从 4～6 个月起开始断乳进入吞咽期，练习吞咽近似于液体的糊状断乳食物。

蠕嚼期：从 7～8 个月开始，宝宝闭着嘴靠舌头的蠕动将软软的食物颗粒食物搅成泥状。

细嚼期：从 9～11 个月开始练习用牙龈细细地弄碎食物。

咀嚼期：12～15 个月是咀嚼期，这时宝宝已可以熟练地用牙龈嚼碎食物了，断乳食物就此结束。

## 宝宝辅食添加原则

### 添加的量——由少到多

每添加一种新的食品，必须先从少量喂起，而且大人需要比平时更仔细地观察宝宝，如果没有什么不良反应，再逐渐增加一些。

比如：添加米粉，先从1勺加起，如果宝宝能够耐受，第三天加2勺，然后逐步加量。

### 添加的品种——由一种到多种

给宝宝添加辅食，只能一样一样地加，宝宝习惯一样加一样。等宝宝适应后，再添加新的品种。

比如：添加米糊，就不能同时添加蛋黄，要等宝宝适应米糊后才能开始添加蛋黄，等宝宝适应了米糊和鸡蛋黄后，再添加土豆泥。

### 添加的浓度——由稀到稠

添加初期给宝宝一些容易消化的、水分较多的流质、汤类，然后从半流质慢慢过渡到各种泥状食品，最后添加柔软的固体食品。

比如：米糊→粥→软饭。

### 添加的形态——由细到粗

添加固体食品时，大人可先将食物捣烂，做成稀泥状；待宝宝长大一些，习惯一些，可做成碎末状或糜状，以后再做成块状的食物。

比如：肉泥→肉糜→肉末→肉丁。

每次喂食一种新食物后，必须密切观察宝宝排便、食欲、情绪和皮肤等全面状态。如有便秘、腹泻、呕吐、皮肤出疹或潮红，以及哭闹等不良反应，应立即停止喂食。添加辅食过快过量，会加大宝宝肠胃负担，引起消化系统的麻烦。

将食物装在碗内，用小匙一口口地喂，让宝宝渐渐适应成人的饮食方式。当宝宝具有一定的抓握力后，可鼓励他自己拿小匙。

添加辅食最好安排在宝宝喝奶之前，这样不会因为肚子饱了而无兴趣尝试辅食。

如果宝宝性格比较温和、吃东西速度比较慢，千万不要责备和催促，以免引起他对进餐的厌恶。

如果有家族性过敏史，建议6个月时添加辅食，推迟断奶的确可以降低过敏、腹泻等不良食物反应现象的发生率。

### 掌握加辅食的最佳时间

喂辅食的时间要比正常喂奶时间稍微早一个小时，这样宝宝刚好有点饿了。不要等他饿极了才喂辅食，那时他肯定吃不进任何东西，而只要吃奶。

### 初期不宜添加的食物

#### 蜂蜜

1岁以下的宝宝食用蜂蜜及花粉类制品，可能因肉毒杆菌污染引起食物中毒。

灰尘和土壤中常常含有一种叫做肉毒杆菌的细菌。蜜蜂在采花粉酿蜜的过程中，有可能把被污染的花粉和蜜带回蜂箱。婴幼儿抗病能力差，易使食入的肉毒杆菌在肠道中繁殖并产生毒素，从而引起肉毒杆菌性食物中毒。中毒的宝宝先出现持续1～3周的便秘，而后出现弛缓性瘫痪，哭声微弱，吸奶无力，呼吸困难。因此，最好不要给小宝宝喝蜂蜜。

#### 蛋清

6个月内的宝宝消化道黏膜屏障发育尚不完全，而蛋清中的蛋白质分子较小，容易透过肠壁黏膜进入血液，引起过敏反应，如皮肤出现湿疹和荨麻疹等。

# 泥状辅食宝宝最爱（4～6个月）

宝宝的吞咽期，也称闭唇吞咽期，其显著的特点是开始时宝宝的舌头仅仅是前后运动能够将舌头上的食物送至咽部吞下去而已。其口唇动作特点为闭唇吞咽，口角几乎不动。

宝宝开始学习吞咽泥糊状食物，每次添加泥糊状食物后仍需喂奶，泥糊状食物可替代1～2次喂奶。在进食的方式上要培养宝宝学习用小勺吃食物。

从4个月开始，宝宝进入了学习咀嚼及味觉发育的敏感期。一般情况下，宝宝五六个月开始对食物表现出很大的兴趣，此时添加辅食，宝宝乐意接受，也很容易学会咀嚼吞咽。如果过早（4个月以前）添加辅食，因消化器官未发育成熟，会影响营养的消化和吸收，进而影响宝宝的健康。而过晚添加，宝宝不能获取额外的食品来填补能量和营养素的缺乏，必将导致生长缓慢，增加营养不良和微量元素缺乏的危险性。

### 学习吞咽糊状食品

从习惯吸食乳汁到吃接近成人的固体食物，宝宝需要有一个逐渐适应的过程。

无论吃母乳还是使用奶瓶，奶水都直接到咽部，有利于宝宝吞咽，而糊状食品是需要用舌卷住食物，并把食物送到咽部，再吞咽下去。所以最初宝宝可能会把食物吐出来，这是由于他还不熟练。在这个阶段，不要把米粉或蛋黄放入调好的奶中，不用奶瓶喂宝宝，而要用水或果汁把米粉或蛋黄调成糊状，用小勺来喂。

**辅食中最应该优先添加的是米粉**

宝宝的肠道在开始几个月尚未充分发育，早期体内淀粉酶的活性较低。而且，小宝宝在出生后前3个月里唾液腺分泌非常少，唾液腺中所含的淀粉酶和消化道里的淀粉酶也是相当少的，淀粉酶要在宝宝4个月左右才达到成人水平。所以，淀粉类食品要4个月后的宝宝才有能力消化。4个月前吃淀粉类食品，基本上不能消化、吸收，而是会全部排泄掉。

小宝宝吃米粉，就像我们大人吃饭一样，是为了消除饥饿，补充能量，而且也有助于今后向成人食物过渡。需要注意的是，添加宝宝米粉的同时，还应坚持母乳或配方奶喂养，两种形态的食物在这个阶段是同等重要的。

**第一次添加米粉**

第一次给宝宝添加米粉，建议在上午的两次奶之间。即使吃了有什么不适应的话，下午还能去看医生。

第一次调两勺米粉，调成稀糊状喂宝宝。如果没有过敏或其他不适症状，第二天可适当加量。

要注意宝宝的大便情况。一般添加辅食后大便的量都会多一点，形状也会开始成形，因为是刚刚添加所以要给宝宝的小肚肚有个适应的过程，慢慢他就又会变得规律了。如果出现腹泻，要考虑是不是辅食引起的，必要时看医生。

**可以尝试的其他食物**

**果汁**

合理的添加月龄是4个月以上的宝宝，过早添加果汁对宝宝身体有害无益。这是因为大量的果汁会降低宝宝的食欲，使宝宝对食物失去应有的兴趣，这样就难以获取充足的营养和热量，致使宝宝营养不良，而营养不良则会导致身体发育趋于缓慢。

·初次给宝宝加果汁

第一次喂宝宝果汁，可先喂两三勺，并且用白开水稀释1倍以上，适应后（3~5天无异常）可渐渐地加量至30ml。可以慢慢尝试其他水果的果汁，但速度不宜太快，品种不宜过多。

如果宝宝添加果汁后，大便与往常不同，出现稀便、大便次数多或大便颜色明显改变，要考虑是不是添加果汁的结果，可先暂时不加，停两天观察一下大便情况后，再做决定。

· 果汁要不要加热

在冬季妈妈可不可以将果汁加热后给宝宝饮用呢？水果在榨汁过程中会在一定程度上破坏了维生素，而过度加热则加剧了对维生素的破坏程度。因此，要掌握加热的温度及方法。如果果汁实在太凉，可以把装有果汁的奶瓶放在加了热水的杯子中，间接加热到与体温接近，或者在果汁中加入一些热水，使温度接近体温就好，加热后及时饮用。春夏秋季时，室温下的水果榨成汁后第一时间内即可给宝宝饮用，不必加热，但注意不要使用刚从冰箱取出来的水果榨汁。

· 喝完果汁要漱口

有的妈妈给宝宝喝完果汁后，常常不注意给宝宝清洁口腔，这很容易对宝宝的口腔健康造成不利影响。酸甜的果汁容易腐蚀牙齿，因此每次给宝宝喝完果汁后，特别是临睡前，妈妈应给宝宝喝少许白开水清洁口腔。

· 每天什么时间给宝宝喝

宝宝的胃容量还比较小，如果在餐前食用果汁，就会占据胃的空间，由此，影响正餐的摄入量。另外，宝宝吃柑橘果汁前后的一小时内不宜喝牛奶，不然的话，柑橘中果酸（植酸）与牛奶中的蛋白质相遇后，即可发生凝固，影响钙的吸收和柑橘中营养的吸收。

最佳的做法是：把喝果汁的时间安排在两餐之间，或是中午午睡醒来后，这样，可让宝宝把果汁当作加餐。

**蛋黄**

蛋黄是4个月以上宝宝首选的蛋白质类辅食，它的致敏性低，比蛋清或其他蛋白质类食品更加安全；蛋黄中含有丰富的铁，新生儿体内储存的铁主要来自母体，仅够出生后四五个月造血用；蛋黄中还含有卵磷脂、脂肪和蛋白质，营养很好，也很容易咀嚼、消化。

添加蛋黄时，将鸡蛋煮熟、剥壳，取出蛋黄，用勺背压成泥，加1勺水调成糊状。开始时每天喂一个蛋黄的1/4，以后逐渐增加到1/2，直至整个蛋黄。依然如同米粉一样，要调成糊状喂食。

**菜泥**

新鲜的蔬菜，洗净后煮熟，放入研磨器中研成泥状。土豆、胡萝卜、南瓜等都适合做成菜泥。

**妈妈细观察**

每次喂食一种新食物后，必须密切观察宝宝皮肤、大便、体重等情况。

皮肤：添加辅食后要注意观察宝宝的皮肤，看有无过敏反应，如皮肤红肿、有湿疹，应停止添加这种辅食。

大便：注意观察宝宝的大便，当宝宝进食新食物时，大便颜色改变是常见的，如颜色变深、呈暗褐色，或可见到未消化的食物等。但是，宝宝在添加辅食后大便稀、发绿，可能是辅食添加得有点过急、过多，超出了胃肠的消化能力所引起；宝宝添加辅食后如有食物原样排出，应暂停加辅食，过一两天后，宝宝状况较好才可进行。

体重：每隔10天给宝宝称一次体重，如果体重没增加，奶量就不能减少。体重正常增加，可以继续喂辅食，并减少母乳或牛奶的摄入量。

# 蠕嚼期（7～8个月）

蠕嚼期又称舌碾期，这是从会用舌与上腭将食物碾碎到学会用牙床咀嚼食物的阶段。此期内可食用较稠的泥糊状食物，食物颗粒可由细到粗转化。考虑到宝宝要出牙，也可以给宝宝选择有一些硬度，但入口后易碎的食物。

**磨牙食物**

宝宝的小牙床更有力了，将要萌出的小牙准备破牙龈而出，但还需要一些外力作用促进牙龈的发育，以利于牙齿的萌出。这个阶段可以给宝宝吃磨牙饼干、烤面包片、烤馒头片（选择不焦、发脆而且不会入口即化的，否则练习不了咀嚼）以刺激宝宝的唾液腺分泌，使宝宝的咀嚼和吞咽得到锻炼。

烤馒头片：把馒头切成1厘米厚的片，放在锅里，不加油，烤至两面微微发黄，外皮略有一点硬度，里面松软就可以了。

烤吐司条：将面包吐司切成长条，放在烤箱里烤干，擦上点黄油再烤黄就好了。

当宝宝能够坐着进餐时，要给宝宝使用餐桌椅，餐桌椅容易固定住宝宝，让宝宝养成在餐桌椅上吃饭的习惯。家里的大人都是在餐桌边吃饭的，大人吃饭的时候，让他坐在餐桌椅上跟大人一起吃。让他感受吃饭的气氛，而且明白吃饭时要专心。

### 提防奶瓶龋

奶瓶龋的发生往往是由于父母没有掌握正确的喂奶方法造成的。喂奶时，奶嘴在宝宝的嘴里恰好放在上下门牙的中间，奶头顶在腭部，吮吸奶液时，几乎能使所有门牙都浸泡在奶液里。这样，在宝宝吸奶获得营养的同时，口腔的细菌也借有利条件而生长繁殖起来。

宝宝含着奶嘴睡着，无法清理口腔，使口腔内腐蚀牙体的细菌大量繁殖，久而久之牙齿脱钙、牙冠剥脱，形成黑色的残根或牙渣。

为了防止奶瓶龋的发生，父母要做到：

· 不让宝宝口中含着糖块或其他食物睡觉。

· 睡前用奶瓶喝奶的宝宝，喝完奶后，再换上一瓶白开水喝，起到清洁口腔的作用。

· 控制宝宝吃甜食的量，不要过多吃糖。

· 平时喂奶后，可用消过毒的纱布蘸清水为宝宝擦洗牙面。

· 每次喂奶，最好不要超过15分钟，减少奶液浸泡牙齿的时间。

### 容易卡住宝宝的食物

很多人爱吃的软糖、果冻，柔软的桃肉、杏肉、李子肉，还有葡萄、樱桃，这类柔软的食品吃不好，都可能把人噎着。因此，不要让宝宝在嘴里含着柔软食品，万一不慎吞进喉咙，柔软的食品比坚硬的食品卡得更紧，更容易导致呼吸困难，甚至窒息。

### 多吃含铁食物

在人体内，铁的作用可不小，它是合成血红蛋白的主要原料之一。血红蛋白的功能主要是输送氧到各个组织器官，并把组织代谢中产生的二氧化碳运输到肺部排出体外。当体内的铁缺乏时，血红蛋白含量和生理活性降低，使携带的氧明显减少，从而影响大脑中营养素和氧的供应，出现免疫功能下降、容易疲乏、注意力不集中、记忆力减退等。

### 宝宝缺铁的信号

宝宝的皮肤、黏膜逐渐苍白或苍黄，以口唇、口腔黏膜及甲床最为明显。宝宝易感疲乏无力，易烦躁哭闹或精神不振，不爱活动，食欲减退。年龄大些的宝宝可能头晕、眼前发黑、耳鸣等。

研究表明，小时候严重缺铁的宝宝，在学习能力、记忆能力和思考能力测试中都没有达到正常水平。缺铁情况最严重的青少年，长大后智力受影响情况会加重。此外，一些缺铁的宝宝在成长过程中，智力发展始终没能赶上正常水平，所以一定要重视给宝宝补铁。

继续母乳喂养。母乳含铁量很低，100 克母乳含铁量一般不超过 0.5 毫克，但吸收率高达 50%，因此妈妈要喂宝宝母乳。

强化铁辅食。6 个月以上的宝宝，要及时添加含铁丰富的食物，可以给宝宝喂强化铁的奶粉、米粉、饼干等。

食用含铁丰富的食物。8 个月的宝宝多选择富含血红素铁的食物，如动物肝脏、瘦肉、鱼、鸡鸭血、鲜蘑菇、黑木耳、发菜、大枣、芝麻酱及豆制品等。

多吃含维 C 的食物。如果让宝宝吃含铁食物的同时，吃一些含维生素 C 多的食物，会使铁的吸收率提高 4 倍以上。樱桃、橙子、草莓、香椿、蒜苗、菜花、苋菜等都是适合宝宝吃的维生素 C 含量较高的水果和蔬菜。

# 细嚼期（9 ~ 11 个月）

细嚼期时，宝宝食物从牙床能咬碎的硬度向固体食物转化。此时宝宝的舌头能左右运动，牙床能咀嚼食物，就能使馄饨、包子、饺子、软饭、碎鱼、碎肉、碎菜等逐渐代替菜末、肉末等细颗粒的食物，使宝宝消化吸收能力有很大提高。

细嚼是需要学习的，否则宝宝吃食物很容易被卡住。当宝宝有了两颗牙齿后，可以开始有意识地教宝宝吃饼干了。这时，父母面向宝宝，对他说："宝宝，看妈妈是怎样吃饼干的。"等到宝宝的注意力被吸引过来，妈妈可以先咬一口饼干，然后张大嘴巴给宝宝示范咀嚼动作。然后把饼干递给宝宝，告诉他按照妈妈的样子来吃饼干。如果宝宝一时没有学会而噎着自己，甚至引起呕吐，父母不必紧张，要坚持引导，继续训练下去。这个时期的宝宝更愿意自己做事，父母不妨让宝宝自己用手抓食物吃，这样会使他对食物和进食更有兴趣，增强学习的欲望。

**给宝宝饮食补锌：宝宝可能会缺锌**

如果家中膳食以植物性为主，那么宝宝极易缺锌。因为植物性食物锌含量很低，而且还有许多干扰锌吸收的因素，比如草酸、植酸、纤维素等，这些因素会影响锌的吸收，导致锌实际摄取量更少；人工喂养不够合理，食物过于精细，偏食的宝宝也易缺锌；有的宝宝患各种慢性肠道疾病，使锌在肠道内吸收减少，肝、肾功能障碍，会导致锌排泄过多，造成锌缺乏。

夏天是宝宝锌缺乏症的高发季节。由于气温高，宝宝出汗多，体内锌元素可随汗液排出，不断丢失，再加上宝宝也和大人一样，食欲较差，以致锌摄入减少。

### 缺锌信号早知道

缺锌时常常出现味觉减退、厌食、异食癖（喜欢吃泥土、石灰、纸张等物）；因免疫力低下故容易反复发生上呼吸道感染乃至肺炎、腹泻等疾病，并出现消瘦、身材偏低等生长发育迟缓的症状；也有表现为下肢水肿、皮肤溃疡、性发育障碍以及毛发枯黄无华、易脱落等。

### 食物补锌

贝壳类海产品、肝脏、精肉等含锌比较丰富（每100克含锌在10毫克以上），而且这些食物在肠道中被分解以后所产生的氨基酸还能帮助锌的吸收，所以吸收率较高（常常在40%以上）。

坚果（指有硬壳的食物，如核桃、花生、大豆、开心果等）和谷物的胚芽含锌也不少，但是由于它们常常含有一定量的植酸，会和锌结合成不溶解的植酸锌，因此吸收率仅有20%左右。

蔬菜含锌不多，每100克仅1毫克左右，而且它们不但有植酸还含有草酸，吸收率只有10%左右，水果含锌极少，每100克不足0.5毫克。

### 宝宝缺钙信号

·易惊、易醒，刚刚入睡时非常容易惊醒啼哭。

·前额高突，形成方颅。

·多汗，与温度无关，尤其是入睡后头部出汗，使宝宝头颅不断摩擦枕头，久之颅后可见枕秃圈。

·1岁以后的宝宝表现为出牙晚，有的宝宝1岁半时仍未出牙，前囟门闭合延迟，常在1岁半后仍不闭合。

·常有串珠肋，是由于缺乏维生素D，肋软骨增生，各个肋骨的软骨增生连起似串珠样。

### 补钙食物

海产品：含钙较多，如虾皮、虾米、海带、紫菜、鱼（最好连骨吃）等均含有丰富的钙质，极易被人体吸收。

豆制品：上好的补钙食品，如豆浆、豆粉、豆腐、腐竹等价廉物美，烹调简单，食用方便。

奶制品：鲜奶、酸奶、奶酪等含钙丰富，是宝宝摄取钙质的优良食物。

蔬菜：金针菜、胡萝卜、小白菜、小油菜等，既含有丰富的维生素，又可给人体提供钙质，此外蔬菜中还含有利于钙质吸收的镁元素。

# 咀嚼期（12 ～ 15 个月）

宝宝越来越熟练了，他会使用门牙咬断食物，并进行咀嚼，只要是细软的食物，宝宝都能吃了。带宝宝外出就餐，也有宝宝可以吃的食物了。他还喜欢自己尝试用勺、用水杯，喜欢吃各种各样的零食。

1 岁左右的宝宝可以教他用杯子喝水。宝宝自己用杯子喝水，可以训练其手部小肌肉，发展其手眼协调能力。建议从宝宝 1 周岁开始，逐渐减少让他使用奶瓶的次数，最晚不要超过 1 岁半。

可以为宝宝选用方便水杯——因为婴幼儿在用这种水杯的吸管喝水时，感觉很像是在吮吸奶瓶。如果宝宝希望用你的水杯喝水，可以准备一只普通的塑料杯让他练习。几天或几周后，就可以逐渐用普通水杯替换方便水杯了。这期间千万别让宝宝对方便水杯产生依赖。如果你尝试了一周后，小家伙仍旧固执地要自己的奶瓶，你也不必过分勉强他，不妨再纵容他一段时间。随后，你再试着让他使用水杯，同时多给他一些鼓励。

**需要注意的地方**

·给宝宝准备一个不易摔碎的塑料杯或搪瓷杯。

·开始练习时，在杯子里放少量的水，让宝宝两手端着杯子，父母帮助他往嘴里送，要注意让宝宝一口一口慢慢地喝，喝完再添，千万不能一次给宝宝杯里放过多的水。

·宝宝练习用杯子喝水时，父母要用赞许的语言给予鼓励，比如"宝宝会自己端杯子喝水了，真能干！"这样能增强宝宝的自信心。

·当宝宝喝水的时候，要注意让杯子停靠在下唇上而不是在他的舌头上。宝宝会企图把杯子停靠在舌头上，因为这样杯子会比较稳固，尤其是那些习惯把舌头伸出的宝宝更会这样，这样的习惯很难破除，除非能够尽早把这种习惯改正过来。喝水的时候，扶住宝宝的下巴可以帮助他不用舌头便能把杯子维持在正确的姿势。

## 可以与我们共同进餐吗

按需喂养的时期应该在宝宝1岁就可以结束了，尤其是断奶后，就应该培养宝宝跟着大人一起吃正餐了。宝宝1岁以后成长所需的大部分营养是要靠正餐来获得的，为了使宝宝对正餐有兴趣，首先要安排好吃饭时间，饭前1小时内不给宝宝吃点心、糖果等零食，不要喝大量的饮料，以免影响胃液的正餐分泌或冲淡胃液，使宝宝食欲下降。

父母不必过分看重宝宝进食的数量，吃得多就感到欣慰、给予表扬，吃得少就着急失望、催促多吃，这样会使宝宝感到父母时时在监视他，会有压力、不能放松。没有了愉快亲切的进食气氛，宝宝的食欲难免会受到很大的影响。

因此，在宝宝吃饭前，父母就要营造轻松愉快的气氛，并在吃饭时保持下来，使宝宝在平静从容中完成进食。宝宝一日三餐与大人共享，一方面增进了感情，另一方面培养了良好的饮食习惯，为将来顺利走入幼儿园打下良好基础。另外，1岁多的宝宝毕竟胃容量尚小，每日三餐不足以满足生长发育需要，可以临睡前增加一餐牛奶、酸奶或蛋糕等，补充能量和营养。

## 宝宝零食少不了

零食是三餐之间零零碎碎地填进口中的食物。科学地给宝宝吃零食是有益的，因为零食能更好地满足身体对多种维生素和矿物质的需要。在三餐之间加吃零食的宝宝，比只吃三餐的同龄宝宝更容易获得营养平衡。幼儿的消化系统尚未发育成熟，胃容量小，在两餐之间可提供一两次有营养的零食，以补充营养素和热量。

零食选择不当或吃多了，会影响宝宝进食正餐，扰乱宝宝消化系统的正常运转，引起消化系统疾病和营养失衡，影响宝宝的身体健康。

吃零食要坚持以下几点，适时、适当、适量、合理地给宝宝吃零食：

为吃零食选择最佳时间。可在每天中、晚饭之间，给宝宝一些点心或水果。但量不要过多，约占总供热量的10% ~ 15%左右。

正餐为主，零食为辅。零食可选择各类水果、全麦饼干、面包等，但量要少、质要精、花样要经常变换。

适当选择强化食品。如缺钙的宝宝可选用钙质饼干，缺铁的选择补血酥糖，缺锌、铜的宝宝可选用锌、铜含量高的零食。但对强化食品的选择要慎重，最好在医生的指导下进行，短时间内大量进食某种强化食品可能会引起中毒。

有计划、有控制地选择零食。爸爸妈妈不可用零食来逗哄宝宝，更不能宝宝喜欢什么便给买什么，不能给宝宝养成无休止吃零食的坏习惯。

# Chapter 3
# 依恋宝宝：7 ~ 9 月龄

半岁以后，宝宝的运动能力有了很大的发展，能够独立地坐、自如地爬。过去只能远远看到的有趣的东西，现在可以接近、触摸甚至放到嘴里品尝，这对宝宝来说，可是一件非常激动愉快的事情。

## 宝宝的成长

新宝宝可以爬行自如了，可能随之而来的还有很多安全隐患需要你的注意，多和宝宝聊聊天，陪他一起探索，你会发现宝宝身上一点一滴的变化。

宝宝运动能力的大发展使他活动的范围不断扩大，这极大地满足了他的好奇心。同时，宝宝的各种动作开始出现有意性，他的五个手指也有了分工，这段时期成为宝宝重要的探索活动期。虽然宝宝还不能用语言表达自己的意愿，但他与人交往的愿望非常强烈，在父母的示范下，他逐渐学会了一些手势语。

### 好奇心

在这个月龄段，宝宝能够通过爬行够到自己感兴趣的东西了。宝宝独立活动的能力越强，他对自己周围环境就越好奇。强烈的好奇心会促使宝宝四处活动、摆弄他看到的所有东西。当宝宝探索周围的环境时，他会接受来自不同方面的刺激，包括视觉、听觉和触觉等，他在探索活动中理解了因果关系，同时增强了认知能力。父母不但要理解宝宝的探索行为，还要不断鼓励和引导他发现更多生活中有趣的事物，培养宝宝的好奇心。

### 爬行

随着宝宝的成长，他不再满足于只用眼睛看，还想要触摸和抓到他所看到的东西，爬行变成了宝宝探索这些有趣事物的好方法。宝宝爬行需要双手和双膝的负重能力、重心的变换以及身体两侧平衡的协调，这些对促进宝宝肌肉发展都十分有益。鼓励爬行的最好方法是当宝宝趴着的时候，把玩具放在他正好够不着的地方，宝宝会想去拿玩具，并努力地向玩具的方向移动进而开始爬行。当然，在宝宝可以灵活爬行之后，确保他爬行环境的安全是父母特别需要注意的问题。

**安全防护**

宝宝活动范围的逐渐扩大，使他能接触到的东西的种类也越来越多，此时宝宝的身心发育正处在一个关键时期，意外伤害可能会影响终身，所以安全防护问题变得尤为突出。在这一阶段，一方面要保护宝宝脑部健康、安全地发育，另一方面则要注意家庭环境的安全防护。父母可以模仿宝宝趴在地板上，仔细环顾你的家，寻找可能存在的安全隐患并及时排除，确保宝宝探索环境的安全。

# 宝宝的动作思维

默想一下，你是如何思维或解决问题的？你是以文字、数字、音符或者画面这些符号为中介去理解和解决问题的，可小宝宝不可能掌握这些高深的符号系统，怎么办？宝宝用动作思维！

宝宝在0~3岁的时候就具有了最早的思维活动——动作思维，也称"直觉行动思维"。在这一阶段，宝宝的思维是依靠感知和动作来完成的。在没有社会符号（如语言）的情况下，宝宝就是在与环境的动作互动中，建立起日益高级的思维功能。

刚出生时宝宝依靠天生的本能动作（如吮吸）来适应外界环境。反复练习使先天动作更有把握，并在这些动作的基础上扩展出新的动作。比如，在吮吸奶头的基础上扩展出吮吸拇指、吮吸玩具的动作。这些本能扩展动作使宝宝的感觉经验更加丰富，如吮吸到软的、硬的、方的、圆的、粗糙的、光滑的、咸的、甜的东西等，这些通过动作获得的感觉信息正是大脑思维加工所需要的基本原料，也使宝宝对世界有了初步的概念和印象。对不同性质刺激的区别比较正是思维的最初形式。

在出生后的几个月里，宝宝学会把个别动作整合起来，如头部随眼睛一起转动追随运动的物体、转头寻找声源等。这些新动作组合可以帮助宝宝扩展感知范围，宝宝的记忆力和注意力也在这些动作中发展和巩固，动作为思维加工的连续性奠定了基础。

明显的智慧动作出现在宝宝7个月之后，宝宝会拽妈妈的手以获得拥抱，指向新奇的玩具让妈妈拿过来，挤捏小鸭子发出"嘎嘎"叫声，这些动作有明确的目的，也能产生明显的结果。目的与结果的分化使宝宝思维中有了对"因果关系"的认识，这是最初的逻辑思维。

到宝宝10个月左右，他开始尝试调整动作，解决自己遇到的现实问题——开动动作也开动脑筋。比如，上身前倾再伸手还够不到洋娃娃，怎么办？观察了一下，嗯，手边有小棍，于是拿起小棍去够洋娃娃，聪明的宝宝就是这样用动作来领悟物体间的关系，用动作来解决问题的。

动作的重要作用。动作除了生存适应的基本功能之外，也能促进心理的发展，有研究表明，爬行经验丰富的宝宝比没有爬行经验的宝宝在认知作业中成绩更好，感知觉也更加敏锐。

动作促进宝宝探索环境，有益于认知发展。直立行走和使用工具使人类与其他动物的智慧有了本质区别。同样，转头、独坐、爬行和行走给宝宝提供了全新的视野和探索机会；抓握、拍、敲、挤、捏、搓等精细动作促进宝宝更好地了解和认识世界。这些动作带来的丰富信息和刺激对宝宝大脑的发育非常有益。

动作促进语言发展。身体语言是宝宝最早的交流信号之一，随着宝宝指向物体、拥抱等动作的增多，爸爸妈妈与宝宝交流的频率也在不断增加，从而启动和触发了宝宝有声语言的发展。

动作促进社会交往。宝宝对自己身体的控制能力越好，就越乐意与陌生人接触，因为在他遇到危险的时候自己可以采取一些本能的防御措施。

动作出现的顺序。"三翻六坐八爬爬，十个月走挣扎"描述了宝宝典型动作的发展顺序，就整个动作发展来说遵循着下列顺序：

从头到脚。宝宝对头的控制先于对躯干的控制，接下来才是对大腿和脚的控制。宝宝先学会抬头、转头，然后学会挺胸、手臂支撑、弯腰、翻身、坐起，最后学会站、蹲、走、跳。

从近到远。动作的发展从中线向外展开。宝宝先学会对头和躯干的控制，其次才学会对手和手指的控制。

为宝宝创造一个运动乐园是非常有必要的，会让宝宝在运动中越来越聪明。

## 宝宝喜欢的玩具

生活中常见的情况是给宝宝的玩具太多、太杂、显得"刺激过剩",使宝宝对满屋子的玩具不知所措。研究表明,给宝宝过多的玩具,会使宝宝性格散漫,导致宝宝兴趣不专一,注意力不易集中。给宝宝适度的几个玩具,只要启发宝宝多想些玩的方法,激发宝宝动手动脑的效果更好。

| 名 称 | 建议活动 | 所培养的技能 |
|---|---|---|
| 拉绳音乐盒 | 捆在婴儿车上,让宝宝学会如何通过拉绳使音乐盒发出声音 | 手眼协调能力、因果关系、音乐能力 |
| 玩具鼓 | 随意敲打,满足宝宝手的动作的需要 | 听觉刺激、手眼协调能力、因果关系 |
| 积木 | 练习抓握 | 手眼协调能力 |
| | 成人用积木搭出造型 | |
| 拖拉玩具 | 推拉,利用玩具上拴的绳把它拉过来 | 解决问题的能力 |
| 带盖的盒子或瓶子 | 盖盖儿 | 手眼协调能力、因果关系 |
| 装玩具的小盒子 | 把玩具拿进拿出 | 手眼协调能力、认知能力 |
| | 藏找玩具 | |
| 卡片 | 认识事物的名称 | 认知能力、语言能力 |

# 1. 宝宝7个月了

宝宝变得越来越强壮了,他喜欢用手势语和咕噜咕噜的声音和你交谈。好奇心重的宝宝需要你正确的指引和帮助,一起加入他的游戏世界吧!

## 宝宝的脑部

现在宝宝脑部的神经细胞之间已经增添了更多的连接,这就增加了宝宝在行动中探索原因与结果的能力。当然,对事件和物品的探究也将促进神经细胞连接的不断增加和变化。

不断重复对事物的探究将会在宝宝脑部建立新的神经元连接;同时,通过不断使用脑部的同一神经通路,可以使脑部发育得更有组织性。重复一个有结果的动作，比如不断重复地把玩具从椅子上丢下去有助于宝宝的学习，因为脑部中相同的神经通路会被反复使用，被反复使用的神经通路将更容易传导信息。此外，宝宝对新的动作练习得越多，他的脑部就能更好地控制躯体的运动。

避免头部外伤是保证宝宝脑部健康发育的一个最重要的方面。父母需要注意，让宝宝长期接触脱落的油漆、被污染的泥土或者汽车尾气中的铅是非常危险的。

| 大运动 | 精细动作 | 认 知 | 语 言 | 社会行为 |
|---|---|---|---|---|
| 独坐自如 | 自己取一积木，再取另一块 | 持续用手追逐玩具 | 模仿声音 | 懂得要抱 |
| | 耙弄到小丸 | 有意识摇铃 | | 懂得成人面部表情 |
| 会爬 | 三指捏物 | 抓线摇晃红环 | 发"da-da"、"ma-ma"无所指 | 自喂饼干 |
| | | 拿起掉落玩具 | | |
| | | 拉绳取玩具 | | |

## 好奇心强的宝宝

到了7个月，在几个星期之前还不会的动作，宝宝都能够做了。这时的宝宝滚来滚去玩得不亦乐乎，一会儿背朝下，一会儿又翻过身来。他通常能够用双手支撑着坐直一会儿或身体向前倾斜而不会倒下。腿部的力量也在增强，宝宝正在为爬行作准备。7个月的宝宝喜欢用手拍、打、拉、戳和抓东西，他还会有意识地发出声音。宝宝此时开始理解一个重大事实——看不见的东西其实还是存在的，这是宝宝认知发展过程中的重要成就。

7个月的宝宝已经能看懂大人的表情，明白大人的喜怒，也逐渐听懂大人的话语了。宝宝能明白"爸爸""妈妈""没有""再见"等词的含义，经常发出"da-da""ma-ma"的声音，但实际上，宝宝并不是有意识地叫"爸爸""妈妈"，只是发出一些连续的音节，但是爸爸妈妈的积极反应，可以强化宝宝发音的行为。

虽然宝宝还不能用语言表达自己的意愿，但他与人交往的愿望却很强烈。在父母的示范下，宝宝逐渐学会了一些手势语，如用拍手表示"欢迎"，摇头表示"不要"，拱手表示"谢谢"，招手表示"再见"等。宝宝还喜欢照镜子，他看着镜子里的小宝宝，不停地和他说话、逗乐，还会使劲把脑袋伸到镜子后面找: 奇怪了，刚才还在这里，转眼怎么不见了？

能够做这么多的事情使7个月的宝宝感到非常高兴。如果宝宝能做自己想做的事情，他就会露出微笑，甚至哈哈大笑。他还会寻找你表示赞扬和鼓励的微笑。这个年龄段的宝宝喜欢受到表扬，如果听到称赞，他就会不停地重复原来的语言和动作。多给宝宝一些赞美吧！

## 分离焦虑

当宝宝和妈妈日渐亲密时，却表现出让妈妈感到困惑甚至烦恼的行为，就像下面一些情景妈妈一定非常熟悉。

葳葳妈妈穿上大衣拿包准备出门时，葳葳哭得可伤心了，爬向妈妈，紧紧抱住妈妈的腿，就是不让妈妈离开。

乡乡妈妈在家不能离开乡乡的视线，就连上个厕所，乡乡也要在厕所门外使劲砸门，大哭不止，要跟着妈妈一起进卫生间。

宝宝在妈妈离开时表现出的这种不安和烦躁，就是"分离焦虑"。分离焦虑是一种非常矛盾的情绪表现，宝宝通过较极端的方式让妈妈知道"我爱你有多深"，对妈妈来说既暖心又烦心，颇有点"生命中不能承受之重"的感觉。对分离焦虑的正确认识有助于妈妈更轻松地处理宝宝的不安和恐惧。

大多数宝宝在6~8个月时出现分离焦虑，1岁半左右达到顶峰，上幼儿园后宝宝远离安全基地的探索逐渐增多，安全经验使分离焦虑逐渐减弱。

分离焦虑是亲子依恋发展到特定阶段的必然产物，宝宝的亲子依恋会经历从对多数人感兴趣，到对家人依恋而害怕陌生人，再到只对特定的养育者（如妈妈）依恋的过程。各个阶段的依恋恰如人的社会关系：有群体层面的，有小团体层面的，还有心腹层面的。特定对象（妈妈）是宝宝依恋关系中的核心安全基地，稍有分离就容易给宝宝带来强烈的不安全感。在宝宝的社会交往中，依恋的发展必然要经历分离焦虑这个阶段，所以，适当的分离焦虑说明宝宝已经超越了第二个依恋阶段，进入第三个依恋阶段，属于宝宝发展中的正常现象。

**分离焦虑的出现映射出宝宝认知能力的发展**

半岁后宝宝的思维能力进步了，能更加有效地预期事情，甚至能用新获得的能力有目的地改变一些事情。比如，能从妈妈穿衣拿包的动作预期到分离，把妈妈的大衣拖到地上躺在上面哭，以阻止妈妈离开。而半岁前的宝宝认知能力简单，尚不能预期到妈妈这些动作的后果，因此不会有强烈的分离焦虑。所以，分离焦虑的出现说明宝宝变得比以前更聪明了。

**分离焦虑的缓解依赖于宝宝认知能力的发展**

客体永久性认知，是指无论客体（如妈妈）是否在视线范围内，宝宝都能认识到客体是永久存在的。当宝宝拥有了客体永久性认知，即便妈妈不在眼前，他也会知道妈妈依然还会回来，分离焦虑就会缓解。

但当宝宝无法预期妈妈的去向时，分离焦虑会更加强烈。比如，妈妈从卧室到客厅时，就不太容易引起宝宝的关注，而当妈妈提包出门时，宝宝无法预期妈妈的行踪，恐惧和焦虑油然而生。

**轻松和宝宝说再见**

社会发展使越来越多的妈妈走上工作岗位，也让越来越多的妈妈面临着宝宝分离焦虑的困扰。希望下面的建议能帮助你轻松和宝宝说再见。

·分离焦虑是正常现象，妈妈不必过度紧张。相信宝宝会有自己的天地，为宝宝的泪眼而伤心难过只会把宝宝宠坏。

·分离焦虑的发展和缓解是一个循序渐进的过程，不要期待立竿见影的妙招。

·平时给宝宝准备一些柔软的玩具，柔和温暖的触觉感受能缓解他的焦虑。

·了解宝宝近期最喜欢的玩具和活动，为转移宝宝的注意力做好准备。

·提前通知宝宝，妈妈一会儿要出门办事，让宝宝有充分的心理准备。

·妈妈出门前可以给宝宝安排好活动，并引导宝宝投入其中，减少宝宝对离别的高度关注。

·建立告别仪式，拥抱宝宝、挥手再见，告诉他你要去上班了。仪式化的程序，会让宝宝以后看到这个信号就知道妈妈要上班去了，告别会更轻松。

·道别后，做轻松状直奔目的地，一回头就会前功尽弃。你的情绪和行为都会给宝宝暗示，而他很善于学习和捕捉妈妈的信号，因此，不作留恋状，而是愉快地、直截了当地与宝宝说再见。

·回来后与宝宝好好亲热亲热，让宝宝感觉到妈妈回来后还是一样爱他。妈妈可以偶尔在重聚时用玩具来"贿赂"宝宝，也许宝宝就不那么排斥妈妈出门了。

# 亲子互动时间

### 健身操：荡秋千

**训练目的**

加强前庭觉练习，增强宝宝平衡感，增进亲子间依恋。

**动作示范**

妈妈将浴巾平放于地面，让宝宝坐在浴巾中间。爸爸妈妈站起身，双手分别抓住浴巾四个角，将浴巾提起。

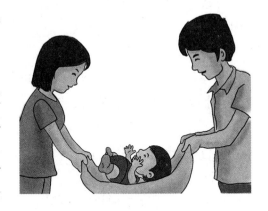

第一遍，左右晃动；第二遍，前后摇动；第三遍，可以和宝宝玩长高变矮的游戏，上下起伏抖动。

**爱心提示**

妈妈要保护好宝宝，避免宝宝掉下来。做完体操后妈妈要亲吻宝宝，给予鼓励。

### 亲子游戏1：藏猫猫

**游戏目标**

宝宝能够参与成人的简单游戏，激发愉悦情绪；帮助宝宝建立"客体永久性"；培养宝宝的模仿能力。

**游戏方法**

玩法一：妈妈和宝宝面对面坐好，将纱巾盖在妈妈或宝宝脸上，根据儿歌内容玩藏猫猫。

躲、躲、躲猫猫

（妈妈抖动纱巾，将纱巾盖在自己的头上）

藏、藏、藏猫猫

（妈妈把纱巾盖在自己头上）

假装假装听不到

（妈妈或宝宝用手捂住耳朵，做听不到的动作）

可是我被发现了

（妈妈或宝宝将头上的纱巾取下来）

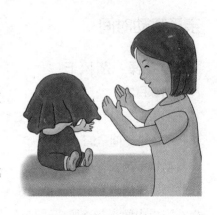

玩法二：让宝宝趴在地板上，妈妈与宝宝边爬边藏找，增加游戏趣味性。

**爱心提示**

妈妈要给宝宝选择颜色鲜艳的纱巾。游戏时，动作幅度不要过大，注意宝宝安全。

## 亲子游戏 2：屋内行船

**游戏目标**

增强宝宝身体的协调和平衡能力；锻炼宝宝的背部力量；培养宝宝对外界事物的观察力，提高认知能力。

**游戏方法**

准备一块大浴巾，让宝宝仰躺在浴巾上。妈妈拉住浴巾的两个角，和宝宝面向一个方向，在屋子里面来回拖动浴巾，边走边说儿歌（或介绍屋子里的情况）。

行，行，行大船

屋子里面行大船

没有水，不靠帆

妈妈拉着屋里转

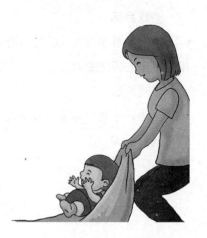

**爱心提示**

在屋里拖动浴巾的时候，注意安全，地面不要有硬物，避免发生危险。拖动速度不要过快，要小心地绕过障碍物。如果宝宝躺累了，就让他趴下来休息一会儿。

# 2. 宝宝 8 个月了

宝宝可以爬行了，到处乱翻不亦乐乎。这时候的宝宝需要你最大的理解和关怀，帮他创造一个安全的爬行环境，为他准备丰富多彩的探索资源，宝宝需要尽情地玩耍。

## 宝宝的脑部

当你能为宝宝提供机会让他去运动、玩耍、观察、聆听时，宝宝的脑部会形成更多的神经元连接，这些神经元连接可以控制宝宝的平衡、维持肌肉和姿势的协调等。宝宝对新的动作练习得越多，他的大脑就越能更好地控制身体的运动，同时大脑中会有更多的神经元连接形成，使宝宝的运动更加流畅。

当宝宝探索身边环境、模仿你的动作或者重复一些动作时，他的脑部也在获得信息。8 个月的宝宝能够从过去的经验（或记忆）中获得知识，用来建立新的神经元连接。他开始明白有些东西或有些人即使自己看不见了，他们仍然是存在的。

宝宝在不断加强与爸爸妈妈等主要养育者之间的依恋关系，大脑中用于控制和表达感情的神经元连接也在不断形成。安全的依恋促进神经细胞之间连接的发展和保留，这对于宝宝探索周围环境，表达他的好奇心和学习新事物是非常有帮助的。

| 大运动 | 精细动作 | 认 知 | 语 言 | 社会行为 |
|--------|----------|-------|-------|----------|
| 双手扶物可站立 | 试图取第三块积木 | 两手同时拿住两块积木 1 分钟 | 会欢迎、再见 | 在成人帮助下用杯喝水 |
| | | 试图寻找盖住的玩具 | | |
| 坐时左右转动自如 | | 从杯中取出积木 | | 表示"不要" |
| | | 捏响玩具 | | |

## 闲不住的宝宝：宝宝爬行

"三翻六坐八爬爬"，每个宝宝从最初翻身到后来独立行走，中间必定经过"爬"这一不可缺少的环节。有些父母以为爬行是宝宝自然而然会的事情，不注意创造条件让宝宝早点学爬和多爬，这对宝宝来说是其成长路上的一大遗憾。

宝宝学会爬行以后，扩大了视野和接触范围，通过运用视觉、听觉和触觉等感官刺激了大脑，促进各方面的协调，对大脑的发育和智力的开发有非常重要的意义。

## 预防感觉统合失调靠爬行

宝宝早期是否有充足的爬行训练，会严重影响以后的发展，尤其是前庭平衡能力的发展。首先，宝宝在爬行时头胸部向后抬高，形成脊柱反弯，有利于前庭平衡能力和本体感。前庭平衡能力失调的宝宝，常表现出左右不分、方向不明、走路摔跟头、经常磕磕碰碰。但他却喜欢爬高、绕圈子跑，旋转时也从不感到晕。到了学龄期表现为注意力不集中、好动不安、喜欢恶作剧、浮躁、爱发脾气、笨手笨脚、做事没信心、话多、课堂纪律差及学习成绩糟糕等特点。

本体感失调的宝宝，动作磨蹭、写作业拖拉、手脚笨拙、粗心大意、有时还会出现口吃等问题。

感觉统合失调是近年来常常被儿科专家提及的名词，由于环境污染、剖腹产率居高不下等因素，感觉统合失调的宝宝越来越多，正日益引起人们的高度关注。有关专家对感觉统合失调宝宝调查发现，其中90%以上的宝宝在婴儿期不会爬行或爬行时间很短，而爬行是目前国际公认的预防感觉统合失调的最佳手段，宝宝越爬越聪明。

感觉统合失调是机体利用身体各个器官通道有效地获取信息，大脑对信息进行解释、分析、统合等加工处理，从而做出适应性的反应。感觉统合的能力是大脑高级功能（如思维、语言、推理等）发展的基础，也是智慧活动得以充分实现的基础。爬行训练对控制眼、手的协调有极大的益处，能够促进宝宝平衡能力和触觉能力的发展。

| 月　龄 | 爬行的准备 |
|---|---|
| 新生儿 | 宝宝俯卧位时，有反射性的匍匐动作 |
| 2个月 | 宝宝能在俯卧位时，交替踢腿，好像匍匐前进一样，并且头可以抬起，并转头90° |
| 3～6个月 | 宝宝可用手掌撑起上半身数分钟，头可灵活转动大于90° |
| 8个月 | 能用手支撑胸腹部，使身体离开地面 |
| 9个月 | 能用手支撑胸腹部，使身体离开地面的同时，双腿可使劲向前蹬 |

宝宝在 8 个月左右大的时候，通过手臂的力量才可以将自己的胸腹部支撑起，并可以竖立数分钟。手臂力量的增强是爬行的基础，如果宝宝的体重较轻或者是较重，手臂的力量不足以撑起上身，并离开地面的话，不要盲目教宝宝学习爬行。因为，此时宝宝的身体发育状况还不足以帮助宝宝开展爬行活动。

爬行还需要宝宝的骨骼及神经器官发展得相当好，当宝宝在 8 个月前如果翻身、独坐等大动作出现明显不协调时，父母一定要及早训练宝宝的大运动发展，为宝宝的爬行作好充分的准备。

一般来说，宝宝爬行大致上分为两个阶段、虫爬式以及狗爬式。

虫爬式：通常，宝宝在 8 个月左右懂得自然地爬行。在学习爬行的初期，几乎都是以同手同脚的移动方式进行，之后会以手肘往前匍匐前进，而且腹部贴在地面，爬行速度十分缓慢，看上去就像个小虫子。

狗爬式：在 9 个月大时，宝宝的身体才能慢慢离开地面，采用两手前后交替的方式，开始像小狗一样往前爬行，这也就是正常的手膝爬。

## 爬行能力发展三阶段

宝宝同时能够学习把单个的身体运动联合成为协调的运动模式，学习爬行就是其中的一个例子。在早期的腹部锻炼时间和无限制的运动中，宝宝通过翻身、坐立和匍匐前行，为爬行作准备。

### 匍匐爬行

宝宝一开始爬行时，大多都是先往后退或往旁边爬，有的宝宝四肢乱动、乱蹬，甚至在原地不动，动作很不协调。

时间大约持续几天或一两个星期，这时宝宝能用胳膊撑地，借助腹部蠕动与手臂的力量，同时带动身体向前匍匐爬行。

但在此时，宝宝的小肚皮还贴着床面或腹部离床面非常近，两条腿拖在后面根本不起作用，这就处于最初的匍匐爬行阶段。这个阶段大约要持续一两个星期。这时，主要训练的是宝宝双腿的交替运动能力，促使他逐渐地向手膝爬行这一阶段发展。

### 从匍匐爬行向手膝爬行阶段发展过程

宝宝到了八九个月大时，爬行时他的小肚子不再贴着床了，也不再靠腹部蠕动向前移动，而是用手和脚撑地向前爬行。虽然说爬行时宝宝双臂和双脚都能伸直，但是他的膝盖还没有离地，离最终的手脚爬仍有一段距离。

### 从手膝爬行向手脚爬行阶段发展过程

从手膝爬行向手脚爬行这一阶段的动作比较难掌握，关键要把四肢肌肉锻炼得健壮、结实，才能够支撑体重，使膝盖离地，两腿蹬直。

## 正确的爬行动作

宝宝从爬到直立行走是一个逐渐克服地球引力的过程，同时这个过程也是宝宝大脑运动功能从低级部分向高级部分发育的过程。手膝爬是中脑运动功能的体现，有些宝宝没有经过爬的阶段，就直接进入直立行走，这样宝宝的中脑运动功能没有达到充分发育。

规范的爬行运动必须是一侧上肢和对侧下肢同时伸屈，两侧交互进行，这是在系统发生过程中形成的固定模式，该模式发育不完善，爬行也就不能完善。

在学会手膝爬行时，应让一侧的手和一侧的脚一起往前动，同时着地。这样，宝宝爬行的技能就有了根本的变化。因为这样的爬行姿势是最快、最有效的，它使向前运动且保持身体平衡成为可能，这种方式能使宝宝直接到达目的地。

正确的爬行要求宝宝的双臂和肩能够调换重心，向前爬时，身体的重心能从一侧上肢移到另一侧。其次，要求宝宝的腿能够缩到腹部下面。

**深入解读：每个动作在大脑中都有相应的投射区**

不同姿势的爬行是锻炼大脑的不同部位：

腹爬（肚子紧贴地面蠕行）——锻炼桥脑部位的功能。腹爬是手膝爬的基础，也是今后学习走路、跑跳的基础。

跪爬（膝盖跪在地上爬）——锻炼中脑部位的功能。

**影响宝宝爬行的因素：不会爬或者爬得晚的原因**

父母保护过度，总是怕这怕那，没有给宝宝爬的机会。

**解决措施：**只要做好安全工作，对宝宝多加看护，一般是不会发生什么意外的。

在3～4个月时，宝宝没有练习趴，腰部力量不够，支撑不了自己的身体；5～6个月时，练习趴的时间少，手的力量、腰的力量、腿的力量没有得到足够练习。

**解决措施：**在宝宝出生后就进行早期的训练。如果是错过了最佳训练时期，在宝宝8个月时，加强手臂、腿、腰部的训练，不要急于求成。

宝宝偏胖，他本身动作和力量还不能带动自己的身体。

**解决措施：**先帮助宝宝做一些爬行热身，在增加力量的同时，帮助宝宝掌握一些爬行技巧。

## 爬行的早期训练

宝宝的成长不是一蹴而就的，大运动能力的增长也是循序渐进的，但每一步的成长都是前期经验的累积与实践，爬行也不例外。如果在宝宝出生后一个月开始，父母有意识地对他进行前期的爬行渗透和训练，相信宝宝在 9 个月左右时就可以自如地运用这些经验，很快完成手脚爬行。

爬行的早期训练也要坚持不懈，每天几分钟的坚持练习，会给宝宝日后的爬行带来意想不到的帮助。

进阶的力量练习，为宝宝爬行积累了大量的体能，使宝宝能轻松应付爬行所需要的力量。

1 ~ 2 个月：宝宝俯卧时，用玩具吸引他抬头和转头，当颈部肌肉强劲时，才能支撑起头部。

2 ~ 3 个月：俯卧踢腿，妈妈可以用手掌顶住宝宝的小脚丫，当宝宝开始用力蹬腿时，轻轻顺势前推。帮助宝宝活动膝关节增加腿部力量；在俯卧练习抬头的同时，可用手抵住宝宝的足底，虽然此时他的头和四肢尚不能离开床面，但宝宝会用全身力量向前方蹿行。这种类似爬行的动作是与生俱来的本能，与 8 个月时爬行不同，练的目的也不是让宝宝马上会爬，而是通过练习，促进宝宝大脑感觉统合的健康发展。

4 ~ 7 个月：鼓励宝宝用双手支撑上半身离开床面，并引导宝宝原地转动身体。

8 个月：要使宝宝俯卧时头部能稳定地挺立达 45° ~ 90°，用前臂和肘能支撑头部和上半身的体重，使胸部抬起，脸正视前方。用手抵住足底练习爬行，观察宝宝由蹿行变为匍匐爬行的时间。

如果宝宝不喜欢趴着，你可以躺在地板上，把头放在枕头上，并把宝宝放在你的胸前。这样即使他不想看玩具，他也会愿意看你的脸。经常做这些活动可以帮助你的宝宝锻炼脖子、肩膀和手臂的力量。

# 亲子互动时间

## 健身操：俯卧操

**训练目的**

· 增强宝宝上肢、颈部、腰背部力量；

· 增进亲子间感情。

**动作示范**

让宝宝俯卧在铺好垫子的地上或床上，手肘撑地。

妈妈跪在宝宝身后，双手握住宝宝的脚踝，随节拍向上提拉，抬起放下。

在提拉的过程中，宝宝的双手要一直撑在地上。

**爱心提示**

妈妈的动作要轻柔，保护好宝宝的脚踝，不要伤到宝宝。

## 亲子游戏 1：小小消防员

**游戏目标**

· 锻炼宝宝全身肌肉，促进宝宝大运动的发展；

· 儿歌中声音与动作相结合可以激发宝宝的想象力，促进宝宝语言发展。

**游戏方法**

· 妈妈躺在地板上，宝宝面对妈妈坐在妈妈的脚面上。

· 妈妈拉着宝宝的双手，把脚抬高，让宝宝趴在妈妈的腿上，把宝宝举起来，说儿歌：

几个小小消防员

（妈妈左右轻轻摇摆双腿）

夜里睡成一排排

（妈妈左右轻轻摇摆双腿）

听到"叮叮"铃儿叫

（妈妈左右轻轻摇摆双腿，模仿消防车的叫声）

顺着杆子滑下来

（宝宝顺着妈妈的腿滑下来）

我滋溜，滋溜，救火去喽

（滑到妈妈的胸口上，妈妈亲吻宝宝）

**爱心提示**

儿歌的前两句要慢慢地念，到"滋溜，滋溜，救火去喽"，突然加快速度，增加游戏的趣味性。

## 亲子游戏2：拉大锯

**游戏目标**

·让宝宝感受到反作用力，培养自己控制身体的能力；

·增加宝宝腰背部力量。

**游戏方法**

妈妈坐在地面上把双腿并拢伸直，宝宝坐在妈妈的小腿上与妈妈面对面。

妈妈拉着宝宝双手前倾或后仰，让宝宝感到整个身体被推拉，并使宝宝的全身前后大幅度运动。

妈妈边说儿歌边带领宝宝做动作：

拉大锯，拉大锯

外婆家，唱大戏

妈妈去，爸爸去

小宝宝，也要去


拉大锯，拉大锯

你过来，我过去

拉一把，扯一把

小宝宝，快长大

**爱心提示**

妈妈动作要轻柔，避免拉伤宝宝。

## 3. 宝宝9个月了

9个月宝宝的平衡能力已经发展得很好了。宝宝能够用手和膝盖来爬行，喜欢四处活动，还能试着爬上或者爬下楼梯；他还学着自己站立起来和下蹲、坐下；肌肉和骨骼的发育使宝宝的身体可以保持直立；宝宝能用拇指和其他手指拿起玩具和食物，也能够把玩具或其他的小东西从一只手放到另一只手里。宝宝还喜欢把玩具扔到地上，喜欢撕纸，喜欢不停地重复一种动作，这也是他认识世界的方式。

这个月的宝宝正在练习用嘴发出各种声音，想模仿他听到的声音。当他听到别人叫自己的名字时，会露出笑容。他开始能够做一些你让他做的事请，知道如何使用日常生活中的一些东西，比如杯子、球等，宝宝喜欢向你展示他的本领。

宝宝喜欢看周围的人、动物和事物的活动，能够认识家庭成员，而且喜欢和家里人待在一起。他还喜欢听童谣和儿歌，能够跟着音乐屈伸双腿。

## 宝宝的脑部

宝宝的脑部、骨骼和肌肉系统的改变使走路成为可能。脑部中负责平衡、运动协调和姿势的神经细胞开始被髓鞘覆盖。延伸到肢体下端、腿部和手部的纤长的神经细胞被髓鞘覆盖着，它可以提高从脑部传向肌肉及从肌肉返回脑部的信息的传送速度，这些促进了走路技巧的发展。

宝宝不断发展着认知能力，他可以同时考虑几件事情，如走路的同时可以记住他正往哪里走，这也是完成走路这一复杂任务所必需的。给宝宝更多的机会锻炼即将出现的走路能力吧！因为重复可以保留住已经形成的神经元连接，进而为脑部形成支持行走活动的神经元连接作好准备。

| 大运动 | 精细动作 | 认 知 | 语 言 | 社会行为 |
|---|---|---|---|---|
| 从俯卧到坐 | 拇指捏小丸 | 寻找杯内的积木 | 模仿发语音 | 自握奶瓶喝奶 |
| 双手扶栏走 | | 翻杯取玩具 | | |
| 熟练爬行 | 拇、食指捏小丸不熟练 | 随音乐摇动身体 | 哼唱音乐 | 懂得常见物及人的名称，会注视 |
| 拉双手会走 | | 积木放杯中不松手 | | |
| 扶栏杆站起 | | | | |

# 最初的探索

一旦宝宝能伸手够物和爬行，育儿生活便开始了充满挑战的新一幕：在垃圾桶里寻宝；把书或者手纸拖拉到每一个角落；拉扯桌布，瓷器和水杯瞬间打碎；爬上桌子，把每个杯子里的水喝一遍，再把每个苹果咬上一口。如果允许妈妈继续讲的话，宝宝的那些事儿三天三夜也说不完。这就是宝宝的探索行为，地地道道的求知活动。宝宝的探索行为从出生开始，随着自主行动能力的增长会愈演愈烈。

### 探索的价值

探索是宝宝认知的基本方式，也是宝宝变聪明的必由之路。

探索出经验：宝宝通过探索周围物体的物理特征获得了大量直接经验，听觉的、视觉的、味觉的、嗅觉的。特别是触觉，是更加直接的探索方式，形状、纹理、硬度、温度、大小等都是摸出来的，探索经验促进宝宝发展。

探索出聪明：在探索过程中，宝宝认知加工最活跃也最有成效。比如，拿新的小熊与曾经（记忆）玩过的小熊比较（思维）；寻找和分析（思维）玩具鸭子的叫声从哪里来（综合听觉、视觉和触觉经验）。

探索出运动：自主运动能力为宝宝探索提供了硬件支持，探索的兴趣和成就激励宝宝更多地运动，探索经验也使宝宝对运动的控制更好。

### 探索中宝宝的表现

一刻不闲着：除了必要的休息外，9个月宝宝如饥似渴地与环境进行互动，不能消停。

一切不放过：所有的东西都能引起宝宝的兴趣，特别是"似有隐情"的物体，更能激起宝宝的好奇心，爸爸妈妈要做好安全工作。

一直翻到底：在探索中，宝宝非常执着，对好奇的玩具会反复把玩，盒子或抽屉不翻到底决不罢休。

五官总动员：宝宝的探索动员了所有的感知觉，吃在嘴里、抓在手里、鼻子闻闻、耳朵听听，以获得最全面的认知。

### 别让宝宝的探索之火熄灭

热爱探索的宝宝会给爸爸妈妈带来各种麻烦，然而，与探索的宝贵价值相比，这些麻烦不值一提。聪明的爸爸妈妈，别让宝宝的探索之火熄灭。

不说"不"："这个不能碰！""那个不能动！"这可能是妈妈最想说的话，但别说出来。尤其是胆小的宝宝，好不容易鼓起勇气伸出"触角"，不料被扼杀在萌芽状态，受挫经验会让宝宝更加退缩。所以，尽可能鼓励宝宝的探索，把宝宝的家庭生活变成一幕幕生活大探险。

宝宝对火、水、插座等危险物品的探索不可避免，这时最好的办法就是立即转移宝宝的注意，因为宝宝的兴趣广泛，注意转移相对比较容易。

不干预：让宝宝按照自己的想法去探索，越俎代庖会削弱宝宝的体验，自主性也随之降低。

不苛求：期望宝宝通过探索明白物质世界的真理和规律，不太可能。宝宝的认知能力还处在婴儿水平，只要能乐在其中，领悟一点点就是最大的成长。点滴经验日积月累才能汇成智慧的海洋。

### 从自由探索能力到天才创造力

对未知事物的探索激发了宝宝丰富的想象力，把各种经验嫁接起来就是创意。小宝宝没有社会经验，因此也不受固有框框的制约，创造力非常强。研究表明：只有2%的成人真正具有创造力，10%的7岁儿童具有创造力，99%的3岁儿童具有创造力。从自由探索到天才般的创造需要父母做好以下工作：

·在做好安全防护的前提下，热情鼓励宝宝的冒险精神和好奇心，特别是当他表现出不合常理的兴趣时，能宽容对待。

·支持宝宝，提高他的自信心，特别是在他沮丧的时候。

·引导宝宝对感兴趣的东西深入观察。

·积极回应宝宝的求助。

·分享宝宝的探索成果。

·提供富有挑战的任务。

·忍耐"含糊"状态。探索和创造必然面临不确定性，鼓励宝宝坚持、耐心地探索下去。

·给宝宝足够时间去想和发现，不要急于给出答案。

·给宝宝足够的想象空间，让他自由探索。

# 亲子互动时间

## 宝宝健身操：飞机操

### 训练目的

· 提高宝宝的平衡能力，刺激大脑前庭觉，为语言发展做准备；

· 培养宝宝的适应能力。

### 动作示范

妈妈屈膝平躺，宝宝面对妈妈坐在妈妈的脚面上，腹部紧贴着妈妈的小腿，妈妈双手握紧宝宝的双手。

"飞机"起飞时，妈妈张开宝宝双臂，小腿上下摆动，模仿飞机飞翔的样子；降落时，妈妈牵着宝宝的双手，小心缓慢地放下宝宝。

### 爱心提示

如果宝宝害怕，不要勉强。妈妈不要抬腿过高，同时放慢速度，让宝宝慢慢适应。飞机起飞和降落时，妈妈可用语言提示宝宝。

## 亲子游戏 1：小蜗牛

### 游戏目标

· 发展宝宝身体的协调性和灵活性。

· 为宝宝创造语言与环境、动作相结合的机会。

· 发展宝宝思考及解决问题的能力。

### 游戏方法

这是一个情景游戏，需要准备一些爬行玩具吸引宝宝。妈妈在宝宝前面拿着玩具边说儿歌边逗引宝宝爬行：

小小蜗牛爬呀爬

背着壳儿爬呀爬

妈妈妈妈等等我

因为我要慢慢爬

小小蜗牛爬呀爬

背着壳儿爬呀爬

妈妈妈妈等等我

因为我还没长大

**爱心提示**

妈妈给宝宝准备一些爬行玩具吸引宝宝，及时鼓励宝宝爬行；用生动有趣的语言描述游戏情景，调动宝宝爬行的积极性。

### 亲子游戏 2：爬行隧道

**游戏目标**

发展宝宝的空间知觉，提高宝宝的爬行技巧。

**游戏方法**

准备一个中通的纸箱，妈妈边说儿歌边鼓励宝宝一起从纸箱中钻过。当宝宝熟悉并对游戏产生兴趣时，妈妈可以在纸箱一边，叫宝宝名字鼓励宝宝自己从纸箱中爬过，培养宝宝感知空间方位的能力。

猫咪地上爬

小娃娃跟着爬

猫妈妈奇怪了

我咋又了多一个娃

**爱心提示**

宝宝在爬行时父母要注意地面安全。给宝宝准备纸箱，可以给纸箱做一下装饰。

## 父母攻略

会爬的宝宝活动空间变大了，手也越来越灵活。面对活跃的宝宝，妈妈该如何响应宝宝的行动呢？

宝宝行动：我开始学爬了。

妈妈出招：让宝宝趴在地毯上，为他的爬行做准备；当宝宝趴着的时候，把玩具放在宝宝正好够不着的地方，鼓励他爬行。

宝宝行动：我喜欢和妈妈玩游戏。

妈妈出招：与宝宝轮流进行游戏。当你给他充分的回应时间时，他将学会重要的经验——轮流和等待。

宝宝行动：看到周围不认识的人，我很害怕。

妈妈出招：给宝宝时间去慢慢熟悉这些陌生人；建立起妈妈一定会回来的信任感。

宝宝行动：我能够用手去抓一些小东西了，我想知道它们是什么。

妈妈出招：把宝宝能够触摸和感觉的物体（如胶带、毛毯、砂纸、丝绒等）放进一个盒子里，让宝宝去探索。

# 4. 牙齿发育与护理

乳牙的发育对宝宝来说至关重要。乳牙是宝宝发音的重要辅助器官，也有利于宝宝对食物的消化吸收，还为恒牙的萌出打好了基础。

父母要密切关注宝宝牙齿发育所涉及的一切问题，比如乳牙什么时候萌出，出牙时有什么表现，安抚奶嘴如何使用等，掌握护理牙齿的实用技巧，宝宝的牙齿才能健康生长。

## 牙齿发育里程碑

每个人在一生中都会长两副牙齿，即乳牙和恒牙。一般情况下，宝宝到 6 个月左右开始长乳牙，2 岁半左右全部长出。上下颌左右侧各 5 颗，共 20 颗。而到了五六岁，又到了换牙期，另一副牙齿——恒牙开始上岗。无论在哪个时期，父母对宝宝牙齿的发育情况都要关注。

## 乳牙萌出

宝宝正常出牙顺序是这样的，先出下面的两对正中切牙，再出上面的正中切牙，然后是上面的紧贴中切齿的侧切牙，而后是下面的侧切牙。宝宝到 1 岁时一般能出这 8 颗乳牙。

1 岁之后，再出下面的一对第一乳磨牙，紧接着是上面的一对第一乳磨牙，而后出下面的侧切牙与第一乳磨牙之间的尖牙，再出上面的尖牙，最后是下面的一对第二乳磨牙和上面的一对第二乳磨牙，共 20 颗乳牙，全部出齐大约在 2 ~ 2.5 岁。

| 名　称 | 萌出时间 | 顺　序 |
|---|---|---|
| 乳中切牙 | 6 ~ 8 个月 | 1 |
| 乳侧切牙 | 8 ~ 10 个月 | 2 |
| 第一乳磨牙 | 12 ~ 16 个月 | 3 |
| 乳尖牙 | 16 ~ 20 个月 | 4 |
| 第二乳磨牙 | 24 ~ 30 个月 | 5 |

## 出牙时的表现

长乳牙，标志着宝宝的又一个生长期的到来，是宝宝咀嚼食物的开端，具有非同寻常的意义。

宝宝出乳牙容易发生流口水、轻微的咳嗽、啃咬东西、牙床发炎、易怒、拒绝进食、烦躁不眠等情况。

这个时候，妈妈要做到：

·合理喂养

及时给宝宝添加辅食，如饼干、馒头、蔬菜、水果等，既补充营养，又有助于乳牙的发育。

·多晒太阳

因皮肤中的 7- 脱氢胆固醇经太阳中紫外线照射可转变为维生素 D3，它是人体所需维生素 D 的主要来源，能促进体内钙的吸收。应尽量暴露皮肤让阳光直晒，寒冷季节可只露出面部和双手。晒太阳时要注意保护眼睛，可用纱巾或帽子等物遮挡一下。

· 磨牙食物

妈妈也可以给宝宝买磨牙饼干，促进宝宝牙齿发育。还可以自制或买来地瓜干，任宝宝咬咬再扔掉也不觉得可惜。如果妈妈觉得宝宝的嘴比较幼嫩，地瓜干又太硬怕伤害宝宝的牙床，那么只要在米饭煮熟后，把地瓜干撒在米饭上焖一焖，地瓜干就会变得又香又软。

## 宝宝长牙需要营养助力

乳牙照护不仅仅是在口腔清洁等方面，营养也很重要。长牙时，给宝宝补充必要的"固齿食物"，也能帮助宝宝拥有一口漂亮坚固的小牙齿。

### 营养素大作用

乳牙在成长过程中需要多种营养素。比如矿物质中的钙、磷，其他如镁、氟的作用都是不可缺少的。维生素中以维生素 A、C、D 最为主要。

| 名　称 | 来　源 | 作　用 |
|---|---|---|
| 钙 | 虾仁、骨头、海带、紫菜、鱼松、蛋黄粉、牛奶和奶制品。 | 钙是组成牙齿的主要成分，少了它，小乳牙就会长不大、坚硬度差、容易折断。 |
| 磷 | 肉、鱼、奶、豆类、谷类、蔬菜。 | 磷能让小乳牙坚不可摧。 |
| 氟 | 海鱼、海带。 | 咀嚼含氟丰富的食物能防止细菌所产生的酸对牙齿的侵蚀，抑制细菌中的酶而阻碍细菌的生长。 |
| 蛋白质 | 肉类、鱼类、蛋类等、牛奶及奶制品中所含的蛋白质属优质蛋白质。植物性食物中以豆类所含的蛋白质量较多。 | 如果蛋白质摄入不足，会造成牙齿排列不齐、牙齿萌出时间延迟及牙周组织病变等现象，而且容易导致龋齿的发生。 |
| 维生素 A | 鱼肝油制剂、新鲜蔬菜。 | 能维持全身上皮细胞的完整性，少了它就会使上皮细胞过度角化，导致宝宝出牙延迟，当维生素 A 缺乏影响牙釉质细胞发育时，就会使牙齿的颜色变成白垩色。 |
| 维生素 C | 新鲜的水果如橘子、柚子、猕猴桃、新鲜大枣。 | 缺乏时可造成牙齿发育不良，牙骨萎缩，牙龈容易水肿"出血"。 |
| 维生素 D | 鱼肝油制剂，另外，日光照射皮肤可使体内自己合成维生素 D。 | 可增加肠道内钙、磷的吸收，并促使钙、磷在牙胚上沉积钙化，一旦缺乏时就会出牙延迟，牙齿小且牙距间隙稀。 |

## 牙齿喜欢与不喜欢的食物

牙齿喜欢的食物，会促使牙齿更健康，而牙齿不喜欢的食物，长期食用会让牙齿受尽苦头。宝宝的小牙齿更为脆弱，妈妈更要小心护理。

### 不喜欢：太软太精细食物

硬食可以健脑、固齿、保护视力。要根据宝宝牙齿的发育情况，适时地给他一点具有一定硬度的食品，增强其咀嚼能力，有助于宝宝的健康成长。牙科专家认为，牙齿也会"用进废退"。儿童期正是恒牙孕育形成的重要阶段，经常给宝宝咀嚼的机会可以促进牙齿的坚固，如果总是吃太软太精的食物，从来不需用力咀嚼，则恒牙质量受到影响。

### 矫正方法

·妈妈可以给宝宝多吃水果、胡萝卜丁，既营养又能锻炼宝宝的咀嚼功能。

·煮熟的玉米是一种健康零食，能锻炼宝宝牙齿。

·各种水果如梨、苹果要宝宝咬着吃，而不要每次都削成小块或榨成汁。

### 不喜欢：碳酸饮料

碳酸饮料会导致牙齿表面产生菌斑，严重的会引起龋损，破坏牙组织。在我们的口腔中，存在着 300 多种细菌，这些细菌中，有的是有益的，也有对我们不利的。正常情况下这些细菌会在一种平衡的环境下"相安无事"。但软饮料中的碳酸、柠檬酸等成分，会改变口腔的环境，进而导致病变的发生——我们称之为"脱矿作用"。在这个过程中，牙釉质表面最开始会出现白色斑，进而演变为褐色斑，然后就是严重的病变，即龋损。

### 矫正方法

·宝宝如果口喝了，就给宝宝喝白开水。

·妈妈尽量不买碳酸饮料回家，宝宝看不到一般不会想喝。

·偶尔因为过节、过生日要喝时，给宝宝控制量，一天不要超过 2 杯，而且喝完后要马上漱口或喝几口白开水。

### 不喜欢：糖果

爱吃糖果及甜食的宝宝，如果没有注意口腔卫生，留在牙齿上的甜食残渣，会给乳酸杆菌提供丰富的营养和活动能量。在它的代谢作用下，牙齿表面和窝沟中的釉质被侵蚀，牙齿的保护层受到破坏，形成龋洞，造成龋齿的发生。实践也证明，吃糖量和龋病的发生率成正比。

**矫正方法**

·父母要让宝宝做到餐前不吃糖，以免降低食欲，影响正餐时营养物质的摄入。

·减少吃糖次数，少吃饼干、蛋糕、面包等黏性甜食。吃糖后要及时刷牙漱口。

### 喜欢：粗纤维食物

好的牙齿除了需要补充足够的营养，充足的钙质外，在宝宝长牙时，吃些粗纤维食物对牙齿非常有利。因为进食粗纤维食物时，必然要经过反复咀嚼才能吞咽下去，这个咀嚼的过程，有利于牙齿的发育和牙病的预防。经常有规律地咀嚼适当硬度、弹性和纤维素含量高的食物，特别有利于牙齿和齿龈肌肉组织的健康。这样可使附着在牙齿表面和牙龈上的食物残渣，随咀嚼产生的唾液和口腔、舌部肌肉的摩擦得到清扫，同时使齿龈肌肉得到按摩，增进血液循环，增强肌肉组织的健康。另外，颚骨的发育受到咀嚼、吞咽、发声等有关肌肉的影响。在宝宝发育旺盛时期，咀嚼对颚骨的发育至关重要。幼儿时期缺少正确的咀嚼，是颚骨发育不良、牙齿生长排列不整齐的原因之一。

多吃粗纤维食物在幼儿恒牙萌生之前尤为重要。到了换牙期，可以多给宝宝吃些像玉米、五香豆等粗硬的食物，并教育宝宝用两侧磨牙咀嚼，不要只用一侧偏嚼，不然会引起牙齿排列不齐和面部不对称等发育不良现象，从而影响宝宝的容貌、语言、呼吸和咀嚼等功能。

### 喜欢：耐嚼的食物

因为咀嚼细软的食物时费力小，咀嚼时间短，可引起宝宝咀嚼肌的发育不良，结果使上、下颚骨也不能得到充分的发育，但此时牙齿仍然在生长，因此可出现牙齿拥挤、排列不齐及其他类型的牙颌畸形和颜色畸形。

因为拥挤重叠的牙齿不易清除食物残渣，所以容易发生龋齿及牙周病，影响口腔颌面软组织的正常发育，严重时还能降低咀嚼功能，使食物在口腔内不能充分研磨，进而影响食物的消化吸收，长久以后可影响身体健康，并会影响容貌美观。耐嚼食物可提高咀嚼功能，并且乳牙的咀嚼力是一种功能性刺激，可促进颚骨的发育并有利于恒牙的萌出，这对保证乳牙列的形态和功能的完整是很重要的。

## 牙齿的清洁与保护

牙齿的健康，离不开清洁护理。什么时候开始给宝宝做清洁呢？哪个阶段重点要做的是什么呢？妈妈可要心中有数，才能保护好宝宝的小牙齿。

### 长牙前：按摩牙龈

没长牙，是不是就不需要清洁口腔呢？不是。按摩宝宝牙龈可让宝宝今后习惯口腔清洁，并能促进牙齿萌出。

宝宝6个月大、尚未长牙之前，妈妈可以使用漱口的方式清洁，想再清洁得更仔细一点，则可使用小纱布或小毛巾，套在食指上，伸入宝宝的嘴巴，清洁整个口腔。现在市面上也有套在妈妈手指上的指套型乳牙刷，能让洁牙工作更方便，也是不错的选择。

### 长牙后：软毛小牙刷轻轻刷

等到宝宝开始长牙，除了延用长牙前的清洁方式，也可以使用宝宝专用的软毛牙刷，帮他清洁牙齿。

另外，需不需要使用牙膏呢？在宝宝还无法理解妈妈传达的讯息前，最好先不要使用牙膏，用牙刷蘸清水或开水轻刷即可。由于牙膏的成分中，多少含有氟或香料等化学物质，虽然对清洁有加分的作用，但是万一宝宝不慎把牙膏吞进肚里，反而不好。等到宝宝大一点，能够理解"不要吞下去"的意思时，再让他使用牙膏较好。

宝宝从2岁半左右开始，乳牙就全部长齐了，这时，应该认真耐心地教宝宝刷牙，让宝宝掌握刷牙的基本动作并培养他良好的刷牙习惯。

宝宝刚学刷牙时，兴趣会比较浓，这时要趁热打铁，把宝宝的兴趣维持下去。可以带宝宝选购各种水果味道的儿童牙膏，选择刷头柔软、外形好看的儿童牙刷，提高宝宝对刷牙的兴趣。

一般2岁的宝宝选择日常使用的普通牙刷的要求是：牙刷的全长以12～13厘米为宜，牙刷头长度约为1.6～1.8厘米，宽度不超过0.8厘米，高度不超过0.9厘米。牙刷柄要直且粗细适中，以便于宝宝满把握持。牙刷头和柄之间的连接部位应稍细。牙刷毛要软硬适中、富有弹性，毛太软则不能起到清洁作用，毛太硬又容易伤及牙床及牙齿，同时毛面应平齐或呈波浪状，毛头应经磨圆处理。

牙膏分多泡、中泡、少泡三种类型，泡沫的多少取决于其含皂量的多少。多泡牙膏含皂量在 18% 以上，皂质在口腔唾液中容易分解成苛性碱或酯酸，不但刺激口腔黏膜，而且破坏唾液中的酵酶。另外，含皂量大，摩擦力相应降低，从而影响洁齿效果。因此，妈妈不宜给儿童选择多泡沫牙膏。

# 牙齿与宝宝发育

不同阶段，宝宝会出现各种不同的行为，这是宝宝成长的必经之路。妈妈要顺应宝宝的生长需求，满足或正确引导宝宝的这些行为，促进宝宝的健康成长。

## 口欲期满足宝宝探索欲望

从心理学角度讲，从宝宝出生到 1 岁是心理性欲发展的初级阶段，即"口欲期"。1 岁以内的宝宝获得各种欲望满足的主要途径是口部（即吸吮、吃喝、吃手）。如果这段时间妈妈仅用粗鲁或简单的方式制止宝宝吃手，就会造成宝宝在口欲期过后仍然吃手、吃指甲、啃脚丫。

宝宝从 2 个月左右就开始认识世界了，神经系统的各种功能不断发展，宝宝神经发育的顺序是从中心向外围开始，小宝宝的口周神经比手的神经发育更早，"口"对于 2 ～ 5 个月大的宝宝来说是探索世界的工具，通过口来探索和体验周围的环境。所以他会碰到什么舔什么，这是宝宝正在学习呢！

### 妈妈这样做

4 个月前的宝宝在吃手的时候，并不知道吃的是"手"，他在用口研究这个带着五个叉的东西。这段时间，如果宝宝吃饱了，玩够了，睡足了，他就要吃手，可以让他尽情地吃，以满足他的欲望。

6 个月以内的宝宝吃手、吃玩具等是正常需要，在清洁卫生的前提下应充分满足。还可用一些安全的玩具，比如咬咬乐、磨牙环做替代品，这样既满足了口欲期的心理需求，又有助于乳牙的萌出，利于语言的发展。

6 ～ 8 个月的宝宝能用口来分辨东西了，8 ～ 14 个月的宝宝则由口分辨向手分辨过渡。因此，要给 6 个月后的宝宝提供丰富的环境，鼓励宝宝用手去探索，培养宝宝的手部探索能力，用适当的玩具吸引宝宝的注意力。

吃手问题如果处理不当的话，宝宝的心理会受到影响，成长发育受阻，还会影响宝宝的语言发展、牙齿发展和手的生长。

### 从奶瓶到水杯

大多数宝宝都很黏奶瓶，建议宝宝在 1 岁以后可以逐渐断掉奶瓶，因为通过奶嘴孔的液体流量非常慢，会使喝的过程耗费太长时间。此外用奶瓶喝水可能导致液体聚积在牙周，宝宝口中的细菌会把饮料中的糖转化为溶解牙齿珐琅质的酸性物质，导致蛀牙。

**妈妈这样做**

宝宝通常在六七个月大时就可以开始用杯子喝东西了，不过，也有些宝宝要晚一点才能掌握。妈妈可以尝试从软鸭嘴杯或学饮杯开始，这对喜欢奶瓶的宝宝来说，可能比硬塑料嘴更接近奶瓶的感觉。

给宝宝演示如何端起杯子到嘴边并倾斜杯子来喝水。然后你就可以教宝宝使用有硬塑料嘴的学饮杯了，接下来就是尝试有握柄的能打开盖的杯子。

即使你发现宝宝用学饮杯或其他杯子喝得并不好，也要坚持下去，多尝试，并保持轻松的心态。你可以试着把学饮杯放在房间里，并让他自己慢慢习惯。如果你的宝宝渴了，他就会喝的，只要他的尿量足够就行了。

如果宝宝实在不喜欢用学饮杯，可以大胆尝试普通的水杯。倒上一两厘米高的水，这样即使洒出来也不会弄得到处都是。


## 不能忽略的牙齿问题

牙齿在出牙期、换牙期，各种问题层出不穷，妈妈要经常检查一下宝宝的口腔，以发现牙齿隐匿的问题。

### 出牙期牙齿问题

牙齿萌出的年龄有个体差异，一般在 1 岁左右都属于正常生理范围。正常小孩出生后 6 个月左右乳中切牙萌出，2 岁半时，全部乳牙都萌出，此时口腔内应有 20 颗乳牙。

**乳牙早萌**

有的新生儿生后不久就有牙齿萌出，医学上称为"乳牙早萌"。早萌的乳牙多为下门牙，这种牙可能是正常的乳牙，由于牙胚离牙龈黏膜过近而早长出，也可能是正常牙数以外的牙齿。这种牙因为发育不全，牙根没有发育好，或根本没有牙根，是极易松动的，有脱落被吸入气管的危险。

**应对方法**

不论过早长出的牙齿是否为正常牙齿，只要有松动或自行脱落的可能性，就应及早请医生拔除。以免脱落后误吸入气管引起窒息。如无松动但影响吸吮动作，妨碍吃奶，或咬伤口腔黏膜而形成溃疡时，也应拔除，若无任何妨碍，可予以保留。如果新生儿嘴里有多个乳牙过早萌出，则有可能与内分泌或遗传等有关，应请医生检查。

**乳牙晚萌**

如果宝宝超过 1 周岁以上，或长期不长第一颗乳牙，就应考虑到有无全身疾病的影响，如佝偻病、呆小病、极度营养缺乏等。个别宝宝可能患有先天性无牙畸形。

**应对方法**

牙齿晚萌应去医院照 X 光片查明原因。

**萌牙血肿**

有的宝宝萌牙时期，接近萌出牙齿的局部牙龈出现大小不等的肿包，表面蓝紫色，肿胀范围大小不等，但局限在即将萌出牙的切缘或粘面处。肿胀是由于在牙萌出过程中，牙齿穿破牙囊在龈下聚积血液所致，外表似一小血肿，称萌牙血肿。

**应对方法**

一般无自觉症状，不需特殊治疗，可以自行吸收。

# 换牙期牙齿问题

宝宝长到五六岁就开始换牙，医学上称其为"乳牙替换"。乳牙替换分两个过程：一是"乳牙脱落"，即乳牙慢慢松动直到脱落；第二个过程是"恒牙萌出"，就是随着乳牙一个个地脱落，恒牙便跟着一个个地萌出，全口乳牙替换的过程大约历时 6 年，也就是宝宝长到 12 岁左右时整个换牙过程才宣告结束。

**乳牙滞留**

每颗乳牙的萌出和脱落是有一定的时期的，乳牙接近脱落期时，牙根会逐渐吸收变短，乳牙也就逐渐松动直至脱落。逾期不脱落者称为乳牙滞留，其主要原因为牙根吸收不完全或完全不吸收，有时则是牙根与牙槽骨之间发生了粘连。此外，滞留乳牙的继替恒牙，可能由于萌出被阻而埋伏，或错位萌出。

**应对方法**

及时拔除。父母需要关注曾做过治疗的乳牙，特别是杀过神经的乳牙。这些牙齿往往由于牙根尖感染，造成根尖吸收较慢或不能吸收。如果对侧同名牙已经萌出，或在未脱落乳牙的颊侧或舌侧发现已部分萌出的恒牙，形成所谓"双排牙"，应及时将滞留乳牙拔除，以免继替恒牙错位萌出。

**恒牙迟萌**

当乳牙脱落或拔除后，恒牙根已基本形成而逾期（1～2个月）不萌出者，称为恒牙迟萌。常见的原因为阻生的多生牙或乳牙残根等使恒牙的萌出道受阻，恒牙胚受外伤而畸形，导致其萌出道异常。全身性因素如内分泌紊乱中的甲状腺机能减退、垂体机能不足或软骨病等也都可以导致恒牙迟萌。

**应对方法**

拔除阻生牙或手术引导。在迟萌牙的牙根尚未发育完成前，应及早拔除阻生的多生牙或残根，矫治牙列拥挤为迟萌牙开拓间隙等。如果萌出时间延迟过久，牙根已经发育完成，或牙齿位置异常怀疑阻生者，可以做手术去除未萌牙上覆盖的骨组织，暴露牙冠，然后用牵引装置引导迟萌牙萌出。

**乳牙早失**

与乳牙滞留相反，乳牙还未到脱落时期却提前脱落称为乳牙早失。其主要原因是龋病，其次为外伤等。乳牙过早脱落，会造成缺隙被邻牙侵占而减小，甚至消失。继而造成继替恒牙萌出位置不够，而新长出的牙就出现拥挤错位，有时恒牙可能完全埋伏而不能萌出。

**应对方法**

保持缺隙。有人认为反正乳牙迟早要替换，有龋病治不治都行，掉了也没关系。这种想法是错误的。乳牙不仅有咀嚼功能，它的存在还能促进颚骨发育，维持继替恒牙萌出的位置，是引导继替恒牙的萌出道。乳牙患龋后应及时治疗，尽量保留，不可轻易拔除。当发生乳牙早失后，应及时去医院就诊，拍摄 X 光片。如见恒牙根形成不足 1/3 者，应立即使用间隙保持器来保持缺隙。

**牙齿"地包天"**

所谓兜齿，也就是俗话所说的"地包天"，医学上称为"反颌"。我们知道正常牙列在闭口的时候，上牙是牙包盖在下牙外面的。如果下牙反过来包在上牙的外面，这就称为"反颌"。它属于牙列畸形的一种。

乳牙的反颌有牙齿因素，可由于牙齿萌出、替换过程中有局部障碍，如乳前牙早失、乳尖牙磨耗不足等引起；也有的是由于遗传、疾病等因素，如由于扁桃体慢性炎症及肥大，导致呼吸不畅而前伸下颌；或者妈妈哺乳姿势不当，奶瓶开口过小等原因使宝宝下颌经常前伸所致；还有可能由于某些不良习惯造成，如咬上唇、长期吮指或有些宝宝由于好奇而模仿周围有兜齿的人。

## "兜齿"需要什么时候矫治

不同的错颌畸形有不同的最佳矫治时期：宝宝 4 岁多可向专业正畸医师咨询，但不一定要马上治疗，有些可能会随着颌骨发育逐渐正常。对于不同情况，有以下几个矫正最佳时期。

**乳牙期阶段（4～5岁）**

该期主要适用于乳牙反颌（地包天），早期矫治有利于上颌骨发育，预防恒牙反颌。如果宝宝有不良习惯（如伸舌、咬唇等），在这个阶段也可以得到纠正，预防错颌的发生。

**替牙期阶段（女孩：8～10岁，男孩：9～12岁）**

在替牙阶段如果发现宝宝有不良习惯（如咬唇、伸舌、前伸下颌等）、面型异常和牙齿排列异常等情况，应及时带宝宝到医院找正畸专业医师检查咨询，确定是牙性、功能性还是骨性错颌畸形，并以此确定治疗时间和治疗方案。在这个阶段治疗可以充分利用颌骨的生长潜能，通过促进或抑制颌骨的生长而达到治疗目的，对改善宝宝的面型和功能更有利。

**恒牙期阶段（女孩：11～14岁，男孩：13～15岁）**

一般常见的错颌畸形在这个阶段都可以得到很好的治疗。另外，个别严重的错颌畸形，如有家族史的"严重反颌"，应在 18 岁后进行正颌外科手术治疗，才能达到理想的效果。

# Chapter 4
# 一周岁宝宝：10 ~ 12 月龄

宝宝正在忙碌地做着准备。他在准备人生中的两件大事——说出第一个词和如何站立起来，迈出人生的第一步。当宝宝快一周岁的时候，他就是一个拥有很多本领的独立"小人儿"了。

## 宝宝的成长

从动作到语言再到认知，宝宝能力发展的速度快得惊人。他把什么东西都放到嘴里尝尝，哪里都想爬一爬，有时甚至想挣脱你的束缚，想要自己单独行动。这一阶段是宝宝成长的重要时期，是宝宝从爬到走，从听到说的过渡阶段。宝宝的运动能力增强，小手也比从前更灵活了。他开始想挣脱父母的束缚，自己去探索世界。他试图自己迈步，自己用勺子吃饭。成长时刻进行着，宝宝越来越独立了。

### 独立进食

当宝宝大约 9 ~ 10 个月大时，他的小手的肌肉越发灵活了，他开始用拇指和食指捏起小物体，放进自己嘴里"品尝"。这个时期最好为宝宝准备一些易于用手指拈的食品，并鼓励他自己进食。有时宝宝自己进食可能会掉得满地满身都是，但这却是宝宝走向独立进食的必经之路。父母需要监督宝宝把什么东西塞进嘴里以防他被噎着，并清理被他弄得乱七八糟的现场。

### 理解"规矩"

宝宝到了活跃的、独立的探索阶段，他开始四处活动并对周围世界充满了好奇心，此时父母要教宝宝守规矩——使用有效的引导、积极的强化和采取预防性措施以免宝宝行为不当。在这个时期，宝宝需要反复的但又充满关爱的提醒。当父母和看护人用平静和关注而不是用敌意和训斥对宝宝错误的行为举止做出回应时，宝宝可以学会什么是"规矩"。

**理解性语言**

这时的宝宝可能还只是咿呀作声，不能说出有意义的词语，但他却能理解父母说的话了。当妈妈对着宝宝说话时，宝宝的眼睛会注视着妈妈，父母需要努力发现那些说明宝宝能够理解你的信号。可以用一些你认为只是略微超出宝宝接受能力的语句，通过多次重复与宝宝对话，你可以帮他理解更多的词语，促进他的理解性语言的发展。

不要因为急于想让宝宝说话强行纠正他的发音，这样不但不能使他学会正确发音，还会伤害他的自尊。要及时夸奖宝宝，他需要你鼓励的眼神和正面的引导。

## 宝宝喜欢的玩具

| 名　称 | 建议活动 | 所培养的技能 |
| --- | --- | --- |
| 球 | 滚球、踢球 | 大肌肉运动、因果关系 |
| 爬行隧道 | 练习爬行、攀登，锻炼身体各项技能的协调能力 | 大肌肉运动、探索能力 |
| 套塔／套杯 | 把套塔／套杯按照大小套上去 | 手眼协调能力、大小概念、因果关系 |
| | 旋转套塔／套杯，体会力量与速度的关系 | |
| 玩具琴 | 随意按键，满足宝宝手的动作的需要 | 听觉刺激、手眼协调能力、因果关系 |
| | 根据音乐做动作 | |
| | 给宝宝弹一首曲子 | |
| 形状分类玩具 | 认识形状 | 形状概念 |
| 金属丝串珠玩具 | 上下移动珠子 | 手眼协调能力、因果关系 |
| 婴儿餐椅 | 吃饭、游戏 | 生活自理能力 |

# 1. 宝宝 10 个月了

宝宝能用大拇指和食指像钳子似的把小东西捡起来了，他喜欢自己抓着东西吃，会把吃的东西掉得满地都是。他喜欢把任何小东西都放到嘴里"品尝"一下，他用这种方式显示着对世界的好奇，这种好奇还表现在宝宝开始对父母以外的人，尤其是同龄的小伙伴越来越感兴趣了。

10 个月的宝宝很好动。坐着时，能拉着栏杆站起来，他努力坚持着，希望自己能站稳。宝宝喜欢爬台阶，还想往沙发上爬，他可以沿着沙发练习走路。妈妈可以在沙发四周给他开辟一块活动区域，宝宝在这里活动时，妈妈也要在一边守护，因为宝宝还没有安全意识。

动作能力的发展使宝宝有能力而且喜欢探索每一件事物，他可以通过爬行很快地触及到家里的各个角落。他可以把柜子里的衣服拉出来，也可以把橱柜里的小锅拽出来，他还会把玩具、杂志扔得满地都是，家里的每一样东西都成了他的玩具！这个时期的宝宝喜欢扔东西，扔了后又"嗯嗯哎哎"地让大人给他拣起来；可是，刚把捡起来的东西递到宝宝手中，他又立刻再把它扔掉。宝宝正是在这种反复的游戏过程中体验快乐、进行学习并获得经验的。

宝宝一直在不断地练习发声，先前，他只是咿咿呀呀地发出一些没有意义的声音，而现在，他可以清楚地发出"mama"或"baba"等音节，还喜欢模仿别人的手势和声音。宝宝的情绪、情感更丰富了，他会用表情、手势、声音来表达自己的喜怒哀乐。

## 宝宝的脑部

当宝宝探索身边环境、模仿成人的动作或重复一些活动时，他的脑部正在获得信息。当宝宝反复使用一项新的技能时，相关的脑部神经元连接会工作得更好。如果宝宝反复练习身体的动作，大脑就会有更多的神经元连接形成。这些连接可以控制宝宝的平衡、维持肌肉的协调和姿势，也使他的运动更加流畅。如果你和宝宝面对面地说话，有关语言的神经元就会很好地形成连接。

丰富的刺激，能促进宝宝脑部突触的连接形成，从而促使宝宝运动和语言等方面能力的发展。宝宝运动、玩耍、观察的过程中，大脑接受了丰富的外界刺激，会形成更多的神经元连接，使宝宝的各方面能力发展得更好。

父母在宝宝脑部的发育过程中发挥着非常重要的作用，因为父母可以给宝宝安排一些活动。宝宝在活动中的体验可以刺激脑部新神经元连接的形成，同时使已经建立的连接成为永久连接。

所以，为宝宝提供更多的机会吧！

| 大运动 | 精细动作 | 认 知 | 语 言 | 社会行为 |
|---|---|---|---|---|
| 自己从站位坐下 | 拇指和食指拿细绳 | 拿掉扣住积木的杯子 | 会玩游戏 | 要东西时知道给 |
| 扶物下蹲 | 放物后手拿开 | 注视图画2秒 | 有意识地发一个字音 | |
| 独站片刻 | | 积木对敲 | | |
| 扶物蹲下取物 | 拇食指动作熟练 | 寻找盖住玩具并拿到 | 发音有声调 | 懂得"不" |
| 单手扶栏走 | | 透过瓶子拿物 | | |
| 爬楼梯 | 打开包积木的纸 | 积木放杯中松手 | | |
| | | 推玩具车 | | |
| | | 寻找盒内东西 | | |

# 引领宝宝认识世界

户外活动是宝宝开阔视野、认识自然和社会的好机会，在户外，宝宝的感知觉、认知能力、语言交流和社会交往都会得到相应锻炼。

**感知的世界**

走出家门，新鲜空气和灿烂的阳光让宝宝身心愉悦，多姿多彩的世界让宝宝目不暇接。丰富的外界信息可刺激宝宝的感官，使宝宝的感知觉得到更好的发育。

·引导宝宝看各色的植物、人们的衣服，并强调这些颜色的名称；让宝宝看各种形状的物体，像高矮不一的楼房和大小不等的石块。

·和宝宝一起听自然界的声音，聆听啾啾鸟鸣、淙淙流水、沙沙的风吹树叶声。

·带宝宝触摸各种安全的物品，感受它们不同的温度、质地，如软的和硬的、冷的和热的、粗糙的和光滑的等。

·闻各种味道，如花草香、空气中泥土的味道。

·每个观察对象都有多个属性，如路上的汽车，有声音、有颜色、有大小等。

·观察宝宝的注意指向哪里，与宝宝的好奇心同步。

**运动的世界**

户外活动能给宝宝提供许多运动的刺激。同时户外有广阔的运动空间，这样就可以让宝宝感知到运动的世界，体验到运动的自己。

· 在宝宝运动时，比如坐在妈妈的小推车里，提醒他周围事物的变化。

· 引导宝宝观察运动的物体，如汽车由远及近，再由近及远。

· 带宝宝在运动中感觉不同的方向，左右前后，转个圈给宝宝不同的方向感。

**语言的世界**

在户外，人和事物的流动性都很强，这就为宝宝的语言理解和表达提供了很好的机会。各种新鲜事物也为亲子交流提供了素材。

· 当宝宝兴奋的咿呀发声，告诉你他的发现时，要立即用语言回应他。

· 观察宝宝注意到的对象，并为宝宝作解释，注意语言要规范。

· 用语言引导宝宝观察他没有注意到的物体。

· 在人群中，带宝宝观察不同人的表达，倾听多样语调后发现语言规律。

· 让宝宝倾听你和朋友、邻居之间的交谈。

**社交的世界**

在户外，宝宝有机会见识到形形色色的人，也能接触到和自己同龄的宝宝，这为宝宝将来的社会交往打下了基础，也减少了与陌生人接触时的紧张和焦虑。

· 带宝宝到小区里观察人来人往的变化，适应人群聚集和群体互动的环境。

· 带宝宝与同龄的宝宝互动，帮助宝宝建立最初的同伴关系。尽管宝宝还不太会跟其他小伙伴交往，尤其不会用语言跟其他宝宝交流，但随着年龄增长，他会逐渐融入其中。

· 带宝宝识别不同性别、不同年龄的邻居，并引导宝宝与大家交流。增加宝宝对人物变化的适应能力。对于热情鲁莽的邻居，建议他温柔地慢慢接近宝宝。

# 外面的世界

外面的世界总是让宝宝流连忘返，因为那里的乐事多得家里没法比。带宝宝走出家门，到自然中自由探索，到人群中适应社会生活。

**亲近自然**

· 带宝宝到社区、公园里呼吸新鲜空气，促进血液循环，同时适应温度和气候的变化，增强身体抵抗力，最好每天不少于 1 小时。

· 在温度适宜时带宝宝来次日光浴，可以补钙，预防佝偻病。用柔软的干毛巾轻擦宝宝皮肤作为热身活动，一般在 30 分钟左右。

**宝宝户外活动秘籍**

·适当放纵：户外的刺激丰富，能激起宝宝很大的好奇心和探索欲望，所以，在保障安全的前提下，适当放纵，顺应宝宝的需求，不要过分限制。

·与宝宝同乐：在宝宝兴致勃勃地探索时，父母不仅仅是保安和保姆，还要参与其中，做他的玩伴和榜样。

·多感官刺激：同时体验视、听、触等多种感觉，能帮助宝宝有效整合感觉信息，增强感觉统合能力。

·小处着手：户外是宝宝天然的教室，一朵花、一棵草、一块小石头都是宝宝可以探索和学习的内容，从小处着手，处处都是知识和学问。

# 亲子互动时间

### 健身操：触觉球操

**训练目的**

1. 发展宝宝的触觉，预防感觉统合失调。

2. 让宝宝认识自己的小手小脚。

**动作示范**

妈妈让宝宝学着自己的样子伸出他的小手，引导他认识自己的小手小脚。把触觉球放进宝宝的小手，让宝宝自己玩一玩、摸一摸触觉球，让宝宝熟悉、适应，消除抵触情绪。

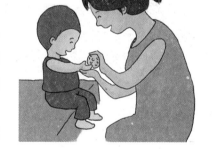

等宝宝熟悉了触觉球后，妈妈拿着球在宝宝的四肢和躯干上轻柔缓慢地滚动，给宝宝按摩，让宝宝的皮肤充分接触到触觉球。

**爱心提示**

·妈妈给宝宝按摩完小手小脚后，别忘了亲亲宝宝的小手小脚。

·刚开始，妈妈要动作轻柔地按摩宝宝的胸部，片刻后，待宝宝适应了，可逐渐加大力量。

## 亲子游戏 1：小牙擦擦

### 游戏目标

培养宝宝良好的卫生习惯，促进宝宝的语言发展。

### 游戏方法

妈妈手指上套好小牙刷，有节奏地唱儿歌，并给宝宝刷牙：

小牙刷，手中拿

小宝宝，看妈妈

张开嘴巴刷刷牙

上擦擦，下擦擦

里擦擦，外擦擦

擦出健康小乳牙

露出靓牙笑哈哈

### 爱心提示

·在宝宝情绪好的情况下刷牙，避免宝宝的哭闹、不合作。

·在游戏前先让宝宝观察、认识小牙刷，再把牙刷放到宝宝口中，让宝宝有适应过程。

·妈妈帮宝宝刷牙时要动作轻柔，不要过度用力，以免伤到宝宝的牙齿和稚嫩的牙床。

## 亲子游戏 2：小猫弓腰

### 游戏目标

1.锻炼宝宝的腰部力量，为学习站立和行走打下基础。

2.让宝宝理解动作和语言的相关性，发展语言理解能力。

### 游戏方法

宝宝躺在爸爸的怀里，把两只脚都搭在爸爸的脚上。爸爸一手托起宝宝的腰部，另一只手握住宝宝的脚腕并按住宝宝的脚背，让宝宝的腰部弓起来，像一把弯曲的弓。让宝宝休息一会儿再重复，边练习边说儿歌：

弓弓腰，弓弓腰

头儿向下眼睛瞧

看见一只小花猫

小猫也在练弓腰

瞪着眼睛胡子翘

弓腰练得腰有劲

能走能跑又能跳

**爱心提示**

·游戏需要父母的臂力辅助，最好是由爸爸带领进行，注意宝宝的安全。

·每次弓腰动作之间要有一定时间间隔，动作要轻缓，以免伤害到宝宝。

# 2. 宝宝 11 个月了

宝宝正处于学习走路的关键阶段和精细动作发展的重要时期。

宝宝拇指和食指的配合越来越灵活，能熟练地捏起小豆子。宝宝的手眼协调也有了很大的发展，他喜欢尝试把豆子放入小瓶里，也能把玩具的包装纸打开，拿出玩具。宝宝还喜欢拿着蜡笔在纸上戳戳点点，并"嗯嗯哎哎"地热情邀请你来看他的"作品"。

大多数宝宝仍然在尝试发出不同的音，他已经能发出大多数辅音和元音了。宝宝能够更好地控制他的舌头、口腔和嘴唇，已经不会再流口水了。宝宝喜欢模仿别人刚刚说过的话，如果你仔细听，能从他的一堆胡言乱语中听出一两个词来。宝宝的语言理解能力也在快速发展，他能够执行简单的指令，能够挥手说"再见"了。他正在学习了解"不"的意思，而且喜欢用摇头表示"不"，即使有时表示"是"也摇头。这说明宝宝正在成长，他变得越来越独立了。

## 宝宝的脑部

随着宝宝的大脑发育，神经细胞被一层脂质层包绕起来，这层脂肪质叫做髓鞘，它可以帮助信息快速而有效地在脑部神经通路上传导。连接脑部和腿部肌肉的神经细胞很长，只有当这些神经细胞完全被髓鞘质所覆盖，信息才能有效地从脑部传递到控制这些运动的肌肉，宝宝才能学会走路。反复接受刺激的神经细胞可以形成神经通路，让神经脉冲信号传导得更快。

| 大运动 | 精细动作 | 认 知 | 语 言 | 社会行为 |
|---|---|---|---|---|
| 独自站稳 | 全掌握笔画笔道 | 3块积木顺序放杯中 | 叫爸爸妈妈有所指 | 用动作表示个人需要 |
| 牵一手可走 | | | | 懂得常见物及人名称，会用手指去指 |
| | 试把小丸投入小瓶 | 盖瓶盖 | | 对同伴感兴趣 |
| 自己走几步 | | | | 用杯子喝水 |
| | | | | 要东西知道给，并有意识地松手 |

# 让音乐成为生活的一部分

音乐是无国界、无年龄的语言，能帮妈妈与宝宝交流，调节宝宝的情绪，协调宝宝身体动作的力量和节律性。音乐也是在文字和数字之前，宝宝获得的第一把智慧钥匙，促进听觉体验中的想象思维。科学研究发现，音乐是宝宝发展的杠杆支点，能促进宝宝发展语言能力、空间思维能力、想象力、创造力等。

**宝宝的音乐里程碑**

宝宝一出生就有着对音乐的理解力和对节奏的感知力，他喜欢靠在妈妈的胸膛听着妈妈的心跳进入梦乡，因为宝宝在胎儿期就已经熟悉这种生命的节奏。随着宝宝听觉能力的快速发育，他对声音的感受性越来越强。当声音响起时，宝宝会转动头追寻声源，也能对不同的声音做出不同的反应，比如，在摇篮曲中昏昏欲睡，在进行曲中欢快地挥舞手臂。

7～8个月的宝宝就能识别声音中的变化，对自己的名字能做回应。逐渐地，宝宝能识别旋律中的情绪变化。比如听到悲凉的音乐，宝宝表情沮丧；听到愉快的音乐，宝宝神情兴奋、手舞足蹈。

11～12个月的宝宝，经过了前面几个月的发声练习，有的已经开始能唱出几个词，他开始唱比以前更复杂的"咿呀"歌曲，甚至能模仿音调并能唱出自己的声调。他能明显地表示出对乐曲的好恶，对喜欢的音乐或童谣表现兴奋，对不喜欢的音乐则表现不愉快。

### 为宝宝选择合适的音乐

不同类型的音乐，能带给宝宝丰富的音乐感受。

为宝宝选音乐要遵循几个基本原则：

·节奏与生命节奏（心跳、呼吸）接近，过快或过慢都容易引起宝宝生理节律的变化。

·音域范围接近妈妈日常言谈的高低，高亢的旋律可能惊吓到宝宝。

·选择音色明亮柔和的器乐和声乐作品，低沉灰暗的音乐在宝宝听来可能是噪音。

·富有积极情绪的音乐更易让宝宝接受，特别是能与他的笑声和咿呀声结合的音乐。

·自然界中的声音，如流水声、风声、沙丘移动的声音等也容易被宝宝接受。

宝宝喜欢的音乐随着生理、心理发育水平和周围环境而变化。过度限制音乐的类型会削弱听觉体验的丰富性。凡是能吸引宝宝的注意，并能使他做出积极愉快反应的音乐，就是宝宝喜欢的。一般说来，宝宝喜欢的音乐有这样几类：

妈妈哼唱的歌曲。宝宝喜欢父母的声音，你可以给他哼唱儿歌或民歌、流行歌曲，一切你喜欢的优美的乐曲都可以；还可以模仿宝宝发出的各种声音；也可以用 CD 机放上你喜欢的音乐，让你的房间充满音乐，一边听音乐一边随着音乐的节拍轻拍宝宝。

儿歌，如《小星星》、《春天在哪里》等；古典音乐，如莫扎特的《小夜曲》、《第二号法国协奏曲》及其钢琴奏鸣曲、贝多芬的《月光奏鸣曲》等。

### 和宝宝一起享受音乐

音乐可以帮妈妈与宝宝交流。妈妈哼唱的摇篮曲，和宝宝玩耍时的拍手歌，在父母和宝宝之间流淌。音乐带给宝宝和父母的联系是如此自然、流畅、富于情感，爱和信任就这样在他们之间传递，这种紧密的关系会持续一生。

随着音乐的节奏抚触宝宝的身体、晃动摇篮、带宝宝做音乐操都可以取得明显的安抚和娱乐效果。

在你和宝宝玩兴正浓的时候，放一些轻快活泼、节奏跳跃的音乐，引导宝宝自然地把音乐色彩和自己的情绪联系起来，日积月累的熏陶能提高宝宝对旋律的感受和理解。

## 丰富的家庭视听环境

宝宝的学习在"潜移默化"中"不知不觉"地发生，家是宝宝最便利的活动场所，生活环境是最重要的课堂。生活中处处有音乐，处处有色彩，只要稍稍用心，父母就可以给宝宝创造一个良好的视听环境。

### 视觉盛宴

随着宝宝视觉能力的发展，他对亮度、色彩有了敏锐的感知能力，对视觉刺激的需求也更加复杂和多变。同时，视觉是宝宝学习的主要信息来源，宝宝通过眼睛来接收外界的各种信息，多彩的世界也带给宝宝愉悦的心情。

因此，居家视觉环境要色彩鲜明，内容丰富，符合宝宝的喜好。

丰富的宝宝图书：图书选择时要考虑内容是否贴近宝宝的认知特点，是否符合宝宝的兴趣，难度是否合适，尽量以大图为主。图书的种类尽量涵盖绘画、音乐、棋类、故事类、杂志类、艺术类等方面，并经常更新，保持宝宝对阅读的"新鲜感"。

主题挂历和墙上贴画：将动植物、蔬菜、水果、交通工具等主题系列的挂历或者贴画贴在宝宝可以看到的地方，供宝宝观察。

在家中悬挂宝宝和父母的照片，引导宝宝认识自我和父母。另外，同龄人的照片也能引起宝宝的兴趣。

在宝宝的房间里安装色彩和造型都很可爱的宝宝灯。

当然，这些视觉刺激需要合理安排，以防刺激过度。随着宝宝认知水平的提高，要不断改变家庭中的图书、贴画等，更新宝宝的视觉体验。

### 听觉盛宴

宝宝最喜欢爸爸妈妈的声音，父母需要常常跟宝宝说话，为宝宝哼唱歌曲、童谣，朗读故事。

为宝宝准备古典音乐和民族音乐的碟片，每天欣赏半小时左右。

和宝宝一起听生活中的各种声音，比如洗衣机转动的声音、吸尘器的声音、厨房里锅碗瓢盆的碰撞声、电话铃声等。

引导宝宝模仿你的节奏拍手，或让宝宝欣赏你的舞姿，并学着用手打拍子为你伴舞。

# 亲子互动时间

## 健身操：竹竿操

**训练目的**

锻炼宝宝上肢运动能力，培养宝宝的行走意识。

**动作示范**

妈妈和爸爸双手分别拿竹竿面对面站好，宝宝站在爸爸妈妈中间，双手分别扶住两侧竹竿。爸爸妈妈双手同时向两侧做伸展放下动作，再带着宝宝向前行走或向后倒退，宝宝跟随父母的口令进行运动。

**爱心提示**

·刚开始时，父母的动作幅度不要太大，速度不要太快。

·若宝宝感兴趣，在他熟悉后可变化一些简单动作，如单手扶竹竿与双手扶竹竿动作交替进行。

## 亲子游戏1：我的小脸

**游戏目标**

帮助宝宝认识五官，促进宝宝自我意识的发展。

**游戏方法**

妈妈可以先演示给宝宝看，边唱儿歌边做动作；唱到哪个部位就用手去指，并让宝宝模仿。也可以让宝宝自己对着镜子游戏。

> 眼睛看看，耳朵听听
>
> 鼻子闻闻，嘴巴张张
>
> 两个脸蛋，又红又圆
>
> 宝宝笑容挂在脸上

**爱心提示**

·可以放上节奏鲜明、欢快的音乐，让宝宝跟着节奏做动作。

·游戏过后，别忘了夸奖和鼓励宝宝。

**亲子游戏2：扔球儿**

**游戏目标**

锻炼"扔"的动作，增强宝宝大臂的力量及协调性。

**游戏方法**

妈妈给宝宝准备海洋球或者适合宝宝拿住的球类。先演示"扔"的动作，把球扔出去的同时要说"扔"。然后让宝宝练习扔球，妈妈站在宝宝的对面，接宝宝扔过来的球。同时，妈妈可以用儿歌为宝宝"伴奏"。

> 小宝宝，真调皮
> 拿起球儿扔出去
> 妈妈捡起你又扔
> 反反复复真可气
> 仔细想，多考虑
> 妈妈终于明白了
> 宝宝正在练手臂
> 拿起球，丢出去
> 练习手臂长身体

**爱心提示**

妈妈念儿歌时，最好配以丰富的表情和动作，让宝宝觉得游戏更有趣。

# 3. 宝宝12个月了

宝宝已经开始学习走路了，但如果想行进得快一点，他还是会在地板上爬。这个月宝宝的独立生活能力正在发展。他可以自己打开罐子的盖子，可以打开橱柜的门，还能够解决一些简单的问题，比如把丢失的玩具找出来。

宝宝喜欢和别人说话，他已经能够理解很多词了。有的宝宝在1周岁的时候就已经能够说一两个词了，不过可能只有熟悉宝宝日常生活的人才能听得懂。要想宝宝说得清晰，还需要一段的时间来练习。

宝宝注意力集中的时间更长了。他喜欢摆弄玩具，对感兴趣的事物能长时间地观察。并且，他已经能够听完一些简短的故事了。宝宝的记忆力越来越好，当妈妈说到小狗的时候，宝宝不用看实物或图片就能明白妈妈指什么，并用"汪汪"来表示。当妈妈给宝宝播放熟悉的儿歌，他会非常兴奋地发出"呼呼"的声音。经过餐桌时，宝宝会伸手去够面巾纸盒，他还记得把面巾纸一张一张抽出来的快乐。宝宝更喜欢玩藏东西的游戏，他已经建立起"客体永久性"的概念，不会再犯"脱离视线，东西消失"的错误。

经过一年的时间，宝宝在动作、认知、语言、社会行为等方面都有了长足的发展。他会用面部表情、身体动作和简单的语言与成人交流。他喜欢用手抓东西吃，双手端着杯子喝水；给他穿衣服的时候，他会配合了。同时，宝宝比以前"慷慨"了，向他要东西的时候知道给了。

## 宝宝的脑部

宝宝的大脑正在以惊人的速度成长和发育。到第一年末，脑重已增加到800～900克，接近成人脑的60%。神经细胞也迅速生长，在1岁时达到最高峰，数量已相当于成人的水平。髓鞘化是脑细胞成熟的重要标志之一，它的发展与脑功能和心理发展有密切的联系。大部分髓鞘化在宝宝出生后一两年内完成。经常用到的神经元会被集中到脑部，并与其他的神经元相互连接，而得不到刺激的突触则会慢慢消失。脑细胞之间的连接一旦形成，脑部再去改变这些连接就会很困难了。因此这段时间被称为关键期，而关键是有时间限制的。在这段时期内，宝宝与环境的互动学习非常重要。在此期间，宝宝脑部为了某种特殊的技能而形成神经元连接的活动非常活跃，所以这段时期又被称为"机会之窗"。

| 大运动 | 精细动作 | 认 知 | 语 言 | 社会行为 |
|---|---|---|---|---|
| 仰卧变俯卧后站起 | 在别人帮助下翻书 | 花生米投入瓶6粒 | 指认1个身体部位 | 穿衣知配合 |
| 自己下蹲 | 从瓶中摇出药片 | 插小棍 | 注视所指的物品 | |
| 自己蹲下或弯腰捡玩具站起 | 前臂扔球 | 连续放入6块积木 | 指物想要 | 会与成人做游戏 |
| 自己磕磕绊绊地走 | | | 表示肯定与否定 | |

# 小手小手动起来

很快宝宝将迎来他的第一个生日，这一年中引人注目的成长和变化很多，比如，手部精细动作能力的巨大进步：从妈妈喂奶到自己抱着奶瓶吃，再到自己动手抓饭送到嘴里，宝宝能"自食其力"了；从无意识地挥舞手臂到有目的够物，还能把抽屉里的东西翻出来又放进去，宝宝能"探囊取物"了；从紧抓住不放到不自然地扔掉，再到轻松放下物体，宝宝能"收放自如"了。

手部精细动作在宝宝的认知发展中起着最重要的作用，它开拓了宝宝探索环境的全新途径，通过抓握、翻转、松开来观察物体的变化，使宝宝获得了大量物体形状、大小的信息，在帮助宝宝探索和适应周围环境方面有非常重要的作用。

## 手部动作的发展历程

婴儿手部动作的发展经历了五个重要阶段：

先天反射阶段：手指轻触新生儿手心，他能迅速抓握，这是本能反应，能保护新生儿遇到危险时抓住求生物，持续 3 个月左右。

前够物阶段（3 个月）：想要伸手够物，但只能做出挥舞手臂、摇动双手的不协调动作，不能有效地控制自己的手和手臂。

尺骨抓握（3 ~ 4 个月）：能用手臂自主够物后，宝宝的手部动作开始发展，他握紧拳头来抓握物体，不能自然放开。

物体倒手（4 ~ 5 个月）：能用双手协调地操弄和探究物体，用一只手把物体拿起来，用另一手指尖操弄该物体，来回倒手。

钳形抓握（6 个月后）：五指的功能逐渐分化开来，大拇指和食指一起捏起物体，能转动把手、捏起花生，也能盖上盒子。

8 个月后，宝宝够物和抓握的动作已经得到了很好的锻炼，这些动作能够进行得平稳顺畅，而且不需要过多努力。11 个月左右的宝宝，拇指和食指能协调地拿起小的东西，会做招手、摆手等动作。他对基本动作已经掌握得比较好了。

整体上看来，宝宝手部动作的发展从无意到有意，从整体到精细，手掌和五指的功能逐渐分化，越来越轻松，越来越灵巧。

## 促进宝宝手部动作发展

·将玩具用绳系住，鼓励宝宝捡起细绳，拉动玩具。

·可给宝宝笔和纸，练习"涂鸦"。最初宝宝可能仅仅是拿着笔乱挥舞，随便戳几个小黑点，而随着宝宝手部肌肉的进一步发展和不断的练习，不久他就能从"戳点"升级到"画线"了，以后他会经常练习"作画"。

·鼓励宝宝自己抓食物吃，体验食物的形状、触感、温度，锻炼宝宝的手部灵活性。

·宝宝有时会试图夺过父母手里的勺子，学着大人的样子自己吃饭。尽管刚开始宝宝的动作还不够熟练，他常常弄得杯盘狼藉，吃得满脸满身都是食物，但这却是一个学习吃饭的绝佳机会，在不断的尝试练习中，他会越来越熟练。

·妈妈和宝宝一起阅读的时候，可以鼓励宝宝自己翻书。从来未接触过书的宝宝，不懂得翻开书页，只会两只手把书倒来倒去；而接触过书的宝宝，明白书页是可以翻开合上的。也许他的小手还不够灵巧，一下就从第一页翻到了最后一页。但随着时间推移和宝宝的手越来越灵活，宝宝逐渐地能学会一页一页地翻书。

父母要在保障安全的前提下，充分利用生活中可以锻炼宝宝精细动作能力的机会，鼓励宝宝去尝试和探索，熟能生巧。

## 从厨房到客厅，满足好奇心

每个宝宝都对世界充满好奇，如果得到鼓励，宝宝的好奇心就会带来创造力，如果被阻止压抑，宝宝的好奇心就变成了捣乱和破坏。满足好奇心，是培养聪明宝宝的必由之路。

### 把好奇进行到底

家中处处都有让宝宝感到兴趣盎然的物件，配合和热情回应他的探索，与宝宝一样充满"好奇"地参与他的寻宝行动，培养出聪明宝宝指日可待。

### 百变厨房

厨房里有各种用途的工具，有五颜六色的蔬菜、水果，有带着漂亮花边的碗碟，有酸甜苦辣咸的调味品。地方不大，但却物品丰富，正是供宝宝学习的好地方。

·让宝宝把玩各种颜色和形状的蔬菜，引导他命名和分类。

·让宝宝观察颜色的变化，如把西瓜汁或草莓汁加入白色的酸奶。

·把黄瓜、胡萝卜、白萝卜等切成条、块、片等形状，鼓励宝宝摆出一盘菜。

·如果你做面食的时候，宝宝总想"掺和"，那就给他一小块面，让宝宝体验揉、捏的感觉。

·让宝宝学着你的样子自己剥香蕉、橘子、荔枝、桂圆或者花生。

·带宝宝感受冰箱里外不同的温度。

**魔幻客厅**

·可以在沙发上铺上易洗的垫子，以便宝宝在上面跳过后容易清理。

·窗帘后面是和宝宝玩藏猫猫时绝好的藏身之处。

·把抽屉里的危险物品（如剪刀、竹签）拿走，让宝宝练习开关抽屉取物品。

·在阳台上养绿色植物，和宝宝一起照顾它，年龄稍大还可以鼓励宝宝自己养护家里的花花草草。

·客厅里的空间很大，和宝宝来一次爬行比赛或者游戏吧。

·允许宝宝玩电话和遥控器。与其把电话放得高高的不让宝宝看到，还不如教他如何拨号，说不定宝宝不久就可以给爷爷奶奶打个电话问候一声。

# 亲子互动时间

### 健身操：大龙球操
**训练目的**

加强前庭觉练习，增强宝宝平衡感的训练，为宝宝的语言发展做准备。

**提前准备**

大龙球。

**动作示范**

·第一遍：让宝宝面向下身体趴在大龙球上，妈妈扶住宝宝脚腕部，进行顺时、逆时方向转动，以及前后转动。

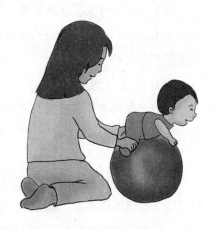

·第二遍：让宝宝坐在大龙球上，妈妈扶住宝宝腋下，上下颤动。

·第三遍：妈妈扶住宝宝腋下，让宝宝站在大龙球上上下跳跃。

**爱心提示**

注意观察宝宝的情绪变化，当宝宝害怕时应停止练习。

## 亲子游戏 1：魔术抽屉

### 游戏目标

激发宝宝的好奇心，增强宝宝腕部的力量。增强宝宝对"开"和"关"两个动作的理解。

### 游戏方法

· 妈妈事先用毛巾把抽屉的边缘包好，把宝宝喜欢的小玩具放在里面。

· 妈妈先做一个开关抽屉的动作示范，然后鼓励宝宝自己拉开抽屉，取出自己喜欢的玩具，再关上抽屉。

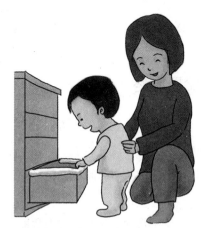

抽屉宝贝真不少

我们快来找一找

伸出小手拉开门

拿出东西瞧一瞧，这是什么呀

不要不要，换个地方再找找

关上抽屉要注意

伤到小手不得了

### 爱心提示

妈妈一定要事先把抽屉的边缘用毛巾包一下，以防夹到宝宝的手。

## 亲子游戏 2：神奇的口袋

### 游戏目标

激发宝宝的好奇心和探索欲望；丰富宝宝的认知，增加触觉体验；培养宝宝的藏找能力；增强了宝宝手指的灵活性。

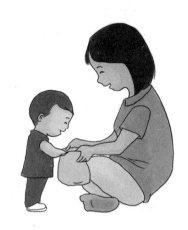

### 游戏方法

妈妈准备一个漂亮的袋子，比如布袋或书包，把宝宝喜欢的玩具放在里面，让宝宝来"寻宝"。宝宝找到之后，鼓励他说出物品的名字。

神奇的口袋东西多

请你快来摸一摸

摸完以后告诉我

摸出的宝贝叫什么

**爱心提示**

·物品的种类可以丰富一些，宝宝的小玩具或常接触到的生活用品都可以。

·妈妈要对宝宝找到的"宝物"表示"惊喜"，宝宝会为自己发现了"宝物"而感到非常兴奋，这样可以增加游戏的趣味性。

## 父母攻略

一年来，宝宝的各方面能力飞速发展，他的腿脚比以前利索了，小嘴能发出更多的声音，还变得有"想法"了。伴随着宝宝带给父母的惊喜而来的，还有麻烦和宝宝成长中的问题，年轻的父母该怎样应对这些问题呢？

**宝宝行动**：我要自己去拿地上的玩具，虽然蹲下来不是件容易的事儿。

**妈妈出招**：当宝宝站着或扶着家具时，在地板上放些有趣的玩具，吸引并鼓励宝宝弯腰去捡。

**宝宝行动**：我想像妈妈那样走走看看。

**妈妈出招**：把有趣的玩具放在宝宝手够不到的地方，鼓励宝宝尝试扶着家具走过去取。

**宝宝行动**：我能从地上拾起小豆子了。

**妈妈出招**：创造各种机会锻炼宝宝用拇指和食指捏小物体的能力。

**宝宝行动**：周围的小世界实在是太多彩了，有那么多新鲜的东西，我要去探索。

**妈妈出招**：经常给宝宝"设置"一些"发现之旅"，比如矮柜的小抽屉；让宝宝探索的物品应该是不易破碎的、没有危险的物品，比如纸杯套、杯垫、汤勺等。

宝宝行动：墙上的两个小洞洞是什么呢？我要去摸摸看。

妈妈出招：当宝宝有危险的举动时（比如摸墙上的电源插孔），要及时地对他说"不"；要不断加深宝宝对"不"的反应，也要及时引开宝宝的注意力，让他逐渐明白什么是安全的行为。

宝宝行动：刚才玩的毛茸茸的东西哪里去了？我要自己找找看。

妈妈出招："寻找"是宝宝最爱的游戏之一，要多给他创造机会。在宝宝寻找的过程中你不要着急；可以试着把一些小物品藏在毯子下面，或者干脆藏在你身后，让宝宝自己把他们找出来。

宝宝行动：我能够观察和模仿其他人的声音和动作了。

妈妈出招：和宝宝一起玩简单的模仿游戏，模仿是学习语言的一个重要手段；可以选择一种动物，重复几次这种动物的叫声，然后让宝宝来模仿。

宝宝行动：我喜欢看见自己熟悉和喜爱的人的照片。

妈妈出招：亲手制作一本图书，这样可以自己来选择宝宝比较感兴趣的照片或图片；早期接触书籍可以帮助宝宝学会阅读，并有助于培养宝宝将来对读书的喜好。

宝宝行动：我仔细看着妈妈给我倒水的动作，我会照着妈妈的样子做。

妈妈出招：让宝宝做一些事情，比如擦灰尘、关门、和你一起把衣服放进盆里等，做完之后别忘了感谢宝宝的帮助。

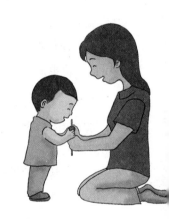

## Part Two
# 宝宝第 2 年

　　过完 1 岁生日，宝宝将学会走路、说话，并学习解决许多问题。牵着妈妈的一只手，宝宝很快就学会了走路。宝宝会努力开口叫出第一声"妈妈""爸爸"，他们的语言理解能力会随着日益增多的互动而提高。等宝宝能够自己走了，他就能更好地满足自己对周围世界的好奇和探索。慢慢地你会发现，宝宝渴望独立的要求也在不断增长，经常表现出反抗行为。

# Chapter 1
# 学步宝宝：13 ~ 15 月龄

13 ~ 15 个月的宝宝会迈出人生的第一步，成为忙忙碌碌的学步儿。他喜欢捏、插、倒，喜欢拿着笔到处涂涂点点，手眼协调和双手的配合会越来越好。这个阶段，宝宝学着自己拿着勺子吃饭，虽然经常把饭洒得到处都是，但是能自己吃饭让宝宝十分开心。刚开始宝宝只会说 3 ~ 5 个字，只要父母多和宝宝交流，他会说的词汇将更多。

## 宝宝的成长

忙碌的学步儿正在不断练习和完善他运动的方式，他在忙碌着，随时准备去试验，并且渴望去学习！宝宝需要父母的理解和支持，需要父母与他共同做一些事情，这将带给宝宝最大的快乐。

从现在开始的几个月内，宝宝的变化不如以前那么明显，但是他同世界接触的能力会变得越来越强。父母要把握机会，给宝宝提供丰富的环境，帮助宝宝成为一个独立的个体。

### 最初的词汇

宝宝有着强烈的表达和交流的愿望。如果他想要学会说话，就必须要接触语言。宝宝听到的语言必须是直接说给他听的，而且，他说话必须得到父母的回应。当宝宝说出一个词语，比如"狗"时，他需要父母知道他想表达什么，然后回答他。比如，父母应该说"对，我看见小狗了"或者是"你想要小狗吗"，这样宝宝就可以按照父母的示范进行模仿。与此同时，宝宝会觉得，自己的爸爸妈妈能理解他在说话方面的努力，并努力描绘出他想要表达的内容，这让他很满足。

这个阶段的宝宝爱看图画书，宝宝希望妈妈能告诉他那些图画描绘的事物的名字。宝宝自己也经常用手去指图画，这是他与书互动的良好方式。父母要意识到，宝宝越是积极主动地使用图画书，他学到的就越多。

宝宝对自己身体的各个部位兴趣强烈。父母可以用手指着自己的眼睛、耳朵、鼻子等部位，告诉宝宝这些部位的名称。你也可以将宝宝放在镜子前面，指着他脸上的各个部位告诉宝宝。为宝宝洗澡的时候，父母可以让宝宝学习了解自己身体的其他部位，比如手臂、腿和肚子等，当洗到宝宝身体的某个部位时，你可以顺便说出这个部位的名称。这些方法都能让宝宝掌握更多的词语。

总之，父母要利用各种机会来告诉宝宝新的词语。告诉宝宝你给他的物品的名称，告诉他正在进行的活动，唱歌或念儿歌给他听。不用多久，宝宝就能掌握大量的词语了。

### 宝宝的反抗

1 岁以后，宝宝试图摆脱父母的意识慢慢出现，独立的愿望越来越强烈。这时的宝宝还不能掌控环境，他经常会有挫折感，常常对挑战已存在的规则以及表达他遭遇困境时的沮丧和愤怒感到压抑。

宝宝非常希望自己能成为一个独立的人，有作决定的能力，而且能自己控制某些行为反应，并能掌握父母对他所期望的行为。当然，要成为这样的人，宝宝还需要花数月的时间。

在想独立的愿望不断膨胀的时间里，宝宝需要先得到探索和学习的自由，也需要得到足够多的机会来表达情感，这需要父母的帮助和支持。但是，不管怎样，宝宝仍然需要被父母保持一致的规则和理性的期望所限制。在这个混乱的时期，改变规则或变得更宽大仁慈只会使宝宝感到困惑和受挫。

### 携带、推和拉

当宝宝走得很好时，他就具备了在行走时增加其他活动的条件。因为，宝宝再不需要把所有精力都集中在直立和向前移动上了，他开始热衷于在走路时携带、推或者拉一个较大的物体，甚至在走路的同时与别人交谈。这时，他的脑部负责运动协调、计划运动和复杂思维的区域正在一同作用，允许宝宝可以同时做两件或更多事情。

这样的活动可以帮助宝宝练习倒着走，为行走技巧和更多运动技巧的结合提供练习。父母几乎不需要什么花销，只需要一点时间就可以学会如何提供有趣的、刺激的大运动游戏，比如拉着玩具走对宝宝就很有吸引力。

## 宝宝喜欢的玩具

在适当的阶段选择适当的玩具，可以帮助宝宝发展重要的技能，认识周围的环境。这个时期可以在家里开辟铺有地毯或地垫的活动区，让宝宝自由活动；准备适合宝宝身高的玩具架，方便宝宝自己取放。玩具应该无毒、没有细小部件和尖锐边缘。

| 名　称 | 建议活动 | 所培养的技能 |
|---|---|---|
| 能发出声音的拖拉玩具 | 随意推拉，增强行走的乐趣 | 行走能力 |
| | 把球当成目标，让宝宝试着用玩具撞球 | 有意行为，对身体的控制 |
| 球类 | 滚球、扔球、踢球，在活动中感知圆的特征，球的活动对宝宝永远充满了吸引和刺激 | 手眼协调能力<br>大运动技能<br>形状概念 |
| 积木 | 搭高楼、搭火车，再打乱、推倒 | 手眼协调能力<br>因果关系 |
| | 说出积木的颜色、认识积木的形状 | 颜色、形状概念 |
| | 把积木放到一个盒子里 | 里外概念 |
| 套装玩具（套杯等） | 根据大小套起来（3个左右） | 大小概念 |
| | 认识颜色 | 颜色概念 |
| | 作为玩沙、玩水的容器 | 体积、容积概念 |
| 锤盒 | 把球敲入箱子里，问宝宝球去哪了 | 手眼协调能力<br>因果关系 |
| 木钉板 | 把木钉插到板上，并说出颜色 | 手眼协调能力，颜色概念 |
| 儿童图画书或彩色图片（纸质较厚、画面简洁） | 翻页 | 精细动作技能 |
| | 认识物品、讲故事 | 认知能力<br>语言能力 |
| 毛绒玩具 | 假装喂食、哄睡 | 精细动作技能<br>想象力和社会行为 |
| | 指认五官 | 语言、认知能力 |
| 玩具电话 | 学习给别人打电话 | 语言能力<br>社会交往能力 |
| | 学习认识数字 | 数概念 |
| 电子玩具 | 向宝宝展示玩具的功能，让他自己按按钮、探索 | 手眼协调能力<br>因果关系 |

# 我要做个好"翻译"

## 宝宝的话难以理解

1～2岁的宝宝常常嘴里嘟囔个不停，要听懂他到底在说什么成了父母最大的难题。

情景1："乐乐1岁半了，说话还不是很清楚，听他说话都是连蒙带猜的，有的话干脆彻底不明白。有时他连比画带说，叽里咕噜半天，我们也听不懂，弄得大人宝宝都急。昨天夜里，他突然醒了，跟我说了半天，我也没明白什么意思，他就急了，折腾了半天，真是折磨人啊！"

情景2：林林指着肚子说"药"，爸爸妈妈都以为他要吃药，其实这个"药"的含义太丰富了。有可能是"吃药"，也有可能是他有点不舒服。因为每次不舒服，林林都会吃药，于是他就把身体的所有不舒服诸如痛、痒等都跟这个"药"字联系起来。

类似这样的情况其实很多。宝宝说话时，父母听不懂，宝宝急，父母更急。

## 宝宝的话为什么不好懂

宝宝的语言之所以如此难以理解，主要原因是宝宝处于特定的语言发展阶段。

宝宝的词汇不足以表达他的想法。1岁多宝宝有许多自己的想法和需求，但是他能说出的最多也就是一些单个的词。用单个的词表达复杂的含义，这跟成人的语言习惯完全不同，也就难怪父母听不懂宝宝的话了。正是因为这个特点，宝宝语言发展的这一阶段又叫做"隐语阶段"。

同一个词有多种不同的含义。宝宝说出来的词，在不同的情况下代表不同的含义，也许他要表达的根本就不是这个词的表面含义，而是跟这个词有着某种关系的另外一层意思，因此父母不太容易听懂。

一般来说，等过了这个阶段，我们跟宝宝的交流就会顺畅很多。

## 做个宝宝语言的好"翻译"

为了及时了解并满足宝宝的需要，父母要真正走进宝宝的心里，理解、听懂宝宝的语言，做好宝宝的"翻译"。

宝宝的话至少有一部分是自言自语。如果是这种情况，父母听不懂也没关系，宝宝并不是要跟父母交流，也不是要表达什么。这时父母只需要陪着宝宝，或者用声音回应宝宝就行。

了解宝宝的即时需要。很多时候，宝宝说话是因为对父母有要求，也就是他需要某件东西，或需要父母的帮助。这时，要根据宝宝的情况判断他的需要。比如，宝宝打了个喷嚏，后面说的话可能是要纸巾；夜里醒来说的话，可能是要尿尿，或开灯、喝水等。

耐心地试探、猜测。如果不清楚宝宝的需要，可以把所有可能都询问一遍，问他是不是饿了、渴了、尿了、拉了？不舒服了？困了？还是要抱抱？是想看动画片了，还是想要他最爱的枕头了？总之，父母只要有足够的耐心，一边哄他，一边动手去证明自己的猜测，一定会找到答案的。

帮助宝宝表达自己的意思。当父母了解了宝宝要表达什么，除了要及时满足他的需求，还要用正确的表达方式教他。再遇到这种情况，先在宝宝要表达之前替他说出正确表达的前一半，后一半引导他自己说出，逐渐让他说出更多，直至他能正确表达，每次都给他鼓励。

要做好宝宝的"翻译"，没有现成的捷径可走，最好的办法就是父母的关爱。只要父母有足够的耐心，有足够的爱，就能了解宝宝的愿望和需要，真正走进宝宝心里。

# 宝宝学说话

语言是人类所特有的，人们通过语言沟通、交流，语言建构了民族文化，它是人类最伟大的发明和创造。人类的语言学习从未出生就开始了。

在妈妈子宫里的时候，宝宝就开始听妈妈说话了。出生后，宝宝的语言能力飞速发展，他创造了奇迹——短短的时间从哭闹的新生儿变成了能说会道的小精灵。

## 0～1岁：宝宝为说话做准备

从宝宝出生到正式发出第一个有意义的词之间的阶段叫做语言准备阶段，这一阶段从出生持续到1岁左右。

### 0～3个月：从哭声到咕咕发音

刚出生的宝宝通过哭来表达自己的感受与需要，哭就是他的语言。比如，当他饿了、冷了、尿了、不舒服了等等，他就会哭。

在宝宝大约3个月大时，他最早的、类似语言的声音出现了。这些发音，是一种自然反射，是无意识的，主要包括一些深喉音（比如"gu"和"ku"）和元音（比如"o-u"），一般称作"喁喁而言"。对于宝宝来说，这种发音更像是一种游戏。当宝宝感到舒适和平静时，他就会发出这种声音。

起初，宝宝心情愉快地躺在自己的小床上时，嘴里发出"咕咕"声，顺便吐几个口水泡泡给自己解闷。以后，宝宝会逐渐地不甘于寂寞，转动着小脑袋，四处寻找声音的来源，也许能找个人陪他说说话。

### 宝宝生来对语音敏感

对宝宝语音感知能力的研究显示，1岁前的宝宝对人类的语音已极其敏感，具有了一定的语音感知能力。

宝宝很早就表现出对人类语音的敏感和兴趣，出生3天的宝宝就能辨别不同的声音，尤其偏爱妈妈的声音。如果妈妈在怀孕的最后几周里每天大声朗读同一个故事，宝宝出生后对这个故事的兴趣会超过其他故事。

出生后不到1个月，宝宝就能分辨出抚养者的声音。突然发出的噪音会使宝宝受到惊吓而哭闹；你轻轻地呼唤他的名字和他说话，他可能会被安抚而暂时停止哭泣；有规律地重复的声音可以使宝宝安静下来，进入梦乡，比如轻缓的摇篮曲或者是妈妈轻柔而有节奏的"哼哼"声。

宝宝2个月大时，当你对着宝宝说话，他可能会挥舞着小手来回应你。这可不是对妈妈的优待，其实宝宝这时对任何他感兴趣的事物都是这个反应。到了3个月时，宝宝开始更关注你了，他会更多地注视你的脸，并向你发出"ya""a"的声音，如果你回应他，他还会咧着小嘴对你笑。

当你靠近宝宝的小脸对他说话时，不要忘了微笑，宝宝会迎接你目光的注视，感受到你在对他微笑。宝宝感受到你目光中传来的温情，还会逐渐从模仿学会真正的微笑。

## 4～7个月：咿呀学语

### 宝宝的发音

咕咕发音之后，宝宝开始发出一种很像说话的语音，这就是咿呀学语。大约在四五个月时，宝宝的咿呀学语会包括更多单音节的发音，如"mu"或"bu"。

这种咿呀学语将保留一些类似元音的语音，所以听上去有点像在发咕咕声。

直到 7 个月时，宝宝真正的咿呀学语才开始出现，宝宝能发出一种很像说话的语音，如"ba""na"等。最初，只是单个音节如"ba"，后来他可以把音节连起来，发出"bababa"的连续音。除了母语，咿呀学语最初还包括很多其他声音。随着咿呀学语的不断发展，那些不属于宝宝母语的声音开始消失，宝宝的语音变得越来越像他的母语。虽然宝宝在咿呀学语，但是他并不真正了解他可以与你交流，不知道用声音向你提要求。为了让他早日明白自己的"语言"，需要您为他的话音做解释。当他在够玩具的同时嘴里发出"呃呃"的声音时，您可以为宝宝解释这个动作并做出回应："噢，你想要你的拨浪鼓。"

**宝宝对语音的感知**

宝宝 4 个月大的时候，就能从其他声音中分辨出言语声音。

从 4 ~ 10 个月，宝宝逐渐学会辨别他人语言中的语调，而且能敏感地体会到语调所包含的情感意义，比如高兴、悲伤等。

10 个月以后，宝宝逐渐学会了根据语音分辨词的意义，这是由于父母在跟宝宝交流的过程中，总是会把某个词的发音跟某些意义联系在一起。

**呼唤宝宝的名字**

对宝宝来说，名字具有特别的意义。当和他说"宝宝好"或者"宝宝再见"时，他都能听到自己的名字，他的名字也会经常出现在父母的对话中。和宝宝多说话并重复他的名字，会对他的理解有帮助。一般四五个月大的时候，宝宝就能明白自己的名字和自己有某种特殊的联系。当你叫他时，他就会把头转向你。

宝宝四五个月的时候，开始模仿表情了。也许你无意中会发现，宝宝不知从什么时候起，开始张着嘴学你打呵欠。如果妈妈张大嘴巴用夸张的表情看着宝宝，嘴里发出"啊啊"的声音，宝宝也会学着你的样子张着嘴"啊啊"地回应你。到了 6 个月时，宝宝就能熟练地用微笑的表情跟人打招呼了。

**宝宝对语言的理解——用正确的动作回应父母的话**

七八个月的宝宝开始表现出对成人语言中的某些词的理解，并能做出相应的动作反应，如问"爸爸呢？"宝宝会把头转向爸爸所在的地方。但是宝宝这时对成人语言的理解还不是针对词，而是对整个情境的理解，如果以同样的语调或在同样情境下问宝宝"帽帽呢？"宝宝也会把头转向爸爸的方向。所以说，宝宝在理解语言时，非常依赖当时的情境以及父母的手势和语气。所以，如果在跟宝宝交流的过程中加入一些手势语，宝宝能大致理解你的一些简单意思。

在 11 个月时，宝宝才能把词从情境中分离出来，真正理解成人的话的含义，但他仍然不能说出来。

## 8～12 个月：模仿语言

### 宝宝的发音

宝宝在 8～12 个月之间，会进入语言发展的新阶段，称为模仿语言。宝宝会像鹦鹉一样模仿声音、音节和词语，并且许多模仿非常像说话。但是，就像鹦鹉能模仿语言但不能理解词语的真正意思一样，宝宝在使用模仿语言时，也不能真正理解自己说的是什么意思。这一阶段，宝宝不仅能重复不同音节的发音，还能发同一音节的不同音调，宝宝成了停不住嘴的小忙人，不厌其烦地"咿咿呀呀"，似乎通过发音能获得极大的快乐。宝宝的大量发音进一步锻炼了发音器官，为今后真正说话做好了准备。

### 开始真正理解父母的语言了

8～12 个月的宝宝处于模仿语言的阶段，在这一阶段，宝宝开始真正理解成人的语言。1 岁左右的宝宝听觉已经相当敏锐，并在头脑中存储了大量的词语。这时，宝宝已经能听懂十几个词，如果结合当时的情境以及父母的手势，宝宝已经能够理解大量语言。他能够执行大人的一些简单指令，比如，你说："跟奶奶再见！"宝宝就会挥挥小手。而且他在词语和动作之间建立了稳固的联系，比如当别人在谈论宝宝说"这宝宝会跟奶奶再见了"，宝宝也会挥挥手，这说明他听到并理解了"再见"这个词。

### 随时随地交流

留心你所看见的、听见的、闻到的、尝到的以及感受到的任何事物，并试着引起宝宝的注意。比如说："听，狗狗叫了。宝宝，你听见狗狗叫了吗？汪！汪！"然后闭嘴静听，引导宝宝倾听周围的声音，这有助于提高他在学习阅读的时候对字词发音的接受能力。

### 边做边解释

把宝宝正在做的、看见的、听见的、闻到的、尝到的以及感觉到的描述给他听。指着屋里的东西并告诉宝宝它们的名字，比如说："这是椅子，我们坐椅子。"用他的身体和你自己的身体来说明什么是"坐在椅子上"。

**让宝宝根据指令活动**

1岁左右的宝宝已经能够理解许多词语和短句，他也已经经历了爬行阶段开始走路。这时，宝宝可以根据你的指令完成一些简单任务了。比如，让宝宝去拿离他两米远的玩具："宝宝，拿小熊。""小熊在哪？拿来给妈妈。"

**回应宝宝**

在宝宝学会说话之前，他会发出各种声音或做出一些手势，尽管宝宝的声音和手势不是为交流而做的，你也要做出反应。你可以模仿宝宝以及对宝宝讲话，比如，当宝宝发出"咯咯"声时，你可以通过模仿宝宝的"咯咯"声来回应他，再加一句"宝宝好可爱啊！"

如果宝宝通过咕咕声或是咯咯声对这种交流做出回应时，你可以重复上面的活动。这种模仿可以持续较长时间，五分钟或者更长。

宝宝喜欢模仿他听到的声音。3～4个月的宝宝就开始对象声词比较感兴趣而模仿，比如"汪汪""咕咕"等。5个月时，他已经能够进行很好的模仿了。这段时期，父母要经常跟宝宝互动，宝宝也能学会相互交流所必需的依次交流的技巧。

宝宝仅凭单方面地听别人讲话，不能掌握语言。爸爸妈妈要常跟宝宝交流，这不但容易引起宝宝的兴趣，让宝宝喜欢听、喜欢参与、喜欢模仿，同时也是跟宝宝的一种感情交流，有助于宝宝心理的健康发展。

第一，用儿向语言跟宝宝交流。父母使用简短、音调夸张、重复关键词的儿向语言，容易引起宝宝的注意，使宝宝乐于学习、乐于模仿，双方会更好地进行双向交流，有利于宝宝更快地理解语言。

第二，积极地回应宝宝发出的声音和做出的动作。还记得宝宝第一次微笑的时间吗？当宝宝做出了一个"友好的"动作或表情，父母要及时给予回应。父母的及时回应会给宝宝带来乐趣。父母跟宝宝的交流越多，宝宝就会越早理解父母的意思。

第三，父母要常征求宝宝的意见，比如，拉不拉臭臭？穿不穿袜子？穿不穿鞋？喝不喝水？饿不饿？回不回家？是不是要玩具或是其他东西？宝宝刚开始的时候可能不懂，也没有回应。但当您说的话跟紧接着做的某件事情联系起来时，宝宝会逐渐做出回应，逐渐理解妈妈提到的那些词。

## 1～2岁：宝宝从听到说

### 单词句阶段

宝宝可以理解更多的词语和简单的句子。

宝宝1岁左右，已经开始说简单的字词了，但能听懂的话比能说出的话要多得多。宝宝能理解的名词和动词很多，名词主要是宝宝生活中的、熟悉的家用物品，人物的称谓、动物的名称和特征明显的身体器官的名称等；能理解的动词主要是表示身体动作的，其次是表示事件和活动的能愿动词和判断动词。

### 宝宝说出第一个词

1岁左右的宝宝能够听懂20个左右的词，但能模仿说出的词却只有几个。现在，你的宝宝可能开始以正确的名字，如"mama"或者"baba"来称呼你。

宝宝可能在1岁左右开始说最早的几个词，从此以后的半年左右时间里，宝宝每个月大约能够掌握1～3个新词，到1岁半时，宝宝大概能够掌握50个以上的词。

最初宝宝说出的词以名词为主，词的范围和种类在不断扩大，从最初的爸爸、妈妈逐步扩展到家里小狗、小猫的名字，自己的各种玩具、衣服和日常用品，自己的手、脸等身体部位和五官，甚至还有家里的各种物品，窗外的景物等等。

### 宝宝的一词多用

宝宝常常用词表示句子，这就是单词句。同一个词在不同时候可能表示不同的意思。比如，"妈妈"这个词可能表示让妈妈抱，也可能表示要吃某样东西；说"饭饭"，可能是"我要吃饭"，也可能是"他在吃饭"；"鞋"可以表示"那是我的鞋""我要脱鞋""我要穿鞋""他拿了我的鞋子"等。由于一词多义现象，宝宝所说的话有时让我们难以理解。另外，有时宝宝在使用新词的时候，由于他并没有完全理解这个词的意思，因此往往出现"驴唇不对马嘴"的现象，也让父母一头雾水。

### 用声音代表物品

这个年龄段，宝宝对物品的称呼往往只根据它的某个具体特点，用声音代表物品是1岁半前的宝宝说话的一个明显特点，如把"狗"称为"汪汪"。

### 词义的扩大或缩小

宝宝说出的词有时会出现"泛化"，也就是词的意思超过了正常范围，比如宝宝说"毛毛"，可能是指所有带毛的动物或用毛皮做的东西。

有时宝宝说的词也会出现"窄化"，也就是说的词专指某一个事物。比如，宝宝说"车车"，指的可能是他的婴儿车，或者所有婴儿车，而不是所有的交通和运输工具。

### 宝宝的身体语言

在宝宝6个月时，基本上还不会用任何有意义的语音表达情感，但父母可以从他的动作里了解到宝宝的感受。宝宝会伸出双手表示要"妈妈抱"，而当陌生人要抱他的时候，他会用摇头或扭转身体来表示拒绝。

1岁左右的宝宝想要表达的意思越来越复杂，但他会说的语言还非常有限，因此，宝宝会有意识地使用身体动作来进行表达，比如，摇晃、伸手够、点头、拉、递，以及最后学会的指认。在这个年龄段，宝宝还经常做出把手举在空中的手势，表示他想让别人把他抱起来。

## 双词句阶段

### 宝宝的词汇量迅速增长

1岁半以后是宝宝言语发展最迅速的时期，他说话的积极性很高，词语大量增加，出现"词语爆炸现象"。到2岁时，他的词汇量能达到300个左右。宝宝的语言表达能力有了很大发展，给父母的感觉是"宝宝突然会说话了"。这个阶段的宝宝学会了使用疑问句，经常问"这是什么？"

### 宝宝在说电报句

从1岁半开始，宝宝进入语言发展的双词句阶段。双词句即两个词语组成的句子，如妈妈抱抱、爸爸抱抱等。宝宝能把两个词语连起来，当作句子用。这些句子都很短，没有修辞，大多在五个字以下，比如：进行陈述——"喝果汁"；提出问题——"去哪里"；表明自己的所有——"我的玩具娃娃"；表示否定——"没有床"；表明方位——"书椅子"（指书在椅子上）等。现在宝宝说话的方式跟电报里使用的语言十分相似，因此叫做"电报句"。

### 宝宝的表达令人难以理解

1~2岁之间的宝宝嘴里常常嘟嘟囔囔不停，但是却没人听得明白。之所以出现这种情况，有这样几方面原因：

·宝宝说出来的某个词在不同时候表示不同的意思，比如，"鞋"有可能表示"那是我的鞋""我要脱鞋""我要穿鞋""他拿了我的鞋"等意思。

·宝宝在使用新词时有时会出现"驴唇不对马嘴"的情况，这是因为他在使用这个词的时候还不理解这个词的意思。

·宝宝在从简单发音到单词，并开始部分地向短句转变。宝宝听起来像是在和别人交谈、问答，甚至在语言中出现音调的起伏，我们却不懂他在说什么。当他的语言能力发展起来后，将在自己的语言里加入越来越多的真正的词语，到那时候，我们就会听懂宝宝的话了。

### 让宝宝学会表达

在宝宝学习用语言表达的过程中，脑部中的神经元连接正在形成或者得到加强。在这期间，父母和宝宝之间的相互交流会极大地影响宝宝学会表达。面对面的交谈越多，宝宝学习用语言进行表达的机会就越多。

宝宝需要反复听到词语，这样他才能学会词语所代表的意思，并学会如何发音。因此，不管宝宝有没有真正学会说话，都要尽可能让宝宝不断听到词语。

当宝宝发出声音或做出动作，你要用语言或相似的声音回应；当宝宝说出一个词，你要做出反应，或者用正确发音说出相同的词，或者说出更多的词；当宝宝在看你做事，你就把正在做的事情说出来；当你和宝宝在一起玩玩具，就不断说出宝宝做的动作以及你做的动作。

总之，你要做一个不断说话的"话痨"，这样宝宝才能不断听到词语，也就能更快地学会正确地表达了。

当宝宝的语言表达能力还不够强时，你可以采用扩充语言的形式促进宝宝的表达能力。当宝宝说了不符合语法的话，你可以不改变词的顺序和意思，将宝宝所说的话转变成一个简短的正确的句子，并说给他听。这样你就给宝宝做了正确使用语言的示范，能够提高他对语言和句子结构的理解。比如，宝宝说："妈妈球。"你可以说："好，妈妈给你拿球。"父母还可以对宝宝所说的话添加一些信息，比如说："妈妈给你拿球，球在桌子上。"宝宝能说的词会越来越多，能说的句子也越来越正确、复杂。

在跟宝宝日常交流之外，父母还可以跟宝宝进行平行交谈。父母可以跟宝宝一起玩游戏，观察宝宝正在做的动作并对它进行描述。还可以把自己想象成正在打电话告诉朋友宝宝在做什么，实际上你是在告诉宝宝他正在做什么，让宝宝能够听见伴随着自己活动的、与之相对应的那些词语。利用宝宝对游戏的兴趣，让他听见需要的词语。这样当宝宝准备谈论类似的事情时，他就会使用这些词语。

宝宝除了对自己的世界感兴趣，他对父母正在做的事情也非常感兴趣。当你打电话或梳头时，也许宝宝正在看着你，也可能会模仿你。因此，当宝宝看着你时，你就说一些描述你行为的词语，看似自言自语，其实是在告诉宝宝你在做什么。当宝宝把这些词语和他观察到的事情联系起来，他就开始理解他周围的世界了。宝宝永远不会厌倦听到重复的话。

## 如何应对小可人变成了"小狮子"

小小是个可爱的宝宝。他的成长给全家带来了无尽的喜悦，也带来了许多的"烦恼"。别的不说，他什么都要动一动、摸一摸，让妈妈很是担心，怕他磕着碰着、怕他有危险。一天之中，妈妈不知要说多少次"别动""回来"。但小小并不领情，对大人限制他的行动和自由非常不满，经常用大哭大叫来反抗，来表达自己的想法。吃饭抢勺子、喝水抢杯子，都是家常便饭，把家里弄得乱七八糟。

还让妈妈担心的是，已经1岁1个月的小小连"爸爸""妈妈"的音都没有学会，偶尔蹦出一个"拿拿"。可是，周围同龄的宝宝大多都会奶声奶气地喊"爸爸""妈妈"，还有的宝宝会说"奶奶""大大"等别的词。妈妈好生羡慕，做梦都巴望着小小能甜甜地叫声"妈妈"。

此外，细心的妈妈还发现，小小的脾气变了，不是以前那个小可人儿了，经常哭闹、发脾气、乱抓乱打，有时像一头小狮子，暴躁不安，闹得妈妈也为此心神不宁，情绪低落。

**分析与建议**

在宝宝成长过程中，总会出现一些这样那样的"问题"让父母烦恼。有些问题是宝宝心理发展过程中的必然现象，有些就需要父母注意了。

**宝宝的安全问题**

这是妈妈的第一个"烦恼"。随着宝宝各种能力的增长，他对周围环境的支配能力不断增强，好奇心也在增强，独立意识也有所提高，宝宝不再像以前那样完全依赖父母，甚至还会拒绝父母的关照和保护，独自地爬上爬下，总是让父母既为他的能力惊喜又为他的安全担忧，这时一个既自由又安全的"无障碍"空间对宝宝便显得十分重要。所以，父母需要对居家环境重新规划，以适应宝宝能力的增长。

## 宝宝自理能力的培养

随着宝宝动作技能和自我意识的发展，他开始有了自我服务及为家人服务的愿望和兴趣。从这一时期开始，妈妈可以有意识地教他学着做事。首先是从吃饭开始，教宝宝学会自己拿着勺子从碗中取饭往嘴里送，开始时宝宝可能用勺很不准确，会洒得很多，但父母仍然坚持给他机会尝试，可单独给他一个碗和勺，里面放较少的食物供他练习，这样妈妈仍可保证喂饱宝宝。用杯子喝水也是如此，开始杯中可少放些水，教宝宝自己端着往嘴送时，父母适当地给予帮助，以后逐渐由宝宝自己完成。妈妈不要因为怕食物洒得满地，或怕弄脏了衣服等而不允许宝宝学习，这样会挫伤宝宝的积极性。因为做这些事情不仅是宝宝最初生活自理能力的学习，也是对宝宝主动性和独立性的培养。

## 宝宝的语言发展问题

令妈妈"烦恼"的还有：宝宝的说话比同龄宝宝晚。当然，宝宝开口说话的早晚也因人而异，早两个月晚两个月都属正常现象，有的宝宝甚至到1岁半才开始说话。只要注意培养，宝宝产生想说话的欲望之后，即使比大多数宝宝晚几个月开口说话，后来其流利的程度一点不比其他宝宝逊色。建议妈妈关注宝宝听力和发音器官有没有问题，观察宝宝能否理解语言。

特别需要提醒的是，许多对宝宝过分关注的妈妈，凭着母爱的本能和敏感性，总是在宝宝还没说出需要什么东西之前就抢先去满足宝宝的愿望。当宝宝发现不用说话也能满足自己的需要时，他也就懒得说话了。这种过度保护型的教养方式，让宝宝失去了许多开口说话的机会，其结果是宝宝开口说话晚、表达能力差。这是许多"爱心"妈妈应该注意的。

如果宝宝什么都听得懂，就是迟迟不开口说话，那就需要语言干预了。

干预的方法有以下几种：

帮助宝宝建立词汇与实物或词汇与动作之间的联系。选择的词汇是宝宝日常生活中接触最多的，偏向名词一类的，如称呼、人体五官、食品、衣物等。

教给宝宝交流的基本形式。语言是交流的手段，交流能产生人与人之间的相互作用，传递各种信息。只懂不说的宝宝难以向外界精确传达自己的需求、愿望及感受，也难以让外界知道他是否完全理解了较抽象语言信息的全部含义。因此，父母要教宝宝学会交流，最初可在游戏中用轮流的方法，如轮流扔球、吹泡泡、推小汽车等，在一动一静的玩和等待过程中，使宝宝懂得交流的互动性，并且体会到其中的欢快。在此基础上，逐渐延伸到用语言和外界沟通。

"轰炸"目标词汇。也就是对所教的词汇反复强化，在各种场合出现你想要宝宝掌握的词，比如"帽子""红色的帽子""你的帽子""我的帽子""戴帽子"等。只有这样，宝宝才能把"帽子"保存到长时记忆的仓库里经久不忘。等再看到帽子时，无需大人提醒，宝宝自然会说"帽子"。这就是强化的效果。

丰富宝宝的语言环境。父母每天要拿出一定的时间，有意识地教宝宝说话。此外，要让宝宝多看书，多给宝宝讲故事。有些家庭不太注重宝宝语言能力的发展，认为宝宝到时候就会说话了，这在由老人照看宝宝的家庭中尤为明显。此外，还要注意方言对宝宝语言发展的影响，如果请保姆照看宝宝，保姆的方言较重，在宝宝学习语言的年龄阶段，会造成宝宝语言的混乱，不利于宝宝语言的发展。

### 宝宝的脾气变坏与语言发展有关

至于说宝宝脾气变坏了，那是因为宝宝掌握的词汇很少，语言能力的发展还处在萌芽阶段，很多日常话语还不会说，也说不清楚，因此不能很好地表达自己的想法和需要，有时就只能用哭闹、发脾气来表达内心的不满和挫折。面对宝宝的不安，父母一定要冷静，可以猜测宝宝到底想要什么，还可以尝试用不同的活动来满足宝宝。好在这时的宝宝注意力非常容易转移，只要给他有趣的东西，他就会高兴地玩起来，也会忘掉原来的想法和不快。为了让宝宝有轻松愉快的情绪，父母应该对宝宝的情绪反应及时做出应答，让宝宝感到时刻处于你的关照之中，这对培养宝宝健康的人格和个性大有裨益。等宝宝的语言能力发展起来，可以表达自己的想法和需要了，自然又会变成小可人了。

## 宝宝游戏里程碑

玩是宝宝的天性，游戏是宝宝最大的快乐。著名儿童教育家陈鹤琴先生曾经说过："小宝宝生来是好动的，是以游戏为生命的。"的确，游戏对宝宝来说犹如生命一样重要，游戏是宝宝生活的组成部分，是宝宝认识世界的途径，是宝宝探索周围世界的一种积极活动。宝宝可以在游戏中体验各种思想和情感，可以在游戏中形成良好的习惯，可以在游戏中通过观察、模仿别人获得某种能力和力量。

在宝宝的世界里，游戏就是一种激情与力量，它像一根贯穿宝宝所有生命活动的主线，从生命的源头一经生成就一直绵延向前，从不间断。游戏在不断成长的宝宝身上不断发生变化，游戏的内容、形式、结构等都会随着宝宝的发展而发展，与宝宝的认知水平和社会化发展相对应。

### 从认知水平看游戏

宝宝的认知能力与他的游戏内容和形式密不可分。根据宝宝在游戏时需要的认知能力，可以将游戏划分为：功能性游戏、建构性游戏、象征性游戏、规则性游戏。

### 功能性游戏

一般来说，0～2岁宝宝的认知能力处在感觉运动的发展水平上，与这种水平相适应的是功能性游戏，是宝宝最早出现的游戏形式。

在这个阶段，由于宝宝对语言的掌握和运用不够熟练，他以"动作"来感知世界。所谓的游戏，是宝宝为了某种愉快体验而单纯重复某种活动或动作，它既可以是单纯的身体游戏，也可以是操作物体的游戏。

宝宝早期的功能性游戏形式以抓、摸、拿、爬、走等动作为主，宝宝会反复摇拨浪鼓，不断地抓、扔玩具，绕着房间四处跑，这些行为都是这一阶段游戏的典型表现。

### 建构性游戏

随着宝宝动作技能的熟练，他逐渐开始掌握一些工具的特性。1岁以后，宝宝逐渐可以依据功能来使用物体，他开始喜爱建构性的游戏，如积木游戏、剪纸、画画等。这些游戏带有一定的目的性，是宝宝为了制作某个东西而操作物体的游戏。他会使用橡皮泥、积木和纸这一类材料来创造新的东西，可能会命名一堆积木为一幢房屋，也可能会将纸上的一片颜料称为一朵花，他能完成相当复杂的拼图，甚至利用游戏中的玩物有效地解决问题。

### 象征性游戏

1岁以后，宝宝逐渐摆脱了对当前实物的感知觉依赖，能够用表象或符号（如语言）代替实物做思维的支柱，进行想象活动。这标志着象征性思维的开始。于是，宝宝的游戏就开始从原先的敲敲打打、摇晃、啃咬等感官动作向模仿现实生活转变，宝宝会尝试着通过以物代人、以人代人、用假想的情境和行动方式来反映现实愿望。这就表明，宝宝进入了象征性游戏阶段。

在整个学前阶段，象征性成为儿童游戏最典型的特征。宝宝之所以热衷于带有"虚拟"或"假装"性质的游戏，是由于他的独立性和社会性进一步增强，渴望做大人们做的事情，参与成人的活动。而身心发展不完善或不成熟的现实，就使宝宝的愿望只有在充满幻想的象征性游戏中才可得以满足。实际上，象征性游戏体现了宝宝的自我中心化和拟人化的心理倾向。

### 规则性游戏

当游戏的象征性逐渐减弱的时候，宝宝游戏中的规则性开始凸显并成为儿童后期游戏的基本特点。相应地，象征性游戏也就逐渐被规则性游戏所替代。规则性游戏的发展，标志着儿童游戏逐渐失去了具体的象征性内容而进一步抽象化。这时的儿童，语言及思维能力得到了进一步发展，开始能够站在别人的角度思考问题。在游戏中，儿童开始制定和遵守规则。一般来说，7～12岁儿童多见规则性游戏，主要是一些有规则的竞赛游戏，如下棋、玩弹子、打球、拔河等。

规则性游戏一般由两人以上参加，常带有竞争性质，并以明显的规则为中心。随年龄的增长儿童认知范围进一步扩大，思维能力以及社会化程度逐渐提高。一方面，游戏中角色数量不断增加，使规则的产生成为可能；另一方面，儿童的认知特别是社会认知的提高，使儿童开始适应客观现实，他就越少迷恋于象征性的歪曲和转换。于是，儿童逐渐从使外部世界服从自我开始过渡到使自我服从于现实。

当宝宝对带有社会性的娱乐或嬉戏活动感兴趣以后，这些规则性游戏就会一直延续下去，并最终成为生活中的主要游戏形式。规则性游戏中的规则是游戏角色的责任与义务的体现，象征着宝宝在现实生活中责任与义务的尝试与担当。此时，游戏再也不会成为宝宝生命活动的基本形式，严肃的学习与交往逐渐成为宝宝日后生活的主要内容，这意味着宝宝向童年告别的开始。

可以说，感觉运动水平上的游戏关注重心是动作，象征性游戏的重心是角色，规则性游戏的重心就是明显的规则。

# 快乐宝宝，玩转五大能力

根据宝宝的年龄和特殊的发育阶段，每个宝宝都会有不同的游戏类型——单独的、平行的，所有玩的形式都将给宝宝大量的机会，以发展他的身体动作、认知、语言和社会性等各个方面的技能。

游戏促进宝宝大运动、精细动作、认知、社会行为和语言各个方面的发展。游戏有助于发展他们的好奇心、自尊心、力量与协调、独立自主和自我引导。通过各种类型的游戏，宝宝在数学、语言、相互合作和解决问题等方面变得更加成熟，逐渐成为一个全能型的宝宝。

## 1～2岁宝宝

1岁后，大多数宝宝会走路了，开始时走得摇摇晃晃并不时跌倒，后来逐渐走得熟练。之后，宝宝开始利用这个技能达到其他目的，比如走到某地寻找玩具，行走时拖拉玩具、搬运物体。2岁时，宝宝就可以跑跳了。

宝宝的手指技能与大肌肉动作同时稳步发展。他会盖瓶盖，能握着笔画道道，能控制手腕做"倒"的动作；会穿珠子、翻书，逐渐会用勺子吃饭，用夹子夹东西；会拧门把手，能拼接凹凸的塑料积木，能灵活地拼图、贴贴纸。1岁以后，宝宝手部小肌肉的动作大多是围绕操作、使用各种玩具和工具展开的。

适合1～2岁宝宝的动作游戏有很多，大多可以锻炼宝宝躯干和四肢的大肌肉、手指小肌肉，促进宝宝身体协调发展，这些游戏主要围绕爬、走、跑、手指活动以及双手配合、手眼协调而展开。

### 爬行游戏

爬行游戏的主要目的是增强宝宝的手臂、腿的力量，手和膝盖在爬行中克服重力的能力，以及关节的灵活、身体的平衡，提高腹部克服阻力的能力。

爬行游戏的场所可以在室内，也可以是室外。找一块干净、平坦的地方，如床上、地板或草地上，爸爸、妈妈和宝宝一起爬会让宝宝更愿意爬行。

爬的过程中，妈妈、爸爸可以让宝宝从胳膊或肚子底下钻过去，还可以让宝宝从妈妈爸爸的身上爬过去，边爬边说儿歌：爬山，钻洞，一钻钻出毛毛虫。还可以设置障碍，把枕头、被子、沙发靠垫等放在宝宝爬行的路线上增加难度，培养宝宝解决问题的能力，锻炼宝宝的意志。

### 行走游戏

行走游戏的主要目的是增强宝宝对肢体的控制、躯体的平衡能力、肢体肌肉的强壮程度和视动协调能力。

宝宝需要逐步学会控制自己的身体，然后才是独自站立和行走。一旦宝宝能站起来，你就可以把他喜欢的玩具摆到沙发的另一端或茶几上，鼓励宝宝走过去拿。父母也可以模仿宝宝这样做，把你自己的一件物品放到远处，用膝盖"走"过去拿。宝宝会发现这样做很好玩，并加入进来。

鼓励宝宝在屋里推着东西走。可以推玩具或大的空盒子，但不要推折叠椅，以防突然折起夹伤宝宝。父母也可以让宝宝练习往前走、后退、侧身走，在各种质地不同的路面上行走，以帮助宝宝掌握这一重要的技能。

**接物游戏**

接物游戏需要宝宝的手眼配合，手的运动能够和视线一致，抓住看见的东西，训练宝宝的手眼协调能力。

可以让宝宝练习接住物体、向固定的地方投掷。比如，用两双短袜做成一个袜球，和宝宝面对面在地板上，将袜球滚向宝宝。当他把球拿起来时，伸出你的手，示意他将球扔回给你，也可以把袜球换成宝宝喜欢的其他球类滚着玩。

妈妈也可以让宝宝将袜球或沙包、豆袋扔进洗衣篮或玩具箱，洗衣篮可随着宝宝投掷的熟练逐渐摆放得更远。妈妈也可以和宝宝玩"保龄球"游戏。把空饮料瓶装上少量沙子，封好口，在离宝宝一定距离的地方放好，让宝宝用小皮球把瓶子击倒。当宝宝玩得较熟练时，可以让他站得离瓶子远些，训练准确度。

**手指游戏**

手指游戏能锻炼宝宝手指的灵活性，加强双手的配合和大脑对手的控制，有利于握笔技巧的提高。手指游戏种类很多，既有"石头剪子布"、翻绳、手影等传统游戏，也有指偶、手指操等创新游戏。可以徒手玩，也可以用纸、毛线、橡皮泥等道具，配以一定的故事情节，还能促进宝宝语言能力的发展。

## 2～3岁宝宝

2岁后，宝宝的动作游戏继续发展。这个阶段宝宝可以很好地走、跑，上下楼梯不需要帮忙。两手可以同时握住不同的东西，如一手拿杯子一手拿饼干，也可以试着用剪刀剪纸了。他的平衡感逐渐增强，能够踮着脚尖走路，也可以单脚站立。骑三轮车或脚踏车给了宝宝很大的乐趣。

**拍球游戏**

用宝宝网球拍去拍气球，气球要厚一些，不易爆炸，不要吹得太鼓。把气球放在地上，教宝宝用拍子拍气球，让气球沿着地板飘动。还可以用一根长线将气球挂在与宝宝胸部同样的高度来拍打气球。只要宝宝愿意，就让他一直玩。当宝宝能够用拍子准确地拍中气球时，将气球上的线绳去掉，教宝宝在空中拍打气球。

### 跑跳游戏

让宝宝自由跑跳、追逐，可以在室内玩，也可以在户外奔跑。在室内，宝宝可以玩骑竹马、跳圈游戏，也可以把气球拴在妈妈脚踝上让宝宝踩气球；在室外，可以玩踩影子、踢球、老鹰抓小鸡，也可以吹泡泡让宝宝去追或踩，可以边说儿歌边跑跳。

### 认知游戏

智力或认知发展指的是知识和智力的增长，包括记忆力、想象力、创造力、逻辑推理、解决问题和概括的能力。出生后，宝宝和周围环境互相作用，并开始学习如何有效地应对环境，然后通过积累的经验和从熟悉的人那里得到的反馈不断改进行为，以达到调控环境并满足他特定需要的目的。这一系列的发展需要宝宝通过玩耍、模仿和学习如何适应环境而获得。

宝宝主要通过感觉获取知识，通过看、听、触摸、品尝和闻来不断学习。他会通过识别、记忆和模仿那些他从中得到乐趣的感觉来学习。宝宝总是在思考，他像小海绵一样从周围环境中吸取信息，并把这些信息和自己对整个世界的理解结合在一块儿。游戏中的重复可以帮助宝宝学习。不久，宝宝就可以预见游戏中下一步发生的事情，因为他的记忆力在不断发展。

### 藏找游戏

藏找游戏是宝宝的最爱，能让宝宝玩得不亦乐乎。通过藏找，宝宝能了解不在眼前的物体仍然存在，促进了客体永久性的形成，增强了宝宝的记忆力。

藏猫猫。父母可以用手或布遮住自己的脸，然后移开手露出脸，同时用夸张的声音说"喵——"，和宝宝玩藏猫猫；也可以藏在门或家具后面，突然出现并说"喵"，或者用衣服遮住宝宝的脸，然后迅速拉开衣服说"喵"。还可以让宝宝自己来找，父母藏在一扇门后，让宝宝推开门看到你；妈妈也可以把宝宝的玩具藏好让他来找。

帽子戏法。妈妈拿着几顶不同的帽子藏在沙发后面，每次跳出来时都戴上不同的帽子。或者在你的头上放一顶帽子，遮住眼睛，让宝宝把帽子拿掉，每次他这样做的同时，你都惊奇地跟宝宝说"哇呜"。这样的"帽子戏法"一定会让宝宝笑得合不拢嘴。

此外，宝宝还特别喜欢把玩具箱、柜子、抽屉里的东西翻出来，丢得到处都是，这也是藏找的一种方式。有的宝宝喜欢藏在桌布下面、妈妈的裙子里、窗帘后面，让父母去找。和宝宝一起藏藏找找会非常愉快！

### 探索游戏

当宝宝玩鼓、铙钹、木琴、沙球、钢琴等乐器时，他既可以通过自己的敲、拍等动作研究这些乐器，发现动作与结果的关系，又可以获得快乐。家里带有转盘可旋转的安全装置、滑动的部件、可推动的杠杆、装合页并可以打开的门，都能引起宝宝的好奇和兴趣。给他展示这些物品是如何工作的，并鼓励他模仿你来玩这些物品。

让宝宝玩积木，这样他可以练习把它们搭成高塔，然后再推翻。给宝宝一个可拖拽的玩具，为他演示如何通过拉玩具上的绳子来拖动整个玩具。把玩具放在宝宝不能够到的毛毯上，为他示范如何通过拉毯子得到玩具。这些游戏都可以让宝宝了解动作之间的因果关系，帮助宝宝学会解决问题。

### 拼图游戏

简单的拼图游戏可促进宝宝技巧的发展和脑部神经通路的发育，为他将来的数学和语言学习奠定基础。不论是玩买来的拼图玩具，还是用家里的材料制作的拼图玩具，宝宝脑部的神经元连接都会在玩耍过程中增多。

将一个盒子盖或泡沫杯垫切割成 2 ~ 3 块，让宝宝拼到一起。问一些开放式问题如"这一块放在哪"。父母可以用一些词来提供"线索"，比如"小""不平""圆""蓝"等。

为宝宝提供形状简单的拼插玩具，可以是买的，也可以用鞋盒盖做。

当宝宝通过简单的形状和少许几块拼图来简化任务的时候，要注意表扬他所有的努力。

对于新东西，宝宝需要用多种方式来探索和了解。让他按照自己的方式去推倒、堆积或重新整理这些部件。

### 语言游戏

和宝宝玩游戏时，父母可以面对面与宝宝交流，宝宝可以听见你的声音，同时观察你的嘴和眼睛。当你经常重复相同的词语、歌曲或童谣时，宝宝也会不断听到这些内容，这对于宝宝语言的发展十分重要。

### 听说游戏

宝宝需要反复听到词语，这样才可以理解它代表的意思，并学会如何发音。当宝宝还不能真正说话时，父母可以经常和宝宝说话帮助他学习语言。

你可以在宝宝玩玩具或是进行其他活动时和宝宝边做边讲，观察他正在做什么，并在他玩耍时向他描述。就好像你正在和朋友打电话一样，告诉宝宝他正在做的事情，宝宝可以在玩游戏的同时听见这些词语，他会对自己正在进行的游戏活动更感兴趣。

反复听儿歌里的歌词，能帮助宝宝学会理解这些词语并且讲出来。有的时候，儿歌里的歌词是宝宝最早会说的语言。同时，聆听能够提高宝宝的思考能力，为以后学习数学和阅读打下基础。

在排队或乘车时，和宝宝一起唱歌，无论唱得如何，宝宝都会喜欢你的歌声。听录下来的音乐，包括你喜爱的各种流行音乐、经典音乐，或者儿歌、童谣。宝宝会喜爱和你一起分享这些经验。

妈妈和宝宝可以随时玩这个语言游戏。妈妈假装成一个司机：

> 我是一个小司机，
> 开着汽车真神气，
> 得儿——驾！

然后让宝宝指出其中的错误，并发出正确的声音："嘀——嘀！"

还可以把车辆随意更换：

> 我是一个小宝宝，
> 骑着自行车真神气，
> 嘀——嘀！

让宝宝指出其中的错误，并发出正确的声音："丁零零！"

另外，可以让宝宝模仿救护车、警车、消防车、马车的声音。熟悉后可以换成动物，比如，"我是一只小花猫，唱起歌来汪、汪、汪！"然后让宝宝指出错误并发出正确的声音："喵——"

**看图说话游戏**

当你和宝宝一起全神贯注地看图画书或故事书，能够与他进行相互沟通时，宝宝开始将听见的词语和它们代表的物体联系起来。使用重复、韵律和节拍来鼓励宝宝仔细听你说话，引导宝宝描述他看到的事物或讲故事，帮助宝宝学习语言。

给宝宝看图片，指着上面的图案告诉他名称，并告诉他是什么颜色、形状或用途（每一张图片应该有一个主题）。当他重复一次时，你也复诵一次。隔几天再给他一张新图片。多次练习，以后就可以给宝宝看一些简单的图画书了。指着图画书上的图片给宝宝看，说"这是猫""小猫真可爱""你也有一只玩具猫"等简单的句子。有时候可以让宝宝眼睛看着图上的猫，怀里抱一只玩具猫，教他学着说"猫"，如果他发出"mao"的声音，要鼓励夸奖他"宝宝会说猫了""宝宝会说话了"，让宝宝知道你很高兴看到他努力学说话。

宝宝开始时会知道这是种新的游戏，很快他就会品尝到"听话"的乐趣，他可能会选自己喜欢的图片一遍一遍地看。宝宝之所以乐此不疲，是因为在这段时光中，他获得了妈妈全部的关注。

**社会性游戏**

与宝宝一起玩游戏能够促进父母和宝宝之间依恋关系的发展，一个有着安全依恋的宝宝有足够的自信和安全感，能够愉快地和同伴游戏，发展他的社会技能。此外，通过与其他人一同游戏，宝宝发展了合作（一起搭积木）、分享（轮流玩一个玩具）以及提供帮助（协助完成拼图）这些技能。当宝宝们在一块儿玩游戏时，冲突是不可避免的，当年幼的宝宝学习怎样解决冲突时，他也学会去了解别人的观点，以及在社会交往中的付出和索取。

**分享游戏**

通过各种分享游戏让宝宝学会谦让、分享、轮流与等待。通过切蛋糕、切水果、倒茶等游戏，让宝宝学会与家人分享食物，妈妈可以边玩边说儿歌：

妈妈、妈妈给我一块蛋糕，又香又甜又好。

一半自己吃，一半留给姥姥，一半留给姥姥。

可以把歌词中的姥姥换成其他亲人，边做游戏边引导宝宝，逐渐养成宝宝不吃独食的习惯。游戏刚开始时，要循序渐进，在宝宝有意和别人分享时，及时鼓励和表扬，逐渐让宝宝形成习惯。游戏不要在宝宝特别饥饿时进行。

**穿衣服游戏**

宝宝可能需要一段时间才能完全学会自己穿衣服。在你给宝宝穿衣服的时候，有很多方法可以让他参与进来。

谈论衣服。当你为宝宝换尿布或帮他脱外衣时，可以对每一件衣服进行描述，比如衣服的颜色、口袋的数目等。鼓励宝宝试着模仿你。不要用太多的描述，宝宝可能无法接受，重复对他很有帮助。父母需要注意，这是为了让宝宝接触语言，而不是要教宝宝颜色或者数的概念。

命名身体部位。拿一件衣服给宝宝看，问他这件衣服应该穿在什么地方。可以用玩笑的口吻说："我们是不是应该把裤子穿在头上？"当宝宝将裤子往上拉时，告诉他哪些身体部位正在被裤子遮盖住。"现在裤子在你双脚的上方，现在到你的膝盖了，好，再往上拉，现在裤子套在你的肚子上了！"

**过家家游戏**

在大约 12 ~ 13 个月时，宝宝开始玩过家家游戏，比如给玩具娃娃喂饭，或是用玩具电话来打电话。在过家家游戏中，宝宝试着做出他观察到的成人的一些行为。为了梳理自己的想法或情感，他会将困扰自己的问题付诸实践。过家家游戏能帮助他理解周围的世界。

父母可以帮助宝宝玩过家家的游戏：

当宝宝假装吃饭时，你也假装吃东西。这可以帮助他发展自信心和领导他人的技能。

用提出问题或者新的想法来扩展游戏。你可以问宝宝："我们吃完饭以后还应该做什么？""这艘宇宙飞船会和另一艘飞船相遇吗？"如果宝宝对你的想法不感兴趣就放弃。记住这是宝宝的过家家游戏，而不是你的。

帮助宝宝收集不同的游戏材料。道具是演员用来表演的材料，宝宝过家家的大多数道具都能在家里找到。

拥有各式各样的过家家玩具箱非常容易。下面列出了一些可行的建议。

动物园：动物玩具、空纸盒、碗、纸盒做成的笼子、宝宝用的扫帚、关于动物的书等。

杂货店：计算器/收款机、袋子、日用杂货（食品包装盒、罐头盒）、折扣券、玩具钱币、图标/报纸广告、塑料食品、价格牌、购物筐等。

图书馆：书、旧杂志、索引卡片、光盘、橡皮图章、借阅卡片等。

鞋店：各种大小的鞋子、鞋盒、玩具钱币、尺子、短袜、袋子、收款机/计算器、小凳子、镜子等。

### 主题空间游戏

宝宝需要游戏的空间。游戏空间以及空间安排方式对于宝宝的游戏类型及质量具有重要的影响。在家中，宝宝的卧室是主要的游戏场所，但厨房、客厅和其他房间如能合理利用也很不错。

宝宝也喜欢在户外游戏，在那里他能够大声叫喊、奔跑、踢腿、投掷、感受不同的天气。公园、小院、人行道、沙滩、树林都是宝宝能够接触大自然，并对泥土、雨雪、灰尘、沙砾、阳光和风产生感性认识的地方。

#### 卧室游戏

卧室的大床和地板是爸爸妈妈与宝宝游戏的最佳场地。这里有丰富的玩具，还有宝宝钟爱的大衣柜，有充足的阳光和适宜的温度，不论是给宝宝做健身操还是让宝宝练习爬行都是难得的好地方。

·爬行游戏

妈妈准备一只手偶的小花狗，如果没有，就用布缝一个套子，大小以可以套在手上为宜。在套子上画上小狗的眼睛、鼻子和嘴巴。带上小狗的手偶或套子，让宝宝趴在地板上，在他面前逗引：

> 我是一只小花狗
>
> 愿意和你做朋友
>
> 汪汪汪汪
>
> 我最喜欢肉骨头

让宝宝边爬边追小狗，妈妈模仿小狗的叫声来吸引宝宝，鼓励他不停地向前爬行。宝宝爬追了一段时间之后，妈妈要让宝宝抓住小狗，坐在地上玩一会儿。

#### 客厅游戏

客厅的空间最开阔，适合宝宝练习行走、攀爬、踢球等动作技能。也可以为宝宝准备一把小椅子、一张小桌，让宝宝玩一些安静的游戏，如搭积木、拼图、捏橡皮泥、画画。

·追光游戏

妈妈用小镜子把太阳光反射到地面上，引导宝宝观察这种现象。妈妈使光影移动，让宝宝用脚去踩。玩累了，可以把光打在墙上，让宝宝寻找，指出来在哪，并说出简单的词语"这""那"。移动光影时不要太快，以免宝宝摔倒。

· 涂鸦

给宝宝准备一个白色的托盘和一些食品，如奶油冰淇淋、西红柿汁、黄瓜水等，再给宝宝穿上小围裙。让宝宝把食品随意涂抹到白色的托盘上作画，并引导他说出所画内容。要及时给予肯定和赞扬。宝宝十分喜爱这种有趣的感知活动，但妈妈要有足够的耐心帮宝宝收拾残局。涂鸦完了，可以和宝宝一起去浴室把弄脏的小围裙、托盘洗干净，让宝宝学着自己收拾。

**浴室游戏**

在给宝宝洗澡、洗手、使用马桶、洗衣服时，也可以和宝宝一起游戏。甚至可以让宝宝在浴室的瓷砖地面上、墙上，或者淋浴房的玻璃门上随意涂鸦。

· 打水仗

给宝宝洗澡时，妈妈可在浴盆里放一支水枪，或用一个软的空塑料瓶，往瓶里装些水，在瓶盖上钻几个小洞，这样，塑料瓶也能变成一支"水枪"。妈妈可用水枪故意向宝宝"开火"，宝宝会夺过水枪，模仿妈妈，向妈妈射击。这样宝宝不仅能体验到洗澡的乐趣，还能增加触觉经验。

· 解除魔法的娃娃

把小玩具娃娃放在冰盒里，在冰箱里冷冻。告诉宝宝这是被施了魔法的娃娃，但是，我们有办法让魔法解除。

把冰冻的娃娃放在一小盆温水里，让宝宝看着冰块慢慢融化。告诉宝宝把冰块放在水里，它会慢慢地融化，如果想增加它融化的速度，还可以把水温提高。也可以尝试让宝宝说出其他的办法，把娃娃从冰块里解救出来。

还可以把冰冻娃娃放在澡盆里，但要随时注意洗澡水的温度，以免着凉。

当娃娃解冻后，让宝宝把娃娃擦干净，和他一起给娃娃穿衣服，或让宝宝用娃娃玩装扮游戏。

**厨房游戏**

厨房的神秘感常常能激发宝宝的好奇心和探索的欲望，许多父母把厨房看成是宝宝的禁地，却愈发激起了宝宝的兴趣。不妨和宝宝在厨房做做游戏，在宝宝面前揭开厨房神奇的面纱，正确引导才是科学的育儿态度。

· 软和硬

准备一些软的食品或物品，如面包、馒头、刷碗的海绵等；再准备一些硬的食物或物品，如黄瓜、胡萝卜、刷子等。妈妈和宝宝各拿一个小筐，一个人拣硬物，一个人拣软物，比比看谁先把指定的物品拣完。也可以不分软硬，看谁拣得最快、最多。最后让宝宝自己根据软、硬进行分类。

在厨房除了让宝宝认识软硬之外，还可以认识其他物品，如：冷水、温水、热水，各种质地的碗和勺子，各种大小的米粒等，让宝宝增加不同的触摸经验。

· 寻宝

把宝宝最喜欢的食品藏在厨房，藏好后把宝宝带进去，"宝宝，找找你最爱吃的奶油面包在哪吧。"之后鼓励宝宝寻找。找不到时，可以提示，"奶油面包不能放在很热的地方，这样很容易坏，厨房什么地方能保鲜，东西放进去不容易坏呢？"留给宝宝思考的时间，争取让宝宝自己把藏起的东西找出来。

为了调动宝宝的游戏兴趣，可在游戏前神秘地说："今天，妈妈接到一个神秘的电话，说咱们家有一个宝贝，这个宝贝就藏在厨房，我们去找找好吗？"此外，藏起来的宝贝一定是宝宝最喜欢的东西，以此来提高宝宝游戏的兴趣。

可以把宝宝喜爱的玩具或其他物品藏到卧室、客厅、浴室里，让宝宝了解不同的物品都应该有自己固定的地方，认识事物的属性，培养宝宝的观察力、注意力以及解决问题的能力，藏找游戏永远是宝宝的最爱。

妈妈也可以和宝宝在家中互相藏找，看看宝宝会把东西藏到哪里。

**户外游戏**

尽可能多地带宝宝去户外活动。宝宝的探索兴趣会被草坪、绿树、沙子激发起来。户外活动可以让宝宝使用大肌肉并练习平衡技巧，也可以锻炼宝宝的脑部去调整来自肌肉、感觉和平衡的不同信息。

户外活动不仅可以刺激宝宝的感官，也可以引导宝宝融入自然科学的乐趣中来。球类游戏是常见的户外活动，因为丢球、扔球和踢球很少受到限制。草地是宝宝喜爱的活动场所，可以锻炼宝宝的奔跑能力。

· 探索大自然

散步时，提醒宝宝注意周围的景物、声音和气味。描述从上次散步到现在发生的变化，对宝宝说出看见或触摸到的东西的名字，向他描述周围事物给人的感觉，如是热还是冷、光滑还是粗糙。让宝宝聆听动物的叫声、风声、汽车的声音、脚踩在沙砾上的声音。父母可以模仿这些声音并鼓励宝宝也这样做。也可以带一个小袋子和宝宝一起收集树叶、小石头、槐花，以及宝宝发现的他感兴趣的东西。

·探索沙子

等宝宝不再把所有的东西都往嘴里塞的时候，玩沙游戏就成为一种极好的活动。当宝宝挖、填、堆、倒和搅拌沙子时，他会探究沙子的质地、颜色和形状。

提供小铲子、细长的勺子，可以用来填满、倒空的容器。你的"小科学家"会制作出各种"沙子作品"。

小玩具汽车和卡车在沙路上推进会是非常有趣的游戏。和宝宝一起玩时，告诉宝宝他正在做什么。用一些词语如满、空、里面、外面、下面、上面，来描述他正在做的事。

在沙子里玩捉迷藏。挖个洞，在洞里放一样东西，用沙子埋上。鼓励宝宝找到这个东西，可以和宝宝轮流藏找。

·探索水

玩水能帮宝宝消除高温，是非常好的感觉活动。户外玩水也包括给植物浇水，跑过草坪喷水龙头或水龙带会让宝宝非常兴奋，用手或容器装水也是非常有趣的事。当宝宝在一个盛满水的、结实的浴盆或池子边玩耍时，他能有很多发现：观察物品在水面漂浮或沉入水底的有趣现象；观察能盛水或漏水的容器装满水或倒空水时的情况；把水倾倒在上面就能移动的玩具（如水车）。宝宝对这些游戏都会很着迷，也希望加上自己的想法来进行试验。

千万不要把宝宝单独留在水边，水容易让宝宝滑倒，也容易让宝宝吸进肺部。宝宝和父母一起玩，能避免很多危险。

·探索天气

在院子或街道进行一次"天气散步"。如果在雨天或寒冷的天气需要特殊的衣服，告诉宝宝你们需要穿什么和为什么穿这些衣服。和宝宝在雨天或寒冷的天气中散步是一种特殊的经历，值得父母投入时间和宝宝一起认识大自然的天气。偶尔可以在污水坑中踩起水花，或者在雪地上留下脚印，宝宝会对这些奇妙的变化非常感兴趣。向宝宝指出，下雨或下雪时事物看起来、闻起来、听起来和摸起来是多么的不同。白天，父母可以告诉宝宝，云看起来像什么，风感觉像什么，或太阳是多么耀眼。

·探索泡泡

吹泡泡是很有趣的活动，能训练宝宝的视觉跟踪和手眼协调。在户外给宝宝演示玩泡泡的方法，给他吹泡泡并鼓励宝宝去抓、拍、踩。教给宝宝摇动吹泡泡棒就能制造出泡泡，也可以给宝宝在一个便于手拿的安全容器里放少量的液体，让宝宝自己吹泡泡。

**主题时间游戏**

根据宝宝的每日作息时间适当安排宝宝游戏，可以帮助宝宝建立良好的生活作息，使生活充满乐趣。

**起床时间**

每天叫宝宝起床时，可以边说儿歌边抚摸宝宝，叫到哪里，摸到哪里，可以随意更换顺序。

太阳公公眯眯笑

我的宝宝快起床

醒来吧，眼睛

醒来吧，鼻子

醒来吧，嘴巴

醒来吧，胳膊

醒来吧，腿

这样的起床游戏可以帮助宝宝建立良好的生活习惯。

**醒时活动时间**

宝宝醒时的活动主要包括进餐、玩耍、排便、洗澡，以及一些特定事件如户外活动、购物、与妈妈分离、生病看医生等。父母可以通过做游戏的方式帮助宝宝更好地适应不同的生活事件，认识这些日常活动以及偶尔的生病、看医生事件，让宝宝能正确应对；另一方面，这些游戏也能为宝宝建立相应的仪式，帮他养成良好的生活习惯。

·进餐

父母可以用游戏的方式鼓励宝宝独立吃饭，培养良好的进餐习惯。

准备好小碗、小勺、红豆、绿豆，在废纸盒上画个小娃娃脸，把娃娃脸上嘴的部分剪开，让宝宝拿勺子舀豆子喂娃娃。注意不要让宝宝把豆子喂到自己嘴里。

在日常生活中应调动宝宝自己吃饭的积极性，吃饭时让宝宝先自己吃一些软烂易舀的食物，如鸡蛋羹、米粥等，慢慢过渡到独立吃饭。要及时鼓励宝宝，如果碗底不干净，可以念古诗《悯农》，提醒宝宝不要浪费粮食。

·我爱洗澡

洗澡时游戏，既能让宝宝不排斥洗澡，又能在洗澡的过程中发展认知能力。妈妈可以边给宝宝洗澡边教他认识身体的各个部位，可根据需要把歌词改成身体的任何部分：

头发、肩膀、膝盖、脚

膝盖、脚；膝盖、脚

头发、肩膀、膝盖、脚

眼睛、耳朵、鼻子、嘴

等宝宝认识了一些身体部位，再换另一些部位。妈妈每次要有重点，给宝宝洗到这一部位时，可以轻轻地拍一拍、点一点、指一指、挠一挠，增加宝宝游戏的兴趣，让宝宝爱上洗澡。

·拉便便

18个月的宝宝已经能在白天控制大小便，但由于宝宝玩心较重，常常尿裤子，用故事的形式告诉宝宝正确大小便，既生动又容易让宝宝接受，能培养宝宝良好的排便习惯。

给宝宝讲故事：

抱抱熊已经能在白天大小便时叫妈妈了，可是它一玩起来，好像什么都忘了。

有一天，抱抱熊和背背兔在一起玩，抱抱熊想上厕所，可是它玩得正高兴，就没有去。玩着玩着，抱抱熊的裤子湿了，可是它还在玩，这时，一阵大风吹过，"啊——嚏"，抱抱熊感冒了。

晚上，抱抱熊发烧了，妈妈带它上医院，打针、吃药，别提多难受了！这下抱抱熊可记住了：想大小便的时候一定要去，不然又该难受了。

·妈妈要出门

宝宝依恋妈妈是很正常的事，带宝宝做游戏，让宝宝与妈妈的告别成为一种仪式，让宝宝在妈妈离开时不再大哭大闹。妈妈念儿歌：

我的宝贝，我的宝贝

妈妈要离开你一会儿

不要伤心，不要流泪

晚风会把妈妈轻轻送回

妈妈爱你，我的宝贝

等着我，妈妈的宝贝

儿歌唱完后，妈妈要紧紧地拥抱并亲吻宝宝，经过几次练习，宝宝就能逐渐习惯妈妈要离开去上班的事实了。

· 小小采购员

去购物之前，制作一张购物清单，上面画一些图片，比如牙刷、面包、饮料、牛奶、水果等，然后带宝宝去超市，边走边让宝宝根据购物清单上的图片，从货架上拿取相应的物品。宝宝拿对了，妈妈要鼓励；如果宝宝拿取有困难，妈妈可以适当地提醒，比如牛奶为了保鲜可能会放在冰柜里，"先找找冰柜好吗？"还可以向宝宝介绍冰柜可以存放什么物品。

购物清单不要画太多的物品，待宝宝熟悉之后，再增加购物清单的内容。

· 小医生

与宝宝一起玩小医生的游戏，让宝宝在生病的时候不怕看医生。

准备一些常用的药品空盒或空瓶、玩具医疗器械（听诊器、针管、棉签等），塑料药瓶要刷洗干净，不要用玻璃瓶子，以免发生危险。如果有条件还可以为宝宝做一顶白帽子，再穿一件白大褂，打扮得更像一名小医生，以增加宝宝的兴趣。让宝宝做医生，用宝宝平时喜欢的娃娃或毛绒玩具做宝宝，妈妈带着它去医院看病。妈妈抱着玩具对宝宝说："大夫，我的宝宝病了，请您帮我看看吧。"教宝宝用听诊器听一听，告诉妈妈宝宝得了什么病，再开些药，如果病情严重还要请医生打一针。

**睡觉时间**

晚上睡觉前，妈妈可以哼唱《摇篮曲》，也可以给宝宝讲一个睡前故事，这会让宝宝觉得睡觉这件事其实很愉快。如果宝宝不愿意睡觉，妈妈可以和宝宝一起进行亲子阅读，一边讲故事一边向宝宝传递应该睡觉的信息，帮助宝宝建立良好的睡眠习惯。

妈妈可以抱着宝宝，拿着绘本书给宝宝读睡前故事，讲讲睡觉前要做的事："天已经很晚了，妈妈叫抱抱熊去睡觉，可是抱抱熊还在玩玩具呢，怎么办啊？对了，快把玩具收起来吧！你看抱抱熊很听话，把玩具收拾好了。快看看抱抱熊下面要干什么了？在喝奶呢，宝宝在睡觉前也要喝奶。看，妈妈在给抱抱熊准备洗澡水，别忘了还要小便。接下来要干什么？要刷牙洗脸了，宝宝也来学一学。"

# 大运动能力：勇敢迈出第一步

牵着妈妈的一只手，宝宝走得越来越稳，他会起步、停步、转弯、蹲下、站起来，还会往后退。不久以后，宝宝开始喜欢拖着小鸭子走来走去，也喜欢坐着滑梯往下溜，更喜欢被爸爸假装追逐时那种兴奋的体验。

尽管宝宝刚开始走路的姿势不好看，但独立地像大人一样走路，对他来说却是从未有过的体验！对宝宝来说，学习走路是一个兴奋的、快乐的过程！作为父母，要尽量创造条件，帮助宝宝安全、快乐地学会走路。实际上，尽管未经过训练的宝宝在 1 ~ 2 岁之间也能学会走路，但训练还是能够提高宝宝的大运动技能。

### 宝宝迈出了人生第一步

当宝宝长到 9 ~ 10 个月以后，他的肌肉和骨骼已经足以支撑他的体重，多数宝宝已经能够扶着家具或墙壁站立了。刚开始站立时，他可能需要把胸膛靠在家具或墙壁上；而有的宝宝已经能够用手扶着家具或墙壁站立，有的宝宝甚至能够挪动脚步了。11 ~ 12 个月大的宝宝绝大多数还不能独立、平稳地走路，但他特别喜欢让大人扶着他的双手走路，他的双脚总是远远地走在自己的身体前面。

大多数宝宝在 12 个月时将会迈出人生第一步！这是一个了不起的成就。宝宝在刚开始走路时，走得相当缓慢，而且走路的姿势不太协调。多数宝宝初学走路时两只胳膊弯着，抬得比较高以保持平衡，两腿分得很开，迈着外八字步，摇摇晃晃地走，好像随时都会失去平衡而摔倒。

### 3 招训练宝宝走路

第一招，借助学步带。学步带一端可以系住宝宝双肩和前胸，父母抓住另一端，可以自由调整你与宝宝之间的距离。用学步带，父母可以不用时时拉着宝宝的手臂，这样就可以直起身来，并且可以轻松解放一只手。也可以用牢固的长布条或围巾代替学步带，要随时注意调整学步带的松紧。

第二招，利用小推车。让宝宝和小推车一起向前走，也是锻炼宝宝行走的一个好方法。等宝宝熟练以后，父母就可以放手让宝宝自己推小车了。

第三招，借助栏杆、墙壁或家具。当宝宝还不能独立走路时，可以让宝宝扶着栏杆、墙壁或家具慢慢行走。它是宝宝行走的开始。虽然还不会独自走路，但通过脚步的挪移、手脚和身体的配合，宝宝的平衡感正不断得到提升，距离真正独立行走也就不远了！

另外，父母要站在宝宝前面，面对宝宝鼓励他离开父母的保护，用欢迎的姿势迎接宝宝。

父母可以用语言、表情、拍手、拥抱等动作鼓励宝宝。开始可以只隔几步远，慢慢地，父母可以逐渐拉开距离。看着宝宝跌跌撞撞地向你走来，父母可不要动不动就去抱住宝宝。

### 9～16个月学会走路都是正常的

有的父母看到自己的宝宝到了13～14个月还不会走路，就非常着急，唯恐自己的宝宝学不会走路。其实，宝宝学会走路的时间有很大的个体差异。一般来说，如果宝宝在9～16个月之间学会走路都是正常的。在这期间早点晚点并不意味着将来的运动技能会有多大的差别。

---

**大运动能力**

13～15个月的宝宝可以做到蹲着玩、扔球无方向、双臂随大人做上下运动、独走自如、在帮助下独脚站、牵一只手上楼。

---

### 亲子游戏：学走路

**游戏目的**

培养宝宝的模仿能力；给宝宝提供学步环境，让宝宝练习独立行走。

**游戏玩法**

妈妈为宝宝准备好学步车、小椅子、儿童呼啦圈和储物箱，先把房间整理好，尽量为宝宝挪出大的空场地。

可以把儿童呼啦圈当成方向盘，也可以将呼啦圈套在宝宝身体上，妈妈拿着呼啦圈，让宝宝扶着呼啦圈行走。

妈妈带着宝宝在家中寻找可以推着走的东西，如小椅子、整理箱和学步车。在行走过程中，妈妈也可以准备一些玩具让宝宝边走边捡进箱子。

可以在整理箱内放入积木、汽车等玩具，妈妈先给宝宝示范推的动作，引导宝宝将物品送到指定的地方。妈妈可以给宝宝讲个故事：小猴子要到很远的地方去看奶奶，它带了很多的东西，累得实在走不动了，想请小宝宝帮帮它的忙。妈妈可以请宝宝当小司机，帮助小猴子运东西。

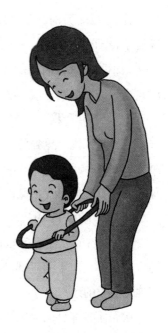

**爱心提示**

在游戏前，先清除家中不利于宝宝行走的安全隐患；游戏要适度，不要让宝宝太累。

## 精细动作：宝宝有双灵巧的手

宝宝有双灵巧的手。他喜欢盖瓶盖，可以抓着笔乱涂乱点，喜欢丢东西，热衷于把收拾好的东西再拿出来。在这些抓、摸、拿的过程中，宝宝手的功能和技巧都得到了极好的锻炼。

### 逐渐灵巧的双手：无意识的抓握

宝宝大约从 3 个月起，偶尔会利用小指和无名指抓住物体，靠在手掌上面。这是有控制的抓握的第一步。但这种抓握非常软弱无力，宝宝常常会抓不住物体。

4～5个月时，很多宝宝能用除拇指以外的所有手指，抓住物体靠在手掌上面。

### 拇指、食指和中指开始协同工作

6～7个月左右宝，拇指、食指和中指开始协同工作，并能抓住手掌中的物体。这时，宝宝的拇指还只是在抓握物体时提供支持，不能与其他手指形成钳状来抓握物体。通常在 9 个月时，宝宝不再需要用手掌来抓握物体。这是第一次，他会用拇指、食指和中指捡起并抓住细小的物体。

10～12个月时，宝宝就能够使用类似拇食指捏物的动作来拈起细小的物体，随着手指动作的熟练，他能够通过把拇指和食指放在各自的对立面形成钳状，来抓住细小的物体，而且能够同时活动拇指和食指来抓住物体。当手指能保持平稳时，这种抓握活动也就成熟了。

### 单独使用食指

对成人来说，单独使用食指轻而易举，但对12个月之前的宝宝，这却是"不可能的任务"。大约12个月以后，宝宝对自己各个手指的控制能力增强了，这时，他才能够单独伸出食指戳东西或指东西了。

### 转动手腕转移物体

1岁左右时，宝宝可以伸出手放在某件物品上，有意地抓起它，移到另一个地方，放下。宝宝的手部动作也变得更加复杂，开始转动手腕以便能够把东西放到他想要放的地方。

从人体各部分的大脑皮层显示的信息来看，手在大脑皮层上的投射区所占的面积最大，几乎达到1/4到1/3。手指的运动可以刺激大脑的广大区域，而通过大脑的思维和眼睛的观察又可以不断纠正改善手指的动作；眼、手、脑的配合协调能够极大地促进宝宝的智力发展。手的高度灵活是和脑联系在一起的，是人类所特有的高度进化的结果。可以说，手是人的第二大脑。

### 让宝宝有双灵巧的手

促进宝宝的精细动作发展，最好的方法是给宝宝足够多的练习机会。给宝宝提供能够抓握的玩具或物品。带有细长手柄的拨浪鼓，柔软的可以发出"吱吱"声的玩具，布片、塑料圆环、积木、空线轴、棉球等，都是宝宝练习手部动作的好工具，不过要防止宝宝把这些东西放到嘴里品尝。

让宝宝自己进餐。给宝宝自己进食的机会，可以促进宝宝的精细动作发展。比如让宝宝自己抓着吃磨牙饼干、面包片或者其他小零食。

堆宝塔：将两块积木放在宝宝面前，动手示范给他看，怎样将一块积木放在另一块积木上，让他试着重复。宝宝不但喜欢堆宝塔，也喜欢推倒宝塔的过程。

瞄准和找到目标：把一个塑料瓶放在宝宝面前，然后让他看你怎样将一个个木制的晒衣夹放进瓶子里。在他成功地放进去几个木夹以后，教他怎样倒转并摇晃塑料瓶，让木夹从瓶子里掉出来，别忘了表扬宝宝。

挤海绵：当宝宝在澡盆里时，给他一小块海绵，教他怎样去挤压海绵。

## 亲子游戏：捉迷藏

**游戏目的**

增强手指的灵活性，促进语言表达能力的发展，培养社会交往能力。

**游戏方法**

用布或纸做手指大小的 10 个指套，在指套上分别画 5 种小动物，比如两个大拇指画小猫，两个食指画小狗等，然后妈妈把它们套在 10 个手指头上。

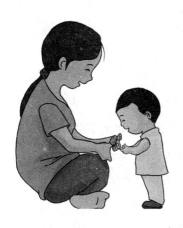

　　两只小猫咪，藏到哪里去了？

　　（把两个大拇指藏在手心里）

　　喵—喵—喵，我在这里。

　　（分别伸出两个大拇指）

　　你好吗？见到你很高兴！

　　（一个大拇指做鞠躬的样子）

　　你好！见到你我也很高兴！

　　（另一个大拇指做鞠躬的样子）

　　再见！再见！

　　（两个大拇指再次藏在手心里）

　　其他手指的游戏与此类似。熟悉后试着让宝宝练习表演，以锻炼宝宝手指的灵活性。

**爱心提示**

10 个手指除了用小动物代替，也可以直接用手指名称进行游戏，如大拇指姑娘、小拇指弟弟等，还可以换成家庭中的成员，如爸爸、妈妈等，变换不同内容进行游戏。

# 认知能力：宝宝的世界很多彩

宝宝对身边的事物越来越好奇。他开始认识颜色，喜欢注视小物件并用手去触摸，他会想尽办法让玩具动起来或使它们工作。他总是反复地做他喜欢的事，特别喜欢玩藏找游戏。在不断地重复这些动作的过程中，宝宝的认知能力得到了进一步发展。

## 宝宝的世界很多彩

刚出生的宝宝对这个世界的丰富多彩"熟视无睹"，因为新生儿眼里的世界是黑白的。随着视觉系统的发育成熟，宝宝到了三四个月就对色彩有了感知能力，进入了彩色世界，视觉神经对彩色的东西非常敏感。到六七个月大的时候，宝宝已经能盯着某种颜色或转动头部看到别的颜色。慢慢地，宝宝会通过认识色彩、感知色彩，来享受美的世界。

### 教宝宝认识颜色的前奏

宝宝还没学会说话之前，妈妈在与宝宝的交流中，就可以常常提到关于颜色的词语。比如指着玩具对宝宝说："红气球""那是小白兔""黄花"等，用语言加以描述，加深宝宝对颜色的感知。日常生活中的物品都是宝宝认识颜色的好道具，随时随地都可进行训练。

### 宝宝认识颜色的三部曲

当宝宝将积木根据颜色的不同分开来堆放，这可能是一个信号，表明宝宝已经对颜色有了一定的认识。一般来说，宝宝会在1岁半到3岁之间学会认识颜色。认识颜色是一个漫长的过程，每一步都清楚可见，而且遵循一定的发展顺序。

第一步，把相同的颜色配对。从1岁左右开始，可以试着让宝宝对相同的颜色进行配对。一般来说，1岁半左右的宝宝已经能够将相同的颜色进行配对了。

颜色学习日：在一天或几天之内只强调某一种颜色，穿这种颜色的衣服，玩这种颜色的橡皮泥，吃这种颜色的食物，或者指认这种颜色的物体。重复次数越多，宝宝就能越快地认识这种颜色。

涂鸦识颜色：为宝宝提供某种颜色的粉笔、蜡笔、记号笔或颜料来进行各种创作。聊聊他正在使用的颜色，以及在哪里最容易看见这种颜色。比如教宝宝认识红色，你可以说："这个看起来像红太阳（或交通信号灯里的红灯、红苹果等）。"

第二步，按照要求指出某种颜色。比如，妈妈跟宝宝说："红色的是哪一个？"

宝宝会正确地指出来。

按颜色找积木。比如,对宝宝说:"咱们把所有红色的积木都挑出来吧。"等拿完了所有红色的积木,可以继续挑其他颜色的玩具,只要宝宝感兴趣,可以一直进行下去。

跟宝宝一起读书的时候,挑出那些有某种相同颜色的物体的图片。比如,对宝宝说:"黄色的水果在哪呢?"或者让宝宝找找房间里蓝色的物品。

第三步,命名颜色,就是说出颜色的名称。宝宝现在已经能够说出颜色的名称以及物体的颜色。现在如果问他:"这是什么颜色?"他能够正确地告诉你!

> **认知能力**
>
> 13 ~ 15个月的宝宝可以做到、积木搭高2块、盖圆盖、用小棍够洋娃娃、指认红色、模仿排列物品2个。

### 亲子游戏:袜子魔术盒

**游戏目的**

发展触觉,促进认知的发展;发展语言能力,培养动手、动脑能力。

**游戏方法**

找一双干净肥大、袜筒较长的袜子,剪掉袜底备用。再准备一个纸盒,盒子里放上宝宝喜欢的玩具、手绢或食品。然后把袜口撑开固定在纸盒的上面。

让宝宝把手通过袜筒伸到纸盒里,由于纸盒被袜子完全遮住了,宝宝会很好奇。当宝宝把手伸进纸盒,摸出不同的东西时,那种感觉实在太奇妙了。

摸出来后,妈妈要用清晰的语言告诉宝宝物体的名称,促进宝宝语言的发展。

**爱心提示**

·为了激发宝宝游戏的兴趣,把袜子触摸箱说成是一个魔术盒,增加神秘感。

·盒里要尽量放一些形状、大小各不相同的东西,来增加宝宝触觉的经验。

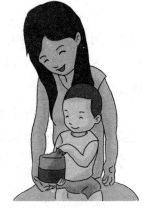

## 语言发展：宝宝出现了手势语

13～15个月的宝宝会叫"爸爸""妈妈"了，他常常用手指着东西，嘴里不断地发出"啊！啊！"的声音来表达自己想要什么。他能明白一些词和短语的意思，开始能做一些你让他做的事。他能听一会儿童谣或者儿歌，也会看书，并可以指出那些你告诉他名称的图片。

从8个月左右开始一直到1岁多，宝宝常常会使用动作跟父母交流，比如，向父母张开双手，要求父母抱一抱他；指着某件物品并看着父母，示意爸爸妈妈：看那个汽车。也就是说，宝宝能够借助丰富的姿态、手势等非语言的手段传递信息，这种自然的能力，是我们和宝宝（特别是还不会说话的宝宝）相互沟通的有效方式。

**宝宝为什么使用手势语**

宝宝的语言还不足以表达他想要表达的意思。手势语最早在宝宝6个月左右就出现了。从6个月到1岁左右，宝宝还不会用语言表达自己的意思，但手势和肢体动作却帮了宝宝一个大忙。9个月左右的宝宝就可以用摇头和摆手来表示拒绝；到了1岁左右，宝宝的手势语就更加丰富了，他能用手势表示欢迎和拒绝，能在父母的指导下做出各种动作，比如挥手再见。宝宝1岁过后，思维越来越复杂，想要表达的意思也越来越复杂，但他会说的语言，最多还只是一些单个的词，这些词又不足以表明宝宝的意思。因此，宝宝会使用手势来作为补充。

很多人认为，随着宝宝会说的词句越来越多、越来越复杂，他使用手势会越来越少。实际上，宝宝在学会说话以后，使用手势也会越来越多。而且，在所有的年龄阶段，手势都会频繁地出现在语言沟通的过程中。

**"读"懂宝宝的手势语**

宝宝这么频繁地使用手势语，他想要表达什么呢？有经验的父母能根据宝宝的动作判断宝宝的意思。宝宝的很多手势语都是希望引起父母或其他人对某些事物的注意。比如，当他指着某个有趣的物体，同时眼睛盯着妈妈，意思是希望妈妈看看那个好玩的东西。这时，他的手势不是索取，而是分享。

宝宝的一些手势是希望别人帮他拿某个东西。比如，当宝宝用手指着桌子上的帽子，意思可能是希望妈妈帮他拿帽子。有时，宝宝会拽着妈妈的裤脚，这时他可能是希望妈妈抱他。

还有一些手势语就像游戏一样能使宝宝得到很多快乐。比如，摆动手臂表示再见，双手抱拳表示恭喜，伸开手臂假装飞机，学家里的小狗一样大口喘粗气。

总之，只要把爱多倾注在宝宝身上，就会注意到宝宝的手势语，也就很容易理解宝宝的意思。

### 为什么要用手势语跟宝宝交谈

促进宝宝的智力发展；使宝宝更早了解语言的结构；手势语对宝宝的心理健康有积极的促进作用。研究表明，较早使用手势语的宝宝长大后不容易有挫折感，往往更有自信心，性格也更加开朗。

---

**语言发展**

13～15个月的宝宝可以做到说出儿歌的最后一个字、指认3个身体部位、说3～5个字、对书有反应、学动物叫。

---

## 亲子游戏：接字游戏

### 游戏目的

介绍新词语和新概念，练习发声；刺激味觉、嗅觉，增加感官体验；提高吃饭的兴致，有助于身体健康。

### 游戏方法

在吃饭的时候讨论饭菜，描述它们的味道和口感，这是一个增加感官体验、刺激宝宝语言发展的好机会：

今天饭菜真叫香
各种味道尝一尝
馒头软，芹菜脆
牛肉、羊肉香又香
吃鱼有刺要小心
好好吃饭身体棒

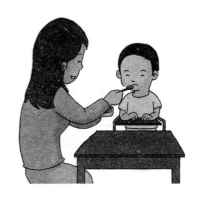

### 爱心提示

宝宝开始只能接一个字，不要着急，循序渐进地练习。

## 社会行为：请多多关注我

宝宝开始学着观察和模仿周围人的行为了。他会自己抓东西吃，经常和妈妈抢勺子，把饭撒得到处都是。当宝宝需要帮助时，会用声音做出表示了；同时，他也开始明白"不"的含义。

宝宝喜欢父母的关注，当父母表现出对他的关爱时，他会非常高兴地对你做出积极回应。

### 宝宝的一些奇怪表现

1岁多的宝宝有时候会有一些令人费解的表现，像是撒谎，又像是搞恶作剧，这是怎么回事呢？

实例1：15个月的囡囡自己玩着玩着，就把小手塞进嘴里去了。妈妈看到了，故意装作没看见。她就轻轻地拍打妈妈的肩膀，眼睛盯着妈妈。囡囡这是什么意思呢？

实例2：新新14个月了，最近常"说谎"，比如，正抱着他，他突然说"尿"，可是把他放下，他又不尿，又要妈妈抱。很多次都这样，这是怎么回事呢？

实例3：一位妈妈说："女儿刚出生20多天，我的全部精力都集中在照顾女儿上面，2岁的儿子基本上是由老公来带的。原本儿子挺乖的，但是最近经常无缘无故地大嚷大叫，发脾气、扔玩具。弄得我女儿也睡得不踏实，一点点声音就容易惊醒。这让我很恼火，这宝宝是怎么了，这么胡搅蛮缠的。"

### 我们应该怎样理解宝宝的这些奇怪表现呢？

以上3个实例中宝宝的表现看似各有不同，没什么关联，但实际上，3个宝宝都有一个共同的心理：吸引大人的注意。

囡囡拍打妈妈的肩膀，眼睛盯着妈妈，其实是在看妈妈的反应，她在提醒妈妈看她把小手放进嘴里了，好像在说："你怎么这么长时间不理我？我把手放嘴里了，你该看看我了吧！"因为妈妈一直禁止她把手放进嘴里，她正是通过把小手放在嘴里吸引妈妈注意。

新新假装说尿，其实他喜欢的是妈妈把他抱起来、放下这样的动作所引起的感受，也是在吸引父母的注意。

实例3中的儿子因妈妈只关注刚出生的妹妹，觉得自己被忽视了，因而通过无端大叫，或是故意发脾气、扔玩具来吸引妈妈的注意。

宝宝之所以会通过一些不寻常的表现来吸引父母的注意，主要是因为没有得到父母足够多的关注。

**关注宝宝，父母应该怎么做**

宝宝非常需要父母，尤其是妈妈的关注。如果得不到父母足够多的关注，宝宝会通过一些特殊的表现来吸引父母的注意力。如果长时间得不到父母的关注，宝宝可能会出现比较严重的心理问题。

· 充满爱心的父母应该随时关注宝宝的健康问题，密切关注宝宝的一些小变化，比如作息、饮食的规律、发出的声音等。

如果宝宝的生理健康都得不到父母的关注，宝宝可能会以哭闹或其他行为吸引父母的注意。

· 父母要及时了解并满足宝宝的心理需求。宝宝自己玩的时候，父母应尽可能陪伴在他身边；宝宝哭闹的时候，父母应及时查看宝宝有什么需求或不适；经常与宝宝交流，回应宝宝的各种表情、语言。

父母的情绪状态直接影响宝宝的情感反应。假如父母能在宝宝看见头顶的飞机感到兴奋时也表示兴奋作为回应，宝宝脑部关于这种情绪的神经通路将得到加强。但是，一旦宝宝的情绪总是遇到矛盾或者相反的回应，这种神经通路将变得混乱。

如果宝宝的情绪表达或自我表达遭到挫折，他在日后生活中可能无法使用合适的方法进行人际交往。

---

**社会行为**

13～15个月的宝宝可以做到引起大人的注意、抓帽子放在头顶上、脱袜子、自己用勺装上食物放入口中、大小便前用声音做出表示。

---

## 亲子游戏：喂宝宝

**游戏目的**

1. 鼓励宝宝独立吃饭，培养生活自理能力；

2. 发展宝宝手部的精细动作。

**游戏方法**

用家中的废纸盒做个小娃娃脸，把娃娃脸上嘴的部分剪开，让宝宝拿勺子舀绿豆或红豆喂娃娃。

日常生活中应调动宝宝自己吃饭的积极性，吃饭时让宝宝先自己吃一些软烂易舀的饭，如鸡蛋羹、米粥等，慢慢过渡到独立吃饭，要及时、适时鼓励宝宝。

**爱心提示**

准备画好娃娃的废纸箱、小碗、小勺、红豆、绿豆，注意不要让宝宝把豆喂到自己嘴里。

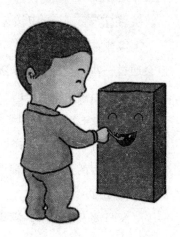

# 父母攻略

1周岁后的宝宝学到了许多新的本领，他会走、会说话了，与父母的互动也越来越多，年轻的父母该如何响应宝宝的这些行动呢?

**宝宝行动**：我能在妈妈的帮助下走路了，慢慢地可以自己独立走了。

**妈妈出招**：给宝宝提供机会，让宝宝在安全的地面行走，如草坪或地毯上。适时地为宝宝提供帮助与支持，使他不断地增强自信心。

**宝宝行动**：我现在喜欢用手抓着一个东西，仔细看看。

**妈妈出招**：在一个盒子里装上木块、毡布、砂纸、棉花等东西，让宝宝来玩并感觉它们的质地；带活页盖的盒子（如文具盒、礼品盒）是一个神奇的玩具。你可以在里面塞满各种各样有趣的东西，让宝宝去探索。

**宝宝行动**：我会跟着音乐发出自己的声音。

**妈妈出招**：和宝宝一起欣赏音乐；给宝宝哼唱简单的歌谣，并鼓励他也跟着学。

**宝宝行动**：我在走路的时候，还可以做别的动作。

**妈妈出招**：让宝宝去拿体积比较大但重量较轻的物体，也可以提供用来拖拉的玩具和盒子以便宝宝在地板上推拉。

**宝宝行动**：不知怎么搞的，我总想发脾气。

**妈妈出招**：当宝宝发脾气时，不要在意他的过激行为，当他发完脾气后，通过拥抱和亲切的语言来重新接近他。

# Chapter 2
# 好奇宝宝：16 ~ 18 月龄

　　这个时期宝宝走得稳，热衷于"搬家"的游戏。小手更是闲不住，各种东西他都喜欢摆弄，喜欢用手去探索世界。在这些探索和发现中，宝宝最初的独立倾向也悄悄地萌芽了。

## 宝宝的成长

　　16 ~ 18 个月的宝宝不仅能走得很稳，而且可以蹲下来捡东西，接着站起来再走，很少摔跤。这时宝宝也能模仿画出线条，会翻书看书，会说许多能听懂的单音或词，能执行简单的命令，还能说出自己的名字。宝宝白天也不会再尿裤子了，他喜欢和小伙伴玩。自我意识的发展，使宝宝能够在镜子里认识自己的存在，开始产生了对黑暗的恐惧。现在宝宝的注意力持续的时间越来越长，能够完全专注于一项游戏。但是，宝宝的脾气越来越大，父母需要花更多的时间引导宝宝的行为。

　　**压力和脾气**

　　一到这个年龄，宝宝似乎变得特别不配合，爱和父母对着干，他渴望通过反抗父母、挑战规则来显示自己的独立。另外，宝宝在成长的过程中可能会遇到一定的压力，比如与父母的分离、害怕被抛弃或不被关注、正常的生活节律被打乱的不安全感等。这些都导致了宝宝的脾气变坏，他常常会通过剧烈的身体反应来表达内心强烈的情绪，比如在地上耍赖、大声哭、手或脚乱踢打等。宝宝大发脾气，并非有意要和父母作对，也许他只是不懂得如何控制自己的情绪，或者是压力太大了，需要发泄。他需要父母的宽容、温暖的怀抱和正确的引导。

　　父母要学习体会宝宝的需要，并且对他的环境进行调整，尽可能避免压力的产生。当宝宝发脾气时，不要在意他的过激行为，当他发完脾气后，通过拥抱和亲切的语言来重新接近他，让他确信自己的处境很安全。

**小帮手**

宝宝开始有了独立意识，他希望自己也能像成人一样做一些事情，更希望自己的劳动成果被肯定。尤其是当宝宝知道有大人在身边或很关注他的劳动时，他会干得更起劲。可以让宝宝和你一起"工作"，比如打扫卫生时，让宝宝帮你递抹布；做饭时，让宝宝帮你择菜。让他感到自己是一名好助手，并且能得到你的赞许和肯定，还可以让宝宝尝试自己收拾玩具。

参与这些活动不仅可以满足宝宝渴望独立、希望成长的愿望，也可以帮助宝宝建立自尊，在活动的过程中，还能发展宝宝的语言、认知及动作能力，使学习成为一种乐趣。

## 宝宝喜欢的玩具

玩具要适合宝宝的年龄和发展水平。如果玩具太简单，没有挑战性，宝宝不爱玩；玩具太复杂宝宝会有挫折感。这个年龄段的宝宝喜欢在走路或奔跑时携带玩具，所以不要购买有锋利尖头的玩具，以免宝宝摔倒时被刺伤。

好玩具一般都有多种玩法。以前的一些玩具，比如球、积木、书等都可以根据宝宝的兴趣接着玩。有时宝宝不喜欢的一个玩具，过一段时间他又会喜欢了。

| 名　称 | 建议活动 | 所培养的技能 |
| --- | --- | --- |
| 大型推动玩具 | 随意推动，增加行走的乐趣 | 行走能力 |
| | 在车里放满玩具，让宝宝送到屋子里的不同地方 | 行为的有意性、想象力 |
| 适合宝宝抓握的沙包（要注意缝合紧密，不易破损，轻重适宜） | 指定一个目标——室内的盒子或室外的一块大石头，让宝宝用沙包击中目标 | 手眼协调能力 行为的有意性 |
| | 让宝宝认识沙包的形状、颜色和数量 | 形状、颜色、数量概念 |
| | 和宝宝一起玩投掷，借此来说明轮流的概念 | 社会规范 |
| 油画棒（无毒，易拿） | 随意涂画 | 手眼协调能力 写字前的准备工作 |
| | 认识油画棒的颜色 | 颜色概念 |
| 形状盒（圆形、方形和三角形） | 把不同的形状放到相应洞穴里，并说出形状名称 | 形状概念 |
| | 说出形状的颜色，数出数量 | 颜色概念和数概念 |

| 名　称 | 建议活动 | 所培养的技能 |
|---|---|---|
| 洒水玩具 | 浇花或把水洒在适宜的地方 | 手眼协调能力 |
| | 把水倒入其他容器，先倒在大容器，再倒入小容器 | 手眼协调能力<br>容积概念 |
| 烹饪玩具 | 假装做饭 | 精细动作、想象力 |
| | 帮助宝宝把不同的食物分类，比如水果、蔬菜等 | 分类能力 |
| 玩具卡车 | 让宝宝往卡车上装货物，推着卡车前进 | 大运动、精细动作 |
| | 编故事，给宝宝讲卡车经过的地方、遇到的人和事 | 语言能力、想象力 |

# 应对宝宝的眼泪

**宝宝总是无端地哭泣**

当宝宝饿了、困了或者有其他生理需求的时候，都会用哭闹来提醒父母，尤其在宝宝还不会说话的时候，哭就是他的语言。

宝宝1岁半了，会说话了，也更懂事了，可有时既不渴不饿，身体也没有不舒服，却常常无端地哭泣，弄得父母莫名其妙、手足无措，很是着急上火。宝宝这是怎么了？

**宝宝哭泣并非"无端"**

其实宝宝哭泣并非完全"无端"，他的内心可是有些"小九九"的。如果不是因为病、伤痛、饿、渴或其他身体不适，宝宝哭泣的原因更有可能是心理需求。

希望得到父母的注意。有时父母只顾忙自己的事情，或忙着看护更小的弟弟妹妹，而没有精力来关注宝宝。宝宝只能通过一些奇怪的表现来吸引父母注意，而哭泣就是他常用的办法之一。

用哭闹得到平常得不到的东西，或使自己的不合理要求得到满足。如果宝宝想要某个玩具而父母不同意给买时，宝宝有可能通过哭闹来要挟父母。有的宝宝通过哭闹来达到晚上睡在妈妈身边的目的。

如果宝宝的任何无理要求曾经通过哭闹得到过满足，他就会倾向于再次以相同方式提出无理要求。

**对症下药应对宝宝哭泣**

了解了宝宝哭泣的原因，才能对症下药。

"我需要被关注"型：忙碌的爸爸妈妈，暂时放下手里的活计，关心一下你的宝宝吧，给他唱歌、陪他聊天，即使是默默地看着他玩，也会让他更安心。如果实在没时间，就让宝宝"掺和掺和"你的工作，他会很认真地给你提建议。

嫉妒型：宝宝受了冷落不平衡，可刚出生的小婴儿又不能放下不管。最好的办法就是边照顾新生儿，边给宝宝解读："你看，妹妹在对你笑，你小时候也像她一样呢；宝宝，抱着你的布娃娃，咱们来学怎么给小宝贝包尿布。"

要挟型：父母不要"心太软"，忍受不了宝宝的眼泪，要知道聪明的宝宝是会得寸进尺的，要了星星要月亮，你永远无法满足他。

奖励只给不哭的宝宝：别让眼泪和满足要求之间建立条件反射——让宝宝以为哭泣和需要得到满足是相伴出现的。当宝宝哭闹着向你要这要那时，无论他的需要多么合理，你都应当拒绝。一旦宝宝不再哭泣而说出自己的需求，你可以满足要求作为不哭的奖励，让宝宝意识到哭不是解决问题的手段。

给哭累了的宝宝一个台阶下：宝宝哭的时候，妈妈一方面要沉着、耐心地听着，另一方面要等待宝宝"哭够""不想哭"的转机，一旦出现，马上用能够吸引宝宝注意力的东西或事情去分散他的注意力，使宝宝忘记哭。不然，宝宝不知道该怎么停下来，除了哭他还能干什么呢？

**父母妙招**

圆圆妈妈说："圆圆快2周岁了，经常哭闹，大都是因为没有满足她的无理要求。我常在圆圆大哭的时候采取不理睬的方法，任由她哭。她看到没有人理她，自然会止住哭闹，等她平静了再对她讲道理，一般圆圆都能听进去。"

丁丁妈妈说："丁丁现在16个月大了，因为家里外公、外婆、奶奶都比较宠他，所以有时候不满足他的要求，他就会哭闹。比如有些东西不能拿来玩，可是不给他，他就使劲哭。一般这种情况，我就把丁丁抱起来，跟他说说笑话故事什么的，打打岔，找点东西跟他一起玩，他很快就玩起来，忘了哭了。"


# 宝宝为什么喜欢说"不"

本来温顺听话的宝宝，到了1岁多，突然变得调皮、不听话了。让他干什么都说"不"，同意不同意都是"不"。他还会故意做一些父母禁止他做的事情，违抗大人的要求；总是想做什么就做什么，经常干出一些出人意料的事。宝宝的情绪也爱走极端，刚才还兴高采烈的，突然就开始发脾气，看什么都不顺眼。

## 宝宝为什么喜欢说"不"

14个月左右到接近3岁之间,宝宝常喜欢拒绝父母,变得很难相处,这是大多数宝宝都要经过的"反抗期",是宝宝社交和情感发展的正常现象。在这个时期,宝宝的独立意识开始形成和发展——他要成为一个有主见、有能力、有自己需求的人。最初,宝宝的这种意识非常强烈,表达这种感觉的一种非常简单的方法就是说"不"。大声地说"不",会让宝宝感觉到拥有权利和独立性,觉得自己是个有能力的独立个体。

这种短期的反抗行为对宝宝来说是很必要的,它可以帮助宝宝独立于父母,树立自己的个性。父母和宝宝在头一年产生的亲密关系将会结束,而宝宝也将成为一个有独立思想的"小大人"。

## 宝宝进入反抗期的表现

· 故意并重复地挑战限制或规则;

· 强烈地坚持他的独立;

· 过分地哭喊;

· 生气或发脾气;

· 在被训斥时反应过于激烈;

· 对大多数要求和建议的应答都是"不";

· 表现出对父母的反抗。

## 宝宝爱说"不"怎么办

当不允许宝宝说"不"时,不要给他选择的机会。

不要说"要不要奶奶抱",要说"让奶奶抱";不要问"你准备好洗澡了吗",而是抱起他说"现在要洗澡喽"。

提前告知。如果宝宝在户外玩耍,就要事先告诉他回家的大概时间,这样他就有机会为回家做好准备。不论是大人还是宝宝,都不喜欢立刻停止他正在做的事情来服从其他人的安排。

为宝宝提供有趣的、可以说"不"的机会。问一些很明显的问题如"汽车会飞吗""狗会'喵喵'叫吗";也可以问一些无关紧要的问题,如"喝不喝水",即使宝宝说"不"也没关系。这样宝宝的反抗力量会释放掉一部分。

准备好听到宝宝说"不"。也许宝宝对他非常喜欢的东西也会说"不",其实这只是为了显示他已经变得独立了,父母要学着忽略宝宝的"不"。

对于宝宝逐渐高涨的独立性和反抗性，采取积极态度非常重要，它可以帮助你和宝宝成功地解决这一时期出现的问题。如果能给宝宝平静的、始终如一并亲切的回应，就会促进宝宝情感的正常发展，同时也会使宝宝的脑部健康发育。当然，这跟父母屈从、迁就宝宝发脾气是两码事。

## 宝宝喜欢说"不"怎么办？

丫丫有了一个宝贝，那就是"不！"这对连话都说不清楚的丫丫来说可是一个万能词。有时，不管妈妈问什么，丫丫都会回一个"不！"最可笑的是，有一次妈妈问丫丫："尿尿吗？"丫丫说："不。"妈妈怕她尿裤子，就哄她尿尿。丫丫一边尿尿，嘴里不停地说着"不不不不"，直到尿完了提上裤子。这真是让妈妈哭笑不得。丫丫不光嘴上和妈妈对着干，行动上也对着干，让她吃饭，偏要玩玩具；让她在屋里玩，偏要在阳台上玩，爸爸觉得阳台上有风，就强抱她进来，这下可捅了马蜂窝了，丫丫放声大哭，把玩具扔了，板凳踢了。妈妈哄了好半天才停下来，一家人精疲力竭，真不知道该怎么办。

**分析与建议：**

15个月左右，宝宝萌发了最初的自我意识，能够意识到自我的存在，初步认识到自己是一个独立的个体了。她开始使用自己的名字，认识自己的玩具和衣服，特别喜欢探索周围的环境，不仅用眼用手，还会用嘴，而且在自由活动中得到许多乐趣。"不"是表明自己立场和态度的有力工具，使用"不"是要维护自己的独立和权益。但是宝宝很多时候分不清她真的不想干这件事情还是顺嘴说了"不"，实际上，她很多时候都是在还没了解到底要干什么时就表示自己的异议了。

对于1岁多的宝宝，有些反抗是完全正常的，其中有些行为不需要专门对待就会自然消失；有些无关紧要的事情，父母可以做些适当的让步，让宝宝按照自己的意愿行动，体验到自己的成功；但是涉及健康、安全等问题，就不能过于放任。对待宝宝的"不"，可以运用以下策略：

**不理睬宝宝顺嘴说的"不"**

对宝宝顺嘴说的"不"，不要理睬，接着利用自己的策略来动员宝宝做你希望的事情。比如，宝宝说自己不尿尿，你可以嘴上不说让宝宝尿尿，但行动上给宝宝脱下裤子，让她坐在尿盆上，如果有尿，她也就尿了。至于她说"不"，就让她说去吧。如果你叫宝宝来吃水果，宝宝说"不"，就可以描述这种水果多么好看、多么好吃，来吸引宝宝；或者请别人来吃水果，这样宝宝忍不住也过来了。

### 转移注意力

对于宝宝出现的真正的抗拒行为，转移注意力的办法很有用。如果宝宝要用嘴探索一个脏东西，不妨教她用手如何来玩这个"玩意儿"，宝宝一定会有兴趣的，就会把刚才的事情忘掉了。还可以用另外一个玩具或活动来吸引宝宝，好在这个年龄段的宝宝坚持的时间不会太长，注意力很容易转移。

### 在反抗行为中培养宝宝的独立性

宝宝反抗的目的，是要争取独立性。宝宝通过反抗所争取的独立性，就是按照自己意愿行动的权利。宝宝和父母发生的冲突，大多是宝宝希望自己吃饭、喝水、穿脱衣服、探索环境，但是父母往往觉得宝宝年龄小，自己做这些事情不仅不帮忙，还会添乱，不如自己动手来得快。但是，这是宝宝学习的机会。对于宝宝，学习的概念非常广泛，绝不只是知识的学习。所以父母要给宝宝学习的机会，教会宝宝学习的方法。

在宝宝学习的过程中，始终需要父母的帮助和鼓励。帮助要适时适当，如果不给宝宝提供帮助，宝宝失败得太多，会挫伤积极性和自信心；但是帮助太多就成了包办代替，宝宝动手的机会也就少了很多。可以把动作分解开，刚开始时让宝宝完成很小的一部分，逐渐加大量；即使在很小量的时候，也是先让宝宝自己去做，宝宝自己做不了，父母再给予帮助。鼓励不必是物质鼓励，一个眼神，拍拍宝宝，都有肯定的作用，能增强宝宝的自信心。对于宝宝，成功的本身就是最大的鼓励。培养能力的过程，也是培养独立性的过程，宝宝有了做事的机会，反抗行为自然就会少了。所以，父母应该学会在宝宝的反抗行为中培养其独立性。如果父母对宝宝的行为过多地限制，会造成宝宝的任性和执拗；如果父母过多的包办代替，则会形成宝宝过分的依赖性。

## 大运动能力：宝宝成为更熟练的"步行者"

宝宝的行动更加稳当，能熟练地爬上爬下，甚至还能和爸爸一起踢足球或捉迷藏。音乐响起时，宝宝还能跟着节奏，来一段即兴的舞蹈。他喜欢的运动越来越多，他乐于尝试各种新造型和动作，有时我们不得不佩服宝宝真是精力充沛。

宝宝行走更稳健了。由于宝宝反复使用连接脑部和肌肉的神经通路，因此这一通路已经永久地建立起来并且能有效地发挥作用。他再也不需要把所有注意力都放在直立、向前移动和保持平衡上了。

在走路中携带、推、拉。现在宝宝脑部负责运动协调、计划运动和复杂思维的各个区域可以一同工作，因此宝宝可以同时做两件以上的事情，也就是说，他可以在行走时增加其他活动了。有时宝宝在前面走，后面会拖着一个小凳子或者玩具狗，他甚至能边走边说话。

现在宝宝刚学会平稳走路，心急的宝宝要是想加快走路速度或开始跑步，是很容易失去平衡的。

### 训练宝宝走得更好

由于宝宝能在走路时携带、推、拉，父母可以让宝宝去拿体积比较大但重量较轻的物体，比如动物玩具、大毛巾、小枕头等，或者要求他去取一样东西。这些活动不但可以锻炼宝宝的运动能力，还可以提高他对语言的理解能力。

在游戏活动中锻炼宝宝的大肌肉。宝宝特别喜欢各种游戏，在游戏的过程中，他需要做走路、摆臂、站立、下蹲等动作，这些动作需要大腿、小腿、腰部等各个部分大肌肉的活动，从而使这些大肌肉的力量得到锻炼。在脑的调节下，身体各个部分的协调运动也会得到发展，从而使宝宝走得更好。

### 户外游戏造就"运动型"宝宝

玩沙游戏：一旦宝宝不再把所有的东西都往嘴里塞，玩沙游戏就成为一种极好的户外活动。当宝宝挖、填、堆、倒和搅拌沙子时，他的运动系统可以得到足够的锻炼；通过探究沙子的质地、颜色、形状等，让宝宝的感官也受到丰富的刺激。

玩水游戏：户外玩水游戏，不但能帮助宝宝消除高温，还能使宝宝的各种感官得到充分的刺激。跑过一个草坪喷水龙头会让宝宝非常兴奋！试着用手或容器来装水也是非常有趣的事。注意：千万不要把宝宝单独留在水边！

运动游戏：选择安全的地方，鼓励宝宝去享受奔跑的乐趣。如果宝宝跑得很稳，就可以跟他玩追逐的游戏。

### 宝宝运动要适量

不适当的运动容易引起睡眠问题。敏感好动、精力旺盛的宝宝一般不爱睡觉，这些宝宝往往在婴儿时期就表现出旺盛的精力。同时，这些宝宝睡觉都比较轻，轻微的一些响动都会引起他的注意和好奇。特别是如果晚间进行较为剧烈的活动，宝宝就容易过于兴奋而不易入睡。另外，晚间的活动过多、过杂，也会造成同样的结果。因此，宝宝的运动要适量，以免带来睡眠问题。

宝宝运动容易引发疲劳。不到 2 岁的宝宝神经系统还不成熟，很容易受到过度的刺激，因而宝宝在运动中很容易疲劳。如果发现宝宝累了，就要让他进行一些比较轻松的活动，如阅读、讲故事等。保证宝宝白天的小睡，以尽快恢复体力。

---

**大运动能力**

16 ~ 18 个月的宝宝可以做到溜滑梯、模仿做出踢的动作、熟练爬上沙发或椅子、不是很熟练地跑。

---

## 亲子游戏：小小运动员

**游戏目的**

增强宝宝身体的协调性，促进宝宝的大运动能力，锻炼宝宝的平衡能力。

**游戏方法**

·找一块宽敞的空地，为宝宝准备好各种不同的球、婴儿车、宝宝喜欢的玩具。

·妈妈可以扶着宝宝在马路沿上行走，锻炼平衡能力。

·让宝宝推着婴儿车走，还可以把宝宝的洋娃娃或玩具小熊放在婴儿车里装作"小宝宝"，让宝宝推着他的"小宝贝"走。

·妈妈在距离不远的地方把球踢给宝宝，并鼓励宝宝把球踢回来。等宝宝熟

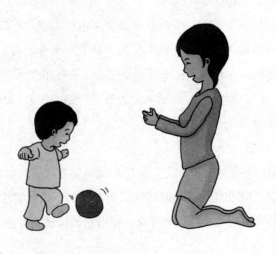

练后，可拉长距离。

· 妈妈拉着宝宝的双手，让宝宝从一层台阶上跳下来。

**爱心提示**

妈妈拉住宝宝的手臂时，动作要轻柔，动作过猛会使宝宝稚嫩的身体受伤。

# 精细动作：宝宝的手眼配合更协调了

宝宝的手越来越灵活了，他能拧瓶盖、捏橡皮泥，连吃饭时弄到桌上和身上的饭也少了。现在宝宝对自己的小手有了更高的要求，他不仅仅是在屋子里活动，还要用自己的双手去探索外面的世界。

5个月的宝宝伸手够玩具时往往还抓不准，但到了10个月，他竟然能用手指捏起豆粒大的面包屑了。宝宝之所以能够越来越准确地抓、捏物体，除了因为手部的小肌肉越来越灵活以外，手的精细动作和视觉的协调配合也至关重要。宝宝手眼动作的协调是随着神经系统的发育成熟而逐渐发展起来的。

**宝宝手眼协调的发展**

3～4个月：宝宝开始学习看自己的手和辨认眼前目标。

5～7个月：宝宝可以坐起来了，他的双眼可以看着双手玩弄物品，但手眼协调能力依然比较差，玩具、小手绢随时都可能从手中掉落，并且宝宝没有寻找的意识。当手中物品掉落，宝宝的注意力马上会转向另一件进入视线的物品。

9个月：当物品从手中掉落以后，宝宝会四处寻找；宝宝喜欢拿着小棍敲打物品，爱听敲打时发出的声音。

10～12个月：宝宝已经能够明白玩具掉落和自己的手有关系，他会有意识地松开手，看着手中的玩具掉落。

13～18个月：宝宝开始翻看带画的图书，并开始了涂鸦历程。

19～24个月：由于长时间的积累和锻炼，宝宝已经能够进行更高级的手眼协调动作，比如能够把积木搭起来再推倒，把水从一个杯子倒到另一个杯子。

**简单任务，促进宝宝手眼协调**

1岁后，宝宝双手的小肌肉正在发育，他对小物体以及需要运用自己双手小肌肉的任务很感兴趣。在这些活动中，宝宝不但能得到很多乐趣，还锻炼了手部的小肌肉。同时，眼睛也参与到活动的过程中，从而使手眼协调发展得更好。

- 投掷物体
- 开、关抽屉
- 将物品放入开口容器中
- 操作简单的带锁装置
- 将物体立起来，再推倒它们
- 串珠游戏
- 搭积木

**精细动作**

16～18个月的宝宝可以做到敲打物体、鞋带穿珠3～5个、模仿画道道。

## 亲子游戏：糖葫芦

### 游戏目的

让宝宝练习"穿"的动作，培养手眼协调能力。让宝宝巩固认识红色和圆形，为宝宝认识数做准备，增强宝宝的社会交往能力。

### 游戏方法

准备一些红色的圆形大珠子，再准备一根木棍，妈妈带宝宝边数边把珠子穿到木棍儿上，做成一串糖葫芦，做好后，分给其他人一起"吃"。边做边说：

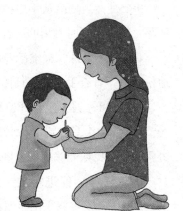

一个珠，两个珠

三个、四个、五个珠

穿成一串糖葫芦

给爸爸，给妈妈

大家分吃糖葫芦

### 爱心提示

买一串真的糖葫芦，以激发宝宝游戏的兴趣。

吃完糖葫芦之后，带宝宝刷牙，注意保护牙齿。

## 认知能力：认识大小，我"能"

一大一小两个苹果让宝宝选，他会倾向于选择大的，看来聪明的宝宝能区分出大小了。但是宝宝的"大小"又和我们理解的不同，他把"大小"当成万能概念，无论长短、高矮、粗细，一律都用大小来表示。随着不断地学习，宝宝会越来越明白"大与小"的概念。

认识大小是一种重要的认知能力，对于人们适应环境具有重要的意义。那么宝宝是从什么时候开始认识"大""小"的呢？

实例：1岁的源源在跟妈妈玩耍，妈妈看到源源手中大大小小的书，突然来了灵感，就告诉源源，这是大书，那是小书。然后说："源源，把大书给妈妈。"于是，源源乖乖地把那本大书给了妈妈。"源源，还有小书呢？"他又很快把小书给了妈妈。源源和妈妈对这样的游戏乐此不疲。在玩耍中妈妈发现，宝宝已经懂得了许多类似"大小"这样的概念。

以上的例子说明，虽然源源才1岁，但他已经能够区分"大"和"小"。其实，宝宝认识"大""小"概念，是一个不断发展的过程，可以分为几个阶段：

能够区分物体大小。不到1岁的宝宝已经能够区分体积大小不同的物体，只是不能用语言表达出来。如果让宝宝在两个大小不同的苹果之间进行选择，他会倾向于选择大的，说明他的确能够区分大小。

能把"大""小"这两个词与大小不同的物体对应。如果在日常生活中父母经常使用"大""小"这样的词来描述物体，那么宝宝在2岁之前就能够根据要求把"大"的或"小"的物体挑出来。

对"大""小"的概念理解还有困难。尽管很多宝宝已经能够把"大""小"对应于不同的物体，但他对"大""小"概念的理解还不全面，运用起来更是有困难。他还不能回答"××和××哪个大"或"××有多大"这样的问题。

### 教宝宝认识大小

不同的宝宝认识大小的能力差别很大。如果加以指导和训练，宝宝认识大小的能力会有较大的提高。

给宝宝玩样式相同、大小不同的玩具。套娃就是很好的玩具，父母可以指导宝宝把小号的套娃套在大号的套娃里面。在玩耍的过程中，宝宝必须能够区分大小，才能顺利完成任务。

父母在日常生活中经常使用"大"和"小"来描述物体。比如在跟宝宝玩耍时可以说"宝宝的手小、爸爸的手大"或者"这是一棵大萝卜、那是一粒小豆子"等。

用"大"和"小"描述体积的大小，但不要用来描述面积和长度。如果可能用"大"和"小"来描述长度、面积和体积，会使宝宝莫名其妙。在教宝宝认识大小的前期，可以只用"大""小"来描述体积大小，使宝宝尽快掌握"大"和"小"的概念。

**宝宝眼中的"大""小"与成人不相同**

宝宝能够区分物体的大小，并能根据成人的要求把"大"或"小"的物体挑出来，但与成人相比，宝宝对"大""小"的理解还不全面。成人使用"大""小"具有很大的灵活性，有时指一维空间，如"我穿的鞋码比你的鞋码大（指长度尺寸）"；有时是指二维空间，如"这张纸比那张纸大""这块地比那块地大"；有时指三维空间，如"这个房间比那个房间大（指容积）""这个沙发比那个沙发大（指体积）"。

正是因为成人运用"大小"概念的不统一，才导致宝宝会把"大小"用做一个"万能"的概念，即不论物体在长短、高矮、粗细、宽窄等任何一方面发生变化时，他都一律用"大些""小些""大""小"来表示。

---

**认知能力**

16～18个月的宝宝可以做到积木搭高4块、主动涂画、模仿排列物品4个、调整笔的方向。

---

## 亲子游戏：吹泡泡

**游戏目的**

让宝宝接触自然环境；增强宝宝的观察能力，培养宝宝的大小认知。增进亲子之间的感情，锻炼宝宝的追逐运动能力。

**游戏方法**

· 和宝宝一起到公园里，妈妈吹出泡泡来，宝宝去追逐拍打。

· 引导宝宝在阳光下观察泡泡的颜色。

· 让宝宝模仿妈妈吹泡泡；妈妈还可以边唱歌边用手拍泡泡。

吹泡泡，吹泡泡

吹出许多小泡泡

小泡泡，抱一抱

变成一个大泡泡

嘭！泡泡破啦

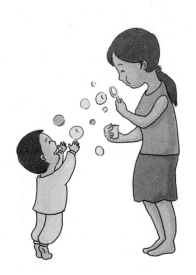

**爱心提示**

注意不要让泡泡液粘在宝宝嘴上、眼睛上，防止化学物质伤害宝宝。要选择开阔的平地，清除可能伤害宝宝的危险物品。

## 语言发展：说出令人难以理解的词

宝宝1岁半了，已经能够理解并使用至少50个词了，也能说出一些简单的短句，父母总是希望宝宝口齿伶俐、吐字清楚，可是宝宝说出来的话却常常"驴唇不对马嘴"。其实宝宝的语言发展是有规律的，只要父母按照正确的方式引导，宝宝总有一天会变得能说会道。

### 名词使用、单词句：不断更新的词汇名单

还记得宝宝说出的第一个词吗？在1岁过后的半年左右，宝宝每个月都能够掌握新的词，16～18个月时，宝宝已经掌握了大约50个词。宝宝说出的词的范围和种类也在不断扩大，从最初的妈妈、爸爸逐步扩展到爷爷、奶奶等家庭成员的称呼，自己的各种玩具，自己的手、脸等身体部位和五官，自己的衣服和日常用品，甚至还有家里的各种物品，窗外的汽车和植物等。你会发现，宝宝的词语清单上在不停地增加新内容！

宝宝已经开始说一些简单小句子了，这一刻令父母难以忘怀！宝宝听起来像是在和别人交谈，甚至在语言中出现音调的起伏。但是，我们却完全听不懂他在说什么！这是宝宝在使用自创的语法，这可是他的发明创造。

有时宝宝并不能完全理解自己说出的词是什么意思，因此常常出现"驴唇不对马嘴"的现象。这都是宝宝学习语言过程中的暂时现象，随着宝宝跟父母交流

的增多，他会很快明确这些词的准确意义，正确使用这些词，正确运用语法。当宝宝的语言能力逐渐发展起来，他会越来越规范地使用语言。

**不要试图纠正宝宝的语言错误**

宝宝的一些似是而非的句子有时令人捧腹，但父母又常常担心宝宝老说病句影响语言发展而急于纠正。其实，即使纠正了宝宝，他下次还是照错不误，总是屡教不改。时间长了还影响了宝宝说话的积极性，宝宝反而不爱开口了。

父母应当常常说简单而规范的句子并鼓励宝宝倾听，而不是强迫他说出正确的句子。这样可以对宝宝形成一个良好的影响，宝宝说话的含义远比语法的正确性更重要。耐心倾听宝宝，这是一种特别的关爱！

---

**语言发展**

16～18个月的宝宝可以做到说出自己的小名、知道常见物品的名称、完成简单要求、会说10个字、模仿双词句、指认7个身体部位。

---

**亲子游戏：我爱洗澡**

**游戏目的**

培养宝宝的卫生习惯，锻炼宝宝的语言能力，让洗澡过程更轻松愉快。

**游戏方法**

环境：浴室。

准备：宝宝洗澡的各种用品，如海绵、沐浴露、温水、洗澡书等。

妈妈帮宝宝洗澡，边洗边唱洗澡歌，带着宝宝有节奏地擦沐浴露、冲洗。让洗澡过程变得更加有趣。

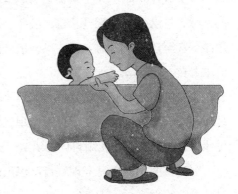

我爱洗澡，皮肤好好
　　啦啦啦啦
搓搓揉揉，好多泡泡
　　啦啦啦啦
好多泡泡，啦啦啦啦

小宝宝，爱洗澡

哇！好多泡泡

上冲冲，下洗洗

左搓搓，右揉揉

穿上睡衣快睡觉

可以边洗边让宝宝指认身体各个部位。父母可以和宝宝一起洗澡，比如妈妈带女儿一起洗澡，爸爸带儿子一起洗。让宝宝体验与爸爸妈妈肌肤接触的亲密感，增进亲子之间的感情。

**爱心提示**

宝宝天生爱玩水，父母要控制宝宝洗澡的速度，不要让宝宝停留在浴盆里过久。

## 社会行为：宝宝迷上了模仿游戏

在宝宝眼里，成人的世界是那么神奇、神秘，那么令人向往，大人们做的事情都挺有趣，可是爸爸妈妈却不让他做。但宝宝却可以通过模仿游戏来实现自己的这个梦想，在游戏中他可以扮演厨师、司机、医生、老师。模仿游戏，让宝宝体验更丰富的生活。

### 模仿游戏

军军快2岁了，他最喜欢玩的游戏就是"开火车"。他把小椅子竖着排成一排，自己坐在最前面的椅子上，把所有的玩具都放在后面的椅子上，还邀请妈妈来坐他的小火车，"呜——"火车开动了。

有的宝宝会跨在板凳上学骑马，或者用树叶把一块石子包起来玩"包饺子"。

宝宝对成人的活动都很感兴趣，如做饭、洗衣服等。但由于受到了能力、体格、安全等方面的限制，宝宝无法参与到这些活动中去。但聪明的宝宝却发现能在自己的小世界中模拟这些活动，比如模仿着给布娃娃喝水、哄布娃娃睡觉、模仿理发师的理发过程、模仿医生给布娃娃看病等。宝宝非常喜欢这种有趣的游戏！

### 模仿游戏不断升级

在模仿游戏中，宝宝并不是一成不变地重复同样的动作，他往往会根据自己不断积累的经验给游戏增添新的内容。刚开始，宝宝可能仅仅是哄娃娃睡觉，以后可能会给娃娃梳头，或者为娃娃穿衣服等。

2岁以前，宝宝的想象力和理解力水平较低，所以他必须依赖一定的游戏材料来维持游戏活动，比如玩具娃娃、板凳等，离开了材料游戏就停止了；宝宝的游戏内容很简单，没有计划，更很少有想象的成分。2岁以后，宝宝的智力水平有了更进一步的发展，最初的想象力也出现了，即使不借助任何东西，宝宝也可以做一些简单的无物模仿游戏了。

**模仿游戏让宝宝更聪明**

模仿游戏调动了宝宝的多种能力，因此能够让宝宝更聪明：

·模仿游戏需要进行想象和象征性思考。在模仿游戏中，一个物体可以代表另外的事物，比如一块小积木可以被当作布娃娃的奶瓶或者是一辆小汽车。通过这种游戏，宝宝的抽象思维能力得到了锻炼，为以后的数字学习奠定了基础。

·有时候在模仿游戏中需要制订计划、做出决策和解决问题。比如给病人看病，或做一桌"美味"的盛宴。这可以充分锻炼宝宝的统筹安排、计划、决策等能力。

·尽管宝宝不能参与成人的很多活动，却能在这个模拟的小世界中体验到参与的乐趣，他会表露出自己的感受或模仿父母的态度——他会安慰生病的布娃娃或者训斥不去睡觉的玩具熊。

**宝宝的模仿游戏，父母要支持**

模仿游戏不但带给宝宝无穷的快乐，而且能激发出宝宝无限的想象力，这种想象力，恰好是创造力的源泉。因此，父母应该鼓励宝宝进行模仿游戏。

1岁半以后的宝宝语言、动作开始较快地发展，这个时候开始带宝宝做模仿游戏，应该是最适宜的。可以为宝宝准备一套形象玩具，如娃娃、动物、交通工具、厨房用具等，这些根据实物制成的玩具，是现实生活中真实物体的模型，可以丰富宝宝的知识面，引起宝宝具体的回忆和联想，激发他去模仿周围的实物和成人的活动。

父母要多参与宝宝的模仿游戏。当宝宝第一次拉着你看他造的"小火车"，你千万不要说"哪有火车呀？"也不要说"这不是火车，火车应该是？"这会把宝宝最初的想象力扼杀在摇篮中。最好和宝宝聊聊他造的这列火车，比如火车要去哪儿啊，乘客坐在哪儿，并夸奖、鼓励宝宝。当宝宝给你"倒水"时，最好配合一下端着杯子假装喝水，尽管杯子里可能是空的。在交流过程中，宝宝的认知、思维、语言能力都会得到提高。

## 亲子游戏：抱抱熊怎么生病了

**游戏目的**

·让宝宝学会控制大小便，培养良好的排便习惯。

·促进宝宝的语言发展。

**游戏方法**

给宝宝讲故事：

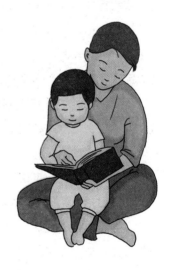

抱抱熊已经能在白天大小便时叫妈妈了，可是它一玩起来，好像什么都忘了。

有一天，抱抱熊和背背兔在一起玩，抱抱熊想上厕所，可是它玩得正高兴，就没有去。玩着玩着，抱抱熊的裤子湿了，可是它还在玩，这时，一阵大风吹过，"啊——嚏！"抱抱熊感冒了。

晚上，抱抱熊发烧了，妈妈带它上医院，打针、吃药，别提多难受了！

这下抱抱熊可记住了：想大小便的时候一定要去，不然又该难受了。

**爱心提示**

18个月的宝宝已能在白天控制大小便，但由于宝宝玩心较重，常常尿裤子，妈妈不要生硬地说服教育，可以用故事的形式告诉宝宝其中的利害关系。

## 父母攻略

宝宝1岁半了，运动、语言能力大大增强。宝宝变"皮"了，玩游戏时又出了很多新招式，还开始发小脾气了，年轻的父母该如何应对宝宝的这些行为呢？

**宝宝行动**：我喜欢学着妈妈的样子打电话。

**妈妈出招**：和宝宝一起玩模仿游戏；让宝宝做些简单的事情，比如，帮忙摆放洗好的衣物、收拾玩具或倒垃圾。

**宝宝行动**：我有时说出的词的发音不太对。

**妈妈出招**：用正确的发音来重复宝宝发音有误的词语可促进宝宝学会正确发音。

**宝宝行动**：我下午睡觉的时间比以前长了。

**妈妈出招**：通过建立一定的作息规律使就寝时间变得愉快。

**宝宝行动**：我心里很烦，总想把玩具摔到地上。

**妈妈出招**：当看到宝宝开始失去控制的时候，试着用一项他喜欢的活动来分散他的注意；当意识到宝宝变得紧张不安时，给他一段时间，让他自己平静下来。

**宝宝行动**：我会走了，周围的一切东西都很新奇，我都想拿来看看。

**妈妈出招**：给宝宝制定的限制不要太多，但一定要始终如一地坚持下去；告诉宝宝你希望他做什么，还可以给他示范什么是良好行为，这样可以保护宝宝的自尊，并且减少冲突。

# Chapter 3
# 好习惯宝宝：19 ~ 21 月龄

1 岁半以后，宝宝已能行走自如，常洋洋自得地用脚尖走上三四步。现在，宝宝不仅能和大人进行简单的交流，还时不时冒出几个"新鲜词"，玩玩具时嘴里也叽叽咕咕的。宝宝喜欢探险，对抽屉的兴趣一天天大了起来，不停地开、关，探险寻宝。在这些手的"调皮"行为中，宝宝建构着自己的思维。

## 宝宝的成长

宝宝又有了很大的进步，他学会了较好地控制身体，能平稳地走路，开始学跑了。宝宝的动手能力也增强了，能较熟练地用杯子和小勺了。原来还只能说单个词的宝宝，现在能说出两三个词组成的小句子了，要吃、玩或要大小便时能说出来，还可以拉着爸爸妈妈找需要的东西。宝宝走得稳、会用语言表达，使他对周围事物的好奇心越来越旺盛，父母可以鼓励和创造机会让宝宝学习主动和他人交往，特别是与年龄相仿的宝宝交往，让宝宝从这些简单的活动中得到更多乐趣。

### 宝宝爱游戏

宝宝爱玩，玩是宝宝在童年时期的主要任务和生活方式。通过游戏，宝宝进行学习并且得到发展。宝宝需要通过各种游戏来获得乐趣和满足感，他对自己正在做的事情感到兴趣盎然，会主动去玩。

游戏影响宝宝情感、社会行为、身体、智能和语言各个方面的发展。通过各种类型的游戏——独自一人玩、平行游戏、相互合作、有组织的、漫不经心或者有意识的游戏等等，宝宝在认知、语言、相互合作和解决问题等方面变得更加成熟。游戏有助于发展他的好奇心、自尊心、力量与协调、独立自主和自我引导。

父母是宝宝的第一个玩伴，也是他的第一个老师。如果父母能够积极参与宝宝的游戏，宝宝就能够更好地通过游戏来进行学习。

### 自尊心

自尊心是指一个人是否用肯定的方式来评价自己。一个人热爱和尊重其他人的能力与他的自尊心的水平成正比。较强的自尊心是心理健康的重要组成部分，并且影响宝宝的社会关系和他将来的成就。

年幼的宝宝会按照父母看待他的方式来看自己。一个宝宝必须能感觉到被爱和受重视，并且认识到他有能力处理他自己的事情和应对周围的环境。如果宝宝常常看到父母的笑脸、得到亲密的拥抱，以及在互动游戏中得到父母的关注，那么，这个宝宝将在很早的时候就开始培养积极的情感。所以，让宝宝知道对他最重要的人是如此疼爱他，可以培养积极情感并帮助他建立自尊心。

父母永远不要让宝宝感觉到自己傻或者笨，设身处地去感受比给宝宝理性和逻辑的解释要重要得多。消极的批评——包括不理会宝宝是否在场就进行奚落、嘲笑和贬损的评论——会使宝宝产生不安全感并压制自身积极情感的发展。

### 学会上厕所

学习使用厕所或便盆是宝宝成长的一部分，就像学习穿衣服和自己吃饭一样。大多数宝宝在 2 岁半到 3 岁之间已经具备学习上厕所的能力。但是，每个宝宝都是单独个体，需要按照他自己的速度来发育。当宝宝准备学习时，父母需要最大限度地提供帮助，但是不要催促他。

自己上厕所不仅仅是宝宝要学的生活技能，也是了解和认识自己身体的过程，宝宝对自己身体的理解和感觉是他的自我观念的主要部分。父母与宝宝在学习上厕所过程中的交流会影响他对自己身体和自我观念的态度。

## 宝宝喜欢的玩具

面对层出不穷的新玩具，父母常常感到困惑，不知道什么样的玩具适合宝宝。有一个简单的原则：宝宝喜欢，当然，这是在玩具安全的前提下。因为发展的主体是宝宝，即使父母认为某个玩具对宝宝的发展有很大好处，如果宝宝不爱玩，任何玩具都发挥不了作用。这并不是说父母不起作用，父母的作用在于培养和引导宝宝的兴趣，这主要表现在宝宝对玩具最初的热情消失了以后，父母可以开发一些新的玩法来吸引宝宝、维持宝宝的兴趣。

| 名　称 | 建议活动 | 所培养的技能 |
| --- | --- | --- |
| 凹凸的塑料积木及操作板 | 拼搭成各种物品 | 精细动作<br>想象力 |
| | 在操作板上玩积木配对的游戏 | 精细动作<br>观察力 |
| 简单拼图（不超过5个部件） | 演示后让宝宝拼起来 | 观察力<br>精细动作 |
| | 根据拼图编故事，讲给宝宝听 | 语言能力 |
| | 在组合好完整的拼图后，拿走其中的一个部件，问宝宝哪个不见了 | 观察力<br>记忆力 |
| 玩具手电筒 | 开、关手电筒，寻找光源 | 精细动作<br>因果关系 |
| | 对黑暗的地方用手电筒的亮光做探索 | 认知、因果关系 |
| | 在手电筒的镜片前贴上不同颜色的玻璃纸，观察灯光颜色的变化，并说出每一种颜色。 | 因果关系<br>颜色概念 |
| 打击乐器（鼓、响铃、沙锤等） | 先做示范，让宝宝即兴演奏 | 因果关系<br>音乐能力 |
| | 准备一段节奏鲜明、欢快的音乐，让宝宝跟着音乐打节奏 | 因果关系<br>音乐能力 |
| | 每个人拿一个乐器，组成一个打击乐队，一起为一首乐曲打节奏 | 因果关系<br>音乐能力 |
| 排序玩具 | 根据颜色把玩具分类 | 分类能力<br>颜色概念 |
| | 根据大小给玩具排队 | 大小概念<br>排序能力 |
| | 给小动物们编一个故事，讲给宝宝听 | 语言能力 |

# 宝宝"现在就要"，父母不能"马上就给"

宝宝最擅长的就是向父母提要求，小时候是用哭，后来就是直接用语言表达，再不行了就哭闹、发脾气，对于宝宝的要求，父母是不是要立刻满足呢？对宝宝深深的爱，让有些父母冒着大雨去买宝宝"现在就要"的零食和玩具，有些父母专程请假来满足宝宝"现在就要见到妈妈"的心愿。

宝宝"一要就给"，对他的成长未必是件好事，也许延迟满足宝宝的愿望和请求对宝宝和父母都会更好。

### 什么是延迟满足

延迟满足指的是为了追求更大的目标，获得更大的享受，可以克制自己的欲望，放弃眼前的诱惑，也就是我们平常所说的"忍耐"。为什么要忍耐？忍耐对宝宝有好处吗？

美国心理学家曾经做过一个著名的"延迟满足"的心理实验。研究人员在一个学校挑选了一个班的 8 个 4 岁左右的宝宝，由老师把他带到一个空房间。随后，一个陌生的中年男子进来，和蔼地给每个宝宝发了一粒包装精美的糖果，并告诉他：你们可以随时吃掉这粒糖果，但是如果谁能坚持等我回来以后再吃，就会得到两粒同样的糖果作为奖励。说完，他和老师一起离开了房间。时间慢慢地过去，这粒糖果对宝宝们的诱惑也越来越大，渐渐地，开始有宝宝忍不住诱惑，吃掉了糖果，但仍有一半以上的宝宝在千方百计地控制着自己，一直等到 40 分钟后陌生人回来。这些宝宝付出了等待，得到了两粒糖果的奖励。

延迟一段时间满足自己的需要，就可以获得更大的满足，这就是延迟满足。

### 延迟满足意味着什么

研究人员用 20 年的时间跟踪研究这些宝宝，发现能够"延迟满足"的宝宝，后来数学、语文的成绩要比那些熬不住的宝宝平均高出 20 分。参加工作以后，他们较少在困难面前低头，并能走出困境获得成功。

生活中，有些人不能克制自己突然爆发的欲望，一时冲动违法犯罪；另外一些人，能够暂时忍耐自己的欲望，并以此激励自己前进力，最终事业有成。能否暂时忍耐以最终获得更大的满足，是人生中取得成功的一个重要因素。

### 让宝宝学会等待

·延迟从 1 分钟开始。不要指望宝宝一开始就能延迟等待几十分钟。等待时间太长，容易使宝宝灰心丧气，失去信心，彻底放弃追求的目标。因此，让宝宝学会等待需要循序渐进。

·不要过分关注等待的宝宝。宝宝在等待时，父母不要担心宝宝焦急的心情而想办法分散宝宝的注意力或安慰宝宝，这样培养的延迟满足会依赖于父母的监督。父母可以忙自己的，让宝宝自己适应等待的时间。

·在生活中训练延迟满足。比如，宝宝要吃零食时，可以让先他完成一个任务再吃；在宝宝学习的过程中，要鼓励宝宝做一些努力后，再根据需要指导或帮助。

·信守承诺，别让宝宝的等待成空。比如宝宝想要玩具，你总是用过两天给他买来敷衍他，宝宝经历了忍耐和等待以后发现还是实现不了愿望，他会觉得失望，下次就会拒绝等待。

### 欲望满足的类型

超前满足、即时满足：会使宝宝没有耐性，不但不利于宝宝的成长，有时还会给父母造成很大麻烦。

延迟满足、适当不满足：培养宝宝的耐心，让宝宝学会等待，并学会为了实现自己的目标而努力，是科学教育所提倡的。

超量满足：容易使宝宝感到厌烦，对什么东西都没有新鲜感、期待感，更不懂得珍惜。

### 用代币法训练延迟满足

代币法是训练宝宝延迟满足的好方法。如果宝宝表现好，可以得到小红花作为奖励，当小红花积累到一定数量比如5个，就可以用来交换宝宝希望得到的礼物。积累小红花的过程就是等待和为目标而努力的过程。

# 小宝宝大脾气

宝宝在生活中会产生各种需要，如吃、喝、玩耍、表达思想、解决小问题、渴望关注，有时甚至希望能控制父母以满足自己的不合理要求。这些需求不管是否合理，如果不能得到满足，宝宝就会产生挫折感和愤怒的情绪。当这些情绪变得太强烈以至于不能忍受时，宝宝就通过一种剧烈的方式来发泄，也就是发脾气。

当然，宝宝发脾气的原因是多方面的，包括生理、压力、需要等一系列因素，也与宝宝的气质有关。客观地了解宝宝发脾气的原因，可以帮助爸爸妈妈更好地应对家里正在发脾气的宝宝，让他有效地学会控制自己的情绪和应对挫折。

**发脾气是一种情绪表现**

多数宝宝在1岁以前很乖，但到了1岁以后，尤其在1岁半到3岁之间会变得非常奇怪，他会莫名其妙地哭叫、打闹、撒泼、摔东西，简直成了一个"小刺猬"。

**宝宝发脾气时的表现**

·有些宝宝会大喊大叫，甚至失去控制、歇斯底里地喊叫；

·有些宝宝会乱摔东西，发起脾气来，家里的用品、玩具都摔；

·有些宝宝则动不动就抬手打人，尤其喜欢打妈妈和爸爸，有时还会踢人；

·有些宝宝爱坐在地上耍赖，甚至在地上打滚，任何人都拿他没办法；

·有些宝宝在发脾气的时候，会反抗爸爸妈妈的任何要求；

·有些宝宝，在发脾气时没有出格的表现，不打、不骂、不闹，就是莫名其妙地哭，而且没完没了，哄也不管用。

爸爸妈妈可能觉得上面的情景似曾相识，宝宝发脾气的确是让人头疼的事情。其实，发脾气只是宝宝情绪的外在表现，是宝宝在发泄自己的愤怒情绪。

**发脾气是情绪的外在表现**

心理学家认为，情绪是人对客观事物的态度体验及相应的行为反应。情绪是以宝宝的需要为中介的，当宝宝某一方面的需要得到满足时，就会产生积极的情绪体验。比如，如果宝宝饿了，就产生了吃奶的需要，如果妈妈给宝宝喂奶，他就会产生积极的情绪体验，如满足、快乐。

如果需要不能得到满足，就会产生消极的情绪体验。比如，如果宝宝正在玩一个非常喜欢的玩具，这时妈妈给他收起来，并要求宝宝吃饭，宝宝玩游戏的需要被剥夺，就会产生悲伤或愤怒的情绪，发脾气就是宝宝愤怒情绪的外在表现。

值得注意的是，发脾气对于宝宝适应环境、与父母进行有效沟通还是有重要意义的。如果宝宝不会发脾气，爸爸妈妈就难以发现他的需要，宝宝也就难以获得合理的照料，无法健康成长了。

其实，宝宝的脾气是他情绪发展中的一部分，了解宝宝的情绪发展规律可以让我们更好地理解宝宝为什么会在特定的年龄脾气变大，又如何学会控制自己的情绪。情绪的发展过程就是脾气的演变过程，消极情绪就有可能引爆宝宝的脾气。

**2～7个月**

宝宝会出现一些基本的情绪，如愤怒、悲伤、快乐、惊讶和恐惧，这时候的宝宝本能地通过哭闹发泄自己的不满或愤怒。

### 7～10个月

宝宝开始理解表情，他知道特定的表情所代表的情绪意义。比如，知道瞪着眼睛的妈妈是生气了，知道爸爸的嘴角弯弯是高兴。同时，宝宝也开始关注爸爸妈妈对于各种情境的情绪反应，比如妈妈在什么情况下会发脾气。宝宝开始关注说明他在学习了，爸爸妈妈千万不要成为坏榜样。

### 10～12个月

宝宝开始使用一些方法来减少不愉快的情绪，避开引起他不愉快的人或者事物。比如，如果宝宝必须等待才能吃东西，他可能会通过玩玩具等方式缓解情绪的不愉悦。但是，这个月龄段的宝宝还不会掩饰自己的恐惧情绪。

### 12～24个月

宝宝开始表现出复杂的情绪，如尴尬、害羞、内疚、嫉妒。很明显，宝宝掌握了更多复杂情绪，但他的情绪控制能力还很差，因此，这段时期也变成了宝宝发脾气的高峰期。

### 24个月

宝宝开始学习如何控制自己的情绪了，语言交流是重要工具。这个年龄段的宝宝可以自如地进行言语交流或者谈论自己的感受了，所以，爸爸妈妈就可以通过和宝宝交流，适当舒缓他的情绪，让他学习如何控制自己的情绪。

### 36个月

宝宝开始学会掩饰自己的真实感受。我们可以看到，宝宝已经可以适当地掌握和调节自己的情绪了，"可以掩饰"表明他的自我控制能力有所提高，当然发脾气的情况就会有所减少了。

从上面的情绪发展过程中，我们大致看到了宝宝脾气的演变过程。宝宝发脾气就是愤怒、不满等负面情绪的外在表现。

因为情绪本身是有两极性的，有高兴就一定有悲伤，当宝宝掌握到更多的复杂情绪时，他就可能体会到更多的负面情绪，但情绪控制能力发展相对缓慢，所以宝宝更有可能脾气大作。

当然，随着宝宝情绪控制能力的不断完善和发展，我们自然会看到一个乖宝宝重新出现在面前。

## 爸爸妈妈如何应对

当面对自己越来越"淘气"的宝宝，很多父母感到莫名其妙的同时，又束手无策，感到无可奈何。该以怎样的态度看待宝宝发脾气，又应如何对待宝宝发脾气呢？

### 理解宝宝的不满情绪

宝宝在特定的阶段发脾气是正常的，父母要帮助宝宝说出他的感受，并表示理解他的不满和愤怒。比如，妈妈可以这样说："我知道你现在感到很生气，但你一定要吃完饭才能喝冷饮。"

如果父母对宝宝的发脾气采用训斥或不理的态度，会让宝宝产生不安全感。大人的不理解只会让宝宝更加难受和气愤，长期的消极情绪对宝宝身心发展是非常不利的。要让宝宝感受到父母的关爱，他才有可能健康快乐地成长。

### 了解宝宝发脾气背后的故事

宝宝在特定的年龄阶段发脾气是正常的，但每次发脾气又是有原因的。父母应了解宝宝发脾气的原因，也许宝宝并不是要跟你作对，也许他真的有某种生理的不适或心理的需求，也许他真的需要你帮他解决一个小问题。

善于发现宝宝发脾气的原因，不但有利于问题的解决，还可以使父母赢得宝宝更大的信任，这对于建立良好的亲子关系非常有帮助。

### 帮助宝宝找到表达情绪、控制情绪的合理方法

宝宝有愤怒、有不满，父母除了理解，还要教会宝宝正确的表达方式。比如，宝宝想玩别的小朋友的玩具，可以告诉宝宝通过交换得到玩具，而不是发脾气或采用暴力。生活中的一些挫折，宝宝还不懂如何处理，父母要适时地发现宝宝的挫折并教会宝宝如何处理：

·在宝宝发脾气时，引导宝宝说出自己的想法，让他学会用语言表达情感。

·告诉宝宝遇到不愉快或不知道怎么解决的问题，可以寻求大人的帮助，这样宝宝就不会独自生闷气了。

·当宝宝的脾气大得不能控制时，父母可以用有趣的东西或宝宝喜欢的玩具转移他的注意力，这个方法很有效。

父母给宝宝传授一些生活、处事技能是非常必要的，面对什么样的情景要怎样处理，这些都是需要父母不断讲解教育、宝宝不断摸索学习的。当宝宝掌握到一些处事方法后，他自然会减少发脾气次数。

# 早期阅读从宝宝出生就可以开始

出生头几年是引领宝宝阅读的最佳时机。宝宝从出生就开始阅读，有助于大脑听觉、视觉、语言等神经系统的发育；宝宝在触摸、撕、扔等玩书的过程中，促进了手部精细动作的发展；当宝宝被父母抱在怀中听故事、看图画书时，宝宝与父母的依恋快速得到建立，宝宝对于语言的感知和理解也加深了。阅读让宝宝的生理及心理都得到了极大的满足。

了解宝宝阅读的特点或者规律非常重要。宝宝刚开始读书时可能注意力不集中，总是翻完这页便急着去翻下一页，甚至有可能撕书、摔书等。其实，这也是宝宝探究图书的一种方式。父母可以在宝宝读书的过程中注意观察，一旦发现宝宝对书里的某个内容感兴趣，那就要抓住时机给宝宝讲解，或者鼓励宝宝讲给你听。如果宝宝喜欢重复阅读一本图书，听同样情节的故事，那就给宝宝充分的时间去享受那些美好而快乐的体验，不要阻止宝宝的兴趣，不要给他灌输太多你认为更有用的"知识"。

阅读的时间长短不是父母需要考虑的因素，父母需要考虑的仅仅是让宝宝对读书产生兴趣，并因此自发自愿地参与到阅读活动中去。至于具体阅读时间，父母可以根据宝宝的实际情况，选择他精力最充沛的一段时间进行。

## 出生至第 4 个月

宝宝在 0 ~ 4 个月内，尤其是刚出生 1 个月内，视觉能力比较弱，这个时候黄斑区视力最敏锐的部位还在发育的初级阶段，宝宝主要是通过嗅觉和模糊的视觉来感知事物的存在，所以听是获得信息的第一来源。此时，宝宝也具有良好的眼球运动，对红、黄、绿这些鲜艳的色彩有较强感知。

在 0 ~ 4 个月宝宝的阅读过程中，黑白对照的简单人脸模式图对宝宝具有超强的吸引力。给宝宝选择一些鲜艳的色彩、强烈的黑白对比图案；同时选择一些颜色亮丽、纯净、图画简单或是黑白分明的图画书也是可以的。

用黑白对照的简单人脸模式为宝宝制作书籍。也可以发挥你的想象力，制作一些其他的模式，比如方格子图、条形图，让你的宝宝看。

## 第 4 至第 7 个月

对于这个年龄段的宝宝来说，熟悉书籍和体会玩书游戏的乐趣非常重要。

4 ~ 7 月的宝宝对抓书、咬书比对听故事更感兴趣，他善于用手、脚、嘴巴等感官来探索世界，喜欢撕东西或用嘴咬。

同时，这一时期的宝宝喜爱的阅读游戏是一些朗朗上口、韵律优美的儿歌，以及色彩鲜艳、内容简单的图画书。

选择布制或其他较结实材料制成的书。准备一些安全且咬不破的布书，满足宝宝口欲期的需求，但在阅读过程中要让他的注意力集中在书上。

书的质量一定要好，色彩对比明显。最好是圆角书，以免刮伤宝宝。这样的阅读不仅能让宝宝认识简单的事物，如水果、蔬菜、花、草、玩具等，还可以培养宝宝对韵律的基本认识和对色彩的初步印象。

### 第 7 至第 9 个月

宝宝在 7 ～ 9 个月时手指已经能灵活地完成简单动作，也会翻书了。妈妈和宝宝一起阅读时，他总喜欢自己不停地翻书，不喜欢静静地听你讲故事。这时候千万不要阻止宝宝这样的举动，让他随便去翻，但仍要坚持每天为他朗读。

为了满足宝宝的阅读需求，你可以选择硬纸板书，最好一物一页，既有利于他翻阅，也有利于阅读活动的开展。

一般而言，宝宝到 9 个月，就可以开始亲子阅读了，在这之前父母可以经常和宝宝说话，给他讲故事。这时不用考虑宝宝是否真正能全部听懂，因为这个阶段是他积累母语词汇的重要时期。可以为宝宝准备布书、洗澡书、发音书等多种形式的玩具书，让宝宝尽早和图书有所接触。

### 第 10 至第 13 个月

尽管宝宝还只是在探索书的外部结构，但是书中的内容将会开始成为他的主要兴趣，他会开始认识书本的内容，并与他的世界中的物品、人物以及事件联系起来。

这个阶段的宝宝可以在阅读过程中帮着父母有序地翻页，边读书边用手指着书中的某个细节。宝宝开始辨认书上的物体和颜色，基本可以理解书中讲述的简单内容。妈妈要选择情节简单、画面简洁的图画书给宝宝，通过书中的故事，教宝宝养成吃饭前洗手、按时睡觉等正确的生活习惯。

妈妈可以选择简单的启蒙读物、符合其理解能力的简单故事和图画书，超越其年龄的、父母觉得更丰富有趣的读物。让宝宝从你的语调、体态、表情中体会到故事给人带来的美，要尽量避免读过于恐怖、悲伤、结局凄惨的故事。

### 第 14 至第 24 个月

14 ～ 18 个月的宝宝正处在行走敏感期，非常多动，对周围事物充满好奇，慎重选择阅读时间，并控制好阅读时间。

18～24个月的宝宝会重复一些句子，喜欢模仿，并能接短句的最后几个字。阅读一些语句简单重复的故事，便于宝宝模仿。

宝宝1岁以后，开始学习理解简单的寓言、笑话、诗歌、小说。文学作品的一切体裁，只要其涵盖的内容不超过宝宝的生活体验，宝宝就能够听懂。给宝宝选书，更要考虑知识含量以外的因素，以丰富宝宝的生活体验，增加他对文学作品的欣赏力。

在日常生活中，有许多随处可见的文字和印刷品，父母都可以把握机会念给宝宝听。比如，坐公车时念公车的号码和地名；上街时，念路边的广告和标志给宝宝听；和宝宝在购物时，把宝宝感兴趣的食品包装上的文字念给他听。

父母最好事先把书看几遍，熟悉了书的情节，然后快乐地读给宝宝听。一定要用宝宝容易懂的表述，有时也可以自己发挥。比如说"鸭妈妈带着她的宝宝们小心翼翼地游过河"，讲故事时就可以适当发挥："鸭妈妈'嘎嘎'地招呼宝宝们，要小心翼翼地过河。"

### 第24至第36个月

2～3岁宝宝开始掌握物体的轮廓，能够分辨出不同的形状，还能分清人物的表情，是宝宝学习词汇的重要时期。宝宝能够掌握书中物体的大小，有一定的空间感，对书中的内容开始认真地留意。

选择与宝宝日常生活有关、宝宝熟悉的故事内容的图书，图书的画面要清晰、明朗，造型可爱而简单，且容易识别。与宝宝日常生活有关的主题的图书，画面丰富、动作变化多样的绘本可以引起宝宝的共鸣和心理需求。

2岁以上的宝宝理解力大大提升，注意力能集中的时间也大大延长了。这个时候，父母应该与宝宝一起看绘本，父母读出文字，宝宝看图，然后在宝宝的脑海里会合成一个完整的故事。选书时应该循序渐进，内容从简单到复杂，故事从简短到长篇。宝宝以前看过的一些适合0～2岁的书，只要他喜欢，还可以继续看。

优秀的绘本综合了插画、文字两种表现形式，为宝宝提供了一个个完整的、有意义的故事。优秀的绘本蕴含了多样的社会生活内容，渗透了丰富的人类情感，宝宝在阅读中可以增长知识，拓展思考的空间，学习表达与交往。阅读绘本还可激发宝宝的创造力，增加想象的空间，让他充分体会创造的快乐。

## 奖励和惩罚的技巧

结果可以决定行为，奖励的结果可以使期望行为的发生率增加，而惩罚的结果则可以减少某种行为。但并不是所有的诱饵都能引得鱼上钩，奖励和惩罚需要遵循科学规律才能生效。

每次考 100 分都会得到 100 块钱，最后宝宝变成为 100 块钱而努力学习，没 100 块奖金就不学习。持续的奖励并没有把行为变成习惯，因为形成了奖励依赖，没有奖励就没有 100 分。怎样才能让努力学习变成宝宝一种持久的习惯？科学实验证明：部分奖励会使行为更持久。

研究者使用部分奖励的方法对大鼠的按压杠杆行为进行强化，要么每按压 3 次杠杆奖励食物 1 次，要么平均每 3 次按压杠杆奖励 1 次，要么是每隔 3 分钟奖励 1 次，要么平均每 3 分钟奖励 1 次。结果发现，这 4 种部分奖励模式都会使大鼠更积极地按压杠杆。

所以，只对个别 100 分进行奖励，在没有奖励的时候宝宝仍然会坚持努力，因为说不定哪天就会有奖励。

## 做有原则的父母

### 宝宝的坏习惯

情景 1：苗苗每次跟妈妈逛商店，都闹着要玩具，妈妈不给买，苗苗就又哭又闹赖着不肯走。妈妈没办法，只好给她买。妈妈感到很无奈，宝宝怎么会娇惯成这样呢？

情景 2：欣欣不好好吃饭，却喜欢在饭后吃零食。妈妈虽然知道这个习惯不好，可是又怕欣欣饿着，没办法，只好满足她。

宝宝的这些不良习惯是怎么来的，该如何解决呢？

### 坏习惯是怎样形成的

其实宝宝之所以出现一些过分娇惯、放纵的行为，很大程度上是父母对宝宝不讲原则导致的。

娇生惯养，百依百顺。当宝宝哭闹着提出某种要求时，如果父母满足了他的要求，相当于无形中告诉宝宝：通过哭闹可以得到想要的东西。

过分保护，缺乏锻炼。有的父母对宝宝过分溺爱、娇宠，不让宝宝做自己该做的事，生怕宝宝吃苦，从吃到穿，从里到外，事事替宝宝做好。这实际上剥夺了宝宝在生活中学习、锻炼意志的机会，容易使宝宝越养越娇，弱不禁风。

**讲原则，父母要学会说"不"**

为了让宝宝形成良好的行为习惯，父母经常需要通过说"不"来禁止宝宝的某些行为。但是，宝宝到了1岁半左右，就喜欢按自己的方式行事，即使父母一直说"不"，宝宝仍然坚持自己的行为。因此，父母要学会让"不"发挥最大效用：

把"不"留在关键时刻。要尽量避免经常对宝宝说"不"，否则宝宝会不以为然。有时候应该采用积极的方法告诉宝宝需要做什么，而不是告诉他不要做什么。比如，希望宝宝"不要站在椅子上"，最好说"坐在椅子上"。

一旦告诉宝宝"不行"时，一定要坚持。如果父母不坚持自己的要求，宝宝会认为父母说"不"并不是认真的，或者面对父母不同的规则而无所适从。

**做有原则的父母**

父母要做行为表率。父母从来都是宝宝模仿的对象，如果父母对自己要求不严格，对宝宝坚持原则是没有效果的，还会让宝宝感觉：妈妈对自己好，对我这么严厉，太不公平了；妈妈的规矩定了可以不遵守。

满足宝宝的合理要求。如果担心养成宝宝的坏习惯，一味地拒绝他的要求，会使宝宝觉得无论怎么样妈妈都不会同意，那就更不要听妈妈的话了，因为即使听话也得不到满足，那还不如怎么高兴怎么来。所以要适当满足宝宝的合理要求。

坚持不满足宝宝的不合理要求。从一开始，就不要答应宝宝的不合理要求，因为很多行为一旦开始就很难改变。一旦形成禁止的惯例，也不要随意打破它。

**不要无原则迁就病中的宝宝**

病中的宝宝总是特别惹人疼爱，父母有时难免失去理性，对宝宝娇宠过度。一些宝宝病愈后变得娇气了、脾气大了，百般挑剔食物，就是病中被过于娇惯而带来的"后遗症"。因此，不能无原则地迁就病中的宝宝。

不要无原则迁就宝宝哭闹。病中的宝宝身体不适，哭闹频繁是正常的，如果父母一味迁就，会诱导宝宝的个性向脆弱的方向发展。

不要无原则满足宝宝的要求。宝宝很会察言观色，他可能会利用父母过分关爱的心理，提出平时不被满足的要求。有的宝宝，甚至会借机放纵自己、蛮不讲理。如果父母无原则迁就宝宝，他会以为患病便可以得到一切。

关爱、引导、鼓励。用关注的眼神、温暖的怀抱和亲切的问候鼓励宝宝战胜病痛，并及时表扬他积极配合治疗的勇敢行为，这才是对宝宝最好的关怀。

## 鼓励宝宝的社会交往：交个小伙伴

宝宝与他人的交往也像他对环境的好奇一样，需要有机会学习，才能建立和发展起来。一两岁的宝宝，走得稳了，说话也多了，整天忙于探索，对所有的人和事物都表现出好奇，这正是鼓励他与别的宝宝交往的大好时机。

这时的宝宝可能还不知道怎样与其他宝宝打交道，但从看见新面孔、相互接触、交换玩具这些简单的活动中，他就能得到很多快乐。从现在开始，每星期至少让宝宝有两三次机会与其他年龄相仿的宝宝在一起玩耍。让宝宝用自己的方式去接受别人，父母可以在旁边悄悄地鼓励，但不要强迫他用某种方式去认识别人。宝宝经过尝试，会找到适合自己的方法。

宝宝这时只会与其他宝宝在一起玩各自的玩具，很少就游戏内容来交流，这是所谓的"平行游戏"时期。尽管他们很少对话，但在一起玩对宝宝的潜在好处远远超出了我们成人的想象。

### 发生冲突怎么办

许多宝宝非常活泼好动，看见与他同龄的宝宝就喜欢和他们一起玩。但是几个宝宝在一起没多久就开始抢东西甚至打架，有时宝宝对家里的一些玩具不屑一顾，可是几个宝宝在一起，再差的东西也是"宝贝"，非要夺个高低胜负。父母对这种情况感到很头疼。

这个年龄的宝宝在一起难免会有小冲突，只要没有危险，让宝宝自己处理冲突，不要对宝宝保护过度。当其他宝宝抢夺玩具时，宝宝如果抓住不放，父母不要因为成人的礼貌而强迫他放弃自己心爱的玩具，那样会让宝宝迷惑不解，甚至非常伤心。让宝宝有机会保卫自己的权利，这是社会交往的基本原则。

### 忍让的宝宝

有的宝宝非常忍让，对人特别友好，从不抢别人的玩具，别人一抢他的东西，他就让给别人，自己去玩别的。慢慢的他也感觉到被人把玩具抢走不舒服，可是又习惯性地让给别人，每次都不知所措。

对于这样的宝宝，父母要注意观察他的情感反应，引导他表达自己的感受，根据他的自身感受采取相应的策略。

如果宝宝觉得把东西给其他小朋友无所谓，那就由他去；如果宝宝不情愿地把玩具让给别的小朋友，他自己心里会觉得委屈，时间长了有可能出现自我保护行为：不愿意和其他小朋友交往，以免玩具被抢。后一种情况，父母可以鼓励宝宝保护自己的玩具，捍卫自己的权利，以保持宝宝对社会交往的兴趣。同时要逐渐教会宝宝一些社会交往的技巧，比如，可以和小朋友交换玩具，小朋友抢自己的玩具时给他一个替代品等。

### "霸道"的宝宝

学龄前宝宝都是以自我为中心，他认为世界上的每件事都是因为他才发生。特别是独生子女，在家中没有兄弟姐妹，能得到父母较多的关怀，已经习惯了大家都把注意力放在他一个人身上，东西都是一个人拥有，缺少宝宝之间的互助、互让和分享的体验，容易形成"霸道"的习惯：当和小朋友在一起的时候，他要控制一切东西，不允许别人染指。

在这种情况下，父母要帮助宝宝玩其中一件玩具的乐趣，可以这样玩、那样玩，把宝宝的注意力集中到这个玩具上来，而不能把着所有的玩具。如果同伴比宝宝小一点，可以称赞宝宝强壮、聪明、灵巧，这样把宝宝的身价提高到大哥哥、大姐姐的位置上来。让大哥哥、大姐姐把玩具分给小弟弟、小妹妹，只要宝宝表现出友好的行为，就称赞他像大哥哥、大姐姐。如果同伴比宝宝大一点，就可以说哥哥、姐姐可以给你玩一个花样，这样可以把玩具给别的宝宝。

### 孤僻的宝宝

如果宝宝比较孤僻，不太合群，很重要的一点是邀请性格相近或有共同兴趣的宝宝参加活动。活动刚开始，宝宝们如何相处不重要，重要的是他们有机会在一起玩，宝宝获得了一次重要的共同经历，为日后的社交技能打下基础。一旦宝宝喜欢与同伴相处，父母就应该对宝宝强化朋友的价值，鼓励他们交往，不要鼓励宝宝抱怨同伴，否则就会强化宝宝的孤僻。

经过一段时间，父母可能会发现宝宝有了"小伙伴"，宝宝会把小伙伴的名字挂在嘴上，喜欢上那个小伙伴的家里玩。虽然他们还会有冲突、有矛盾，但是他们会自己解决，一会儿满眼都是泪水，一会儿又破涕为笑。这时，父母的作用便是指导，鼓励宝宝个人的成长和人际关系的发展。拥有一个"小伙伴"是宝宝成长过程中的重要任务，这为他日后良好人际关系的发展打下了基础。

## 大运动能力：身体各部位协调运动

腿脚变利索的宝宝可不像以前那么"老实"了，他爬楼梯，到户外摸、爬、滚、跑跳、追逐，玩得不亦乐乎。他也许会试着去踢球，不过准确率不高，有时可能踢不到，而且，宝宝还增加了新本领，他还能跟着音乐节奏跳舞呢。

### 动作更熟练的宝宝

宝宝身体的平衡能力越来越强了，他喜欢各种游戏中的运动。在游戏中，宝宝不但要走路、摆臂、站立、下蹲等，而且要跑步，以后还可能单腿跳跃、双腿跳跃、投掷等，这些活动需要大腿、小腿、腰部等各个部分的肌肉协调运动，从而使宝宝这些身体部位的肌肉得到锻炼。

摔跤更少了。现在宝宝的身体已经比较协调，摔跤的次数比原来少多了。当然，由于他上下台阶的技能还不熟练，偶尔摔跤，妈妈也不用过于紧张。这时的宝宝摔跤，一般受伤不会太严重。

走路技能更复杂、更熟练。在宝宝开始学走路大约 6 个月以后，他的走路技巧已经比较熟练，能用脚后跟和脚尖协同运动，而不再只用脚尖行走。他早就能在走路时携带、推或拉一个较大的物体，甚至能熟练地在走路的同时与别人交谈，也能比较熟练地弯腰捡起地板上的东西。

开始跑步和上楼梯。宝宝开始跑步了，但他跑得还不稳。如果跑得太快，宝宝会很容易失去平衡而摔跤。宝宝可以双手扶着楼梯栏杆慢慢走上去；或者一手扶栏杆，另一手由父母扶着走上去。但这时宝宝还不能单手扶栏杆上楼梯。

### 训练提高宝宝的运动能力

合理的训练能使宝宝的跑动更为熟练。随着宝宝运动能力的逐渐增强，他不再满足于在自己的小床上、小屋里玩游戏，外面的世界更吸引宝宝。许多户外的游戏能使宝宝的肢体更舒展，增强宝宝的运动和协调能力。

### 训练宝宝跑步

让宝宝跑步的一个好方法就是给他一个有趣的追逐目标，如颜色亮丽的气球，晶莹透亮的肥皂泡泡。

追泡泡：肥皂泡泡色彩漂亮、轻盈透明。在晴朗的夏天，带宝宝到安全平坦的地面，教宝宝如何吹泡泡，和宝宝一起玩追泡泡的游戏，可以锻炼宝宝的奔跑能力。

还可以用气球代替泡泡，拿着气球在空中放开，气球随风飘动，让宝宝追气球，并伸手轻托，不让气球落地。

捉迷藏：捉迷藏是宝宝最爱的游戏之一，一块大石头、一片小树丛，都可以成为你的藏身之地，故意露出点破绽，宝宝会兴奋地跑过去把你"揪"出来。

妈妈还可以和宝宝在草地上尽情地追跑。让宝宝来追你，当然要记得跑慢点，别把宝宝落得太远，否则他会觉得总是追不上而放弃。不知不觉中，宝宝的肢体运动能力就会增强。

### 训练宝宝上、下台阶

虽然上、下台阶对成人来说非常简单，但对宝宝来说，这还是比较难的任务。你可以帮宝宝练习上、下台阶，比如用旧书做 10 厘米左右高的台阶，教宝宝上、下台阶，还可以训练他从台阶上跳下。这能让他体会跳跃的感觉。

有时辅助和引导比过多的保护更能使宝宝适应成长发展的进程。能跑能走的宝宝对世界充满了好奇和探索的欲望，父母不可能 24 小时看护着他，一眼没看到，他可能就会爬到某些"危险"的地方去。而且，父母不能一生守护，宝宝总有一天要离开父母独自去探索。与其防着、看着，不如教会宝宝哪些地方可以去，哪些地方要等等才能去；哪些地方该怎么攀爬，有没有更巧妙的办法。这样才能帮助宝宝更好地学习和探索。

只有学会探索的方法，才能使宝宝的人生道路走得更开阔。

---

**大运动能力**

19 ~ 21 个月的宝宝可以做到会向不同方向抛球、会跑但自己停不下来、能和着音乐跳舞、做模仿操，仰卧侧转再站起、用脚尖走路、踢球动作更熟练。

---

### 亲子游戏：渔翁捕鱼

**游戏目的**

培养宝宝的身体控制能力及反应能力，增强宝宝身体的协调性，增进父母与宝宝之间的感情。

**游戏玩法**

准备一块大丝巾，当作渔网。爸爸和妈妈拉住丝巾的两个角，上下舞动，宝

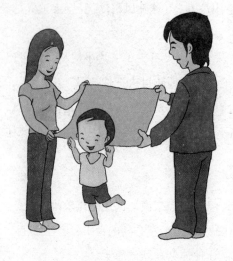

宝扮作小鱼，在渔网下面穿过，边舞动纱巾妈妈边说儿歌：

*小金鱼，游游游*
*摇摇尾巴点点头*
*老渔翁，来撒网*
*网住一条小金鱼*

唱儿歌前三句的时候，宝宝要从网下自由钻过；最后一句，宝宝先是从网下自由钻过，最后说到鱼的时候，渔网落下，宝宝要马上逃走，不要被渔网罩住。

**爱心提示**

做游戏的过程中，宝宝很容易兴奋，父母要帮助宝宝稳定情绪，注意安全。

## 精细动作：宝宝学会了新的"小动作"

宝宝越来越爱动手了，他喜欢给家具挪位置，帮妈妈做家务，还想自己穿衣服、洗手、擦手和刷牙。也许总想"掺和掺和"家务劳动的宝宝会给你"越帮越忙"，不过这正是锻炼他小手的好机会。

1岁多的宝宝对小物体和需要运用自己双手小肌肉的任务和游戏很感兴趣，在玩游戏的过程中，他的双手相互合作，逐渐能够协调地进行各种精细动作。

随着双手协调能力的提高，宝宝能够进行很多过去做不到的动作。比如，他能够分开和组合拼插积木、塑料鸡蛋以及带有可拆卸部件的玩具；他学会了物体嵌套，把大杯子和小杯子套在一起；他也已经能够翻书，每次翻的页数越来越少，偶尔也能只翻一页。

### "小动作"的发展对宝宝意味着什么

·可以刺激大脑，使宝宝变聪明。比如：在运动过程中，宝宝的手部动作和眼睛相互协调，使掌管手部动作和视觉的大脑皮层相互协调。因此，手部的运动有利于大脑发育。

·有助于宝宝的认知发展。运动是宝宝学习的工具和途径，宝宝通过手部的触摸动作来感知事物的形状，通过眼睛和动作来了解物体的位置、方向等。

·可以调节宝宝的情绪。宝宝玩玩具时可以释放压力，有利于形成良好的性格。

## 教宝宝认识自己的双手

无论是宝宝还是成人，生活中处处都会用到双手。父母可以利用每一个活动、每一件事情，教宝宝认识自己的双手，同时观察别人的手。

让宝宝看妈妈的手能够织出漂亮的毛衣，能够帮宝宝穿衣服、梳头发、扎辫子；爸爸的手可以修理电器、搬重物、开瓶盖，可以把宝宝抛得高高的再接住。

教宝宝认识自己的双手，欣赏自己的双手，学会使用自己的双手。让宝宝学会两手协调运作，不仅要用自己的双手洗脸、吃饭、做手工、玩游戏，还可以给爸爸妈妈帮忙，择菜、拿东西。还要学会用自己的双手进行表达、工作、社交。

## 到户外"练练手"

户外活动并不只是能锻炼肢体和大肌肉，玩具也并不仅限于从商场里买回来的那些，自然界里的任何一件东西都可能成为宝宝锻炼小手灵活性的玩具。在宝宝眼中，自然界中的一片沙、一块石、一滩水，都充满了魔力，总是吸引着他去探索其中的秘密。他用手去摸、捏、和、垒、堆、抠、挖，和这些自然物亲密接触的过程，不仅锻炼了宝宝的小手，也包含了宝宝无限的想象和创造。

寻宝游戏：用沙子堆个小山丘，在里面藏一些小玩具，和宝宝一起把手伸进沙堆里，看谁能找到更多的"宝贝"。

捏泥巴：在屋里可以玩捏面团、捏橡皮泥，到户外可以直接捏泥巴。手掌和手指的按压、捏、搓的动作，充分锻炼了宝宝的手部肌肉和灵活性，还能让他的想象力得到充分发挥。

户外活动能使宝宝的手得到更好的锻炼，但也更容易滋生细菌。很多游戏比如捏泥巴，宝宝很喜欢玩，但是宝宝兴高采烈地玩得两只小手黑乎乎的，干净的外套也变成了"小花袄"，一定让妈妈觉得格外麻烦吧。

不要因为这个就阻止宝宝的游戏。其实，一块颜色鲜亮又飘着香味的香皂和一条印着可爱图案的小毛巾，可以帮妈妈解除让宝宝动手的后顾之忧，你还可以趁机教教宝宝怎样洗手。

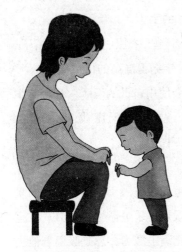

### 亲子游戏：剥豌豆

**游戏目的**

练习"剥"的动作，锻炼宝宝手指的灵活性和双手的配合能力。

**游戏方法**

·妈妈买一些豌豆，和宝宝一起剥豆子。

·先让宝宝观察，妈妈一边剥豌豆一边说：撕开豌豆皮，豌豆宝宝就露出来了。看，好几个豌豆宝宝住在一起，它们都是好朋友。我们捏出一个豌豆宝宝，放到小盆里，再捏出一个豌豆宝宝，也放到小盆里。把它们都捏出来以后，就把豌豆皮扔进垃圾桶内。

·让宝宝模仿妈妈剥豌豆。开始，妈妈负责撕开豌豆皮，宝宝负责把豌豆捏出来；等宝宝会撕豌豆皮了，再自己剥豌豆。剥完后把豌豆煮熟，大家一起来分享。

**爱心提示**

·妈妈要放慢速度，让宝宝能看清楚，帮宝宝了解豌豆的形态和特点。

·宝宝的小手还不够灵活，剥得慢，妈妈不要因为着急而全权代劳，让宝宝失去了学习的机会。

## 认知能力：宝宝眼里有了不同的形状

以前，饼干是宝宝练习用小手抓着吃东西的小食品；现在，宝宝发现了，原来饼干有着各种各样有趣的形状，圆的、方的、三角的；渐渐地，宝宝还会发现，生活中的物品造型各异、形态万千，形状的世界真是奇妙。

你有没有发现，宝宝在摆弄他的饼干时，会把圆形的放在一起，把长方形的放在一起？如果宝宝能够把相同形状的饼干、积木或玩具放在一起，说明他对形状已经有了一定的认识。如果抓住机会进行引导，也许宝宝将会更早地认识更多的形状。

东东的妈妈骄傲地说："我们家东东不到1岁的时候第一次接触三形板，我也没有指导他，他就自己把圆块放进圆形的洞里了。"虽然东东还不知道形块的名称，但他能从观察中推断形块与形穴的关系，准确地放进去。

大概从五六个月开始，宝宝已经能够手眼协调地抓握物体，这说明他已经能明确地感知到物体的外形。如果有机会经常接触不同的形状，1岁左右的宝宝就能根据需要区分一些主要的形状，比如圆形、三角形和正方形。如果让宝宝把不同形状的玩具或食物分组，宝宝基本能够做到。

**圆形是宝宝认识的第一种形状**

在众多形状中，圆形常常是宝宝认识的第一种形状。最初，如果给宝宝一个圆形的物品，让他把形状差不多的物品从众多物品中挑出来，宝宝能够挑对，说明他掌握了圆形的特征。

**形状名称对应于具体形状**

如果在生活中经常告诉宝宝哪种形状是圆形，哪些是三角形，2岁左右，宝宝就能把"圆形""三角形"的名称对应于这种形状的物体。他能按照要求挑出圆形或三角形的物品。

**怎样教宝宝认识形状**

教宝宝认识形状，最好的办法还是在生活和游戏中进行。

让宝宝玩三形板。引导宝宝把从三形板上拿下来的圆形、三角形和正方形形块放到形穴中去。这样的游戏可以帮宝宝认识形状。

在生活中给宝宝示范分组。在宝宝认识形状的开始阶段，父母可以跟宝宝玩分组的游戏。比如，把很多圆形、三角形、正方形的纸板放在一起，父母先把部分纸板分组，然后再拿一块新的纸板让宝宝归入其中一组。

让宝宝在物品中挑出圆形。圆形通常是宝宝认识的第一种形状，可以让宝宝在吃东西或玩游戏的过程中把圆形的物品挑出来。

比如，零食时间，可以让宝宝吃几何形饼干。和宝宝一起选择圆形的饼干，第二天可以让宝宝换选另一种形状的饼干吃。这样，既能帮宝宝学习认识形状，还能让宝宝吃得有趣味。

在生活中找形状。生活用品的形状非常丰富，其中有的物品形状很规则，可以用来让宝宝学习认识形状，比如让宝宝在屋里找圆形的物品。宝宝常常接触到的苹果、橙子、皮球等都是圆形的，这也为宝宝提供了很大的选择范围，他会很兴奋地挑出一个又一个圆形的物品。

认识形状要有一个过程，即使宝宝能够区分形状，并能把形状名称与具体形状联系起来，他认识图形仍有一些局限性：

· 复杂图形的认识会有困难。

· 难辨别两个图形的细微差别。

改变了形状的摆放方向，会导致宝宝认识的困难。比如，有些2岁多的宝宝能够认识正方形，但如果把正方形偏转45°放在桌子上，由于经验有限，宝宝可能还不会辨认。

---

**认知能力**

19～21个月的宝宝可以做到模仿画出直线、认识书中的物品、式样板放准三块、喜欢把物品拆开研究。

---

## 亲子游戏：采摘

### 游戏目的

· 引导宝宝认识水果蔬菜，认识颜色、大小和形状；

· 培养宝宝热爱劳动的好习惯。

### 游戏方法

· 妈妈带宝宝到郊外的果蔬园里进行采摘活动。

· 妈妈可以一边念儿歌一边和宝宝认识、采摘各种水果、蔬菜。

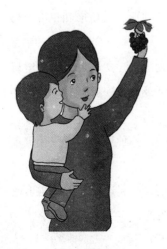

走走走走走，我们小手拉小手

走走走走走，一同去郊游

果园里有什么

红红红苹果，红苹果在树上挂

紫紫紫葡萄，葡萄架上爬

菜园里有什么

长长长黄瓜，长黄瓜在藤上挂

圆圆圆冬瓜，冬瓜地上躺

哈哈哈，哈哈哈，统统搬回家

可以趁机问问宝宝，哪样水果是他常吃的，哪样是他最爱吃的，味道是什么样的。也可将儿歌中的水果、蔬菜名换成你们看到的各种其他水果、蔬菜。

**爱心提示**

·各色各样的水果、蔬菜，对宝宝来说无比新鲜，他可能会因为好奇而动手探索。注意防止宝宝随便踩踏、拉扯，以免破坏植物。

·这是让宝宝在放松、游戏中学习的过程，别把它变成了考场，总是给宝宝出难题。

## 语言发展：宝宝的"电报句"

尽管宝宝每一个词说得都不是特别清楚，可他还是乐于把几个词连在一起说，这让你更难理解。不用为宝宝对错误发音和句子的"屡教不改"而发愁，这是宝宝语言发展的必经阶段，随着年龄的增长和语言能力的进一步发展，宝宝会逐渐变得"能说会道"。

**宝宝为什么对你不理不睬**

有的妈妈发现，宝宝1岁半了，会听也会说了，可有时跟他说话他却跟听不见似的不理不睬，这让很多父母感到莫名其妙，不可理解。原来现在的宝宝对运动、游戏非常感兴趣，有时会对自己正在做的事情过于专注，无法将注意力集中在你说的话上，所以会对你说的话无动于衷。

**宝宝在说"电报句"**

大多数宝宝现在有了50个左右的词汇量，这时候他在表达自己的意思时，会把词语放在一起来使用。他通常使用两个词的组合进行表达：

进行陈述——"喝果汁。"

提出问题——"去哪里？"

表明自己的所有——"我的娃娃。"

表示否定——"没有床。"

表明方位——"书椅子。"（指书在椅子上。）

现在宝宝说话的方式跟电报里使用的语言十分相似，因此叫做"电报句"。

## 电报句

接近2岁的宝宝开始说一种类似于电报里使用的语言，这种语言的特点是：

·没有诸如"这个""一个"这样的词。

·根据宝宝音调的起伏和使用的场合，一个词可以表达整个句子的意思。

·句子通常都很短，一般都是一个名词加一个动词,或者一个名词加上修饰词。比如"坏猫咪""开汽车"等。

## 让宝宝变得能说会道

想让宝宝变得能说会道，父母需要采取点小措施：

·吸引宝宝的注意力。如果宝宝由于过分专注于正在做的事情而听不到你说话，你可以试着谈一些宝宝感兴趣的事情，从宝宝正在做的事情切入，再把宝宝的注意力转移到你要说的内容上。

·扩充宝宝的语言。有时宝宝的话并不符合语法规则，但父母可以根据情境弄懂他的意思。这时可以不改变词的顺序，将宝宝所说的话转变成一个简短的正确的句子，并说给他听。比如，如果宝宝说："妈妈菜。"爸爸可以说："对，妈妈去买菜了。"父母还可以给宝宝所说的话添加一些信息，比如说："对，妈妈去买菜了，她一会儿就回来了。"

·让宝宝模仿。当宝宝说不清某些词时，父母可以重复宝宝实际要说的词。由于宝宝经常模仿父母，因此这种技巧可以帮助宝宝反复听词语的正确发音，同时也让宝宝有机会练习轮流对话。

·给宝宝读书。每天至少保证有一段时间能坐下来给宝宝读书。大声朗读故事有助于宝宝学习聆听和辨别声音，扩展宝宝的想象力。为了提高宝宝的思维能力或扩展宝宝的见识，你会时不时地问宝宝一些问题，这时不一定要特意停下来听他的回答，因为宝宝可能会沉浸在故事情节和你的朗读韵律中，不愿意被打断。其实聆听的过程也可以帮助宝宝识别词语的发音、意思，并帮他学会正确地表达。

## 还原故事的本来面目

也许你和宝宝在一起阅读的时间有限，但不要因为这个而跳跃式读故事。读书不仅培养宝宝的语言能力，同时也带给宝宝其他方面的信息，比如正确的阅读顺序、思考方式、逻辑推理等，如果擅自跳过几页不读，不仅会影响故事的韵律、节奏，更会使宝宝感到迷惑，听得莫名其妙。因为宝宝知道故事应该有的顺序和进度。

最好的办法是选择厚度合适的图书，或者分段阅读，告诉宝宝今天的时间到了，明天我们继续看小白兔究竟有没有找到回家的路。

> **语言发展**
>
> 19～21个月的宝宝可以做到听懂较短的故事、说3～5个字的句子、回答简单问题。

## 亲子游戏：吹小球

### 游戏目的

练习深呼吸，锻炼宝宝对嘴和脸部肌肉的控制能力，有助于清晰地发音。培养宝宝的观察能力。

### 游戏方法

妈妈和宝宝面对面站好，互相吹气，好像要把对方吹倒。妈妈可以做出各种鬼脸逗引宝宝，增加游戏的趣味性。

宝宝熟悉游戏并知道什么是吹气之后，准备一张小桌子和一个乒乓球。

把小球放在桌子中间，妈妈和宝宝分别站在桌子两边，同时使劲吹小球，看谁把小球吹得远。

吹的同时让宝宝观察，怎样吹小球能吹得更远：只有站在正后方才能把小球吹远，否则容易吹偏。

吹小球之前可以先说儿歌：

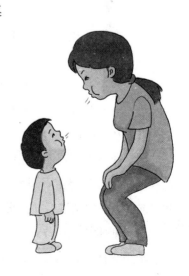

吹、吹、吹小球

我们一起吹小球

鼓起小嘴来用力

我们一起吹小球

儿歌说完之后，妈妈和宝宝一起吹小球，比赛谁先把小球吹到对方桌下。

**爱心提示**

适当地练习深呼吸，可以增强宝宝的肺活量，但宝宝的肺部和身体器官的机能发育还不成熟，注意不要用力过猛，练习时间不宜过长，适可而止。

# 社会行为：共情让宝宝更有"魅力"

宝宝越来越懂事了，他竟然会在妈妈哭泣的时候递上小手绢，摸摸妈妈的手说"妈妈不哭"；还会在妈妈打针的时候鼓励"妈妈别害怕，不疼"。看着宝宝像个小大人似的，父母的心里是不是觉得特别安慰？

**宝宝的共情**

宝宝明白妈妈的心吗？

宝宝能理解其他人的情绪吗？

实例：2岁的乐乐和妈妈在房间里玩游戏，乐乐越玩越高兴，他把所有的玩具都扔到了地上，这让妈妈很生气。这时，妈妈该如何表达自己的情绪呢？是突然走开，不跟乐乐玩了，还是大声呵斥，让他把玩具捡起来？

妈妈停止了与乐乐的游戏，说："乐乐，妈妈现在很不开心，因为你把玩具都扔在地上了。"并停顿一会儿，让乐乐注意到自己表情的变化，"你愿意和妈妈一起把玩具收拾好吗？"当乐乐和妈妈一起把玩具收拾好之后，妈妈微笑着给了他一个拥抱。

乐乐的妈妈故意让乐乐观察到自己表情的变化，这使乐乐很快感受到她的情绪。在1岁半以后，宝宝开始能理解、感受到别人的情绪，这就是共情，是一种能深入他人主观世界，了解其感受的能力。通俗地说，就是感同身受，也就是设身处地为他人着想，站在别人的立场上来理解他人的感情。

**最初的共情**

宝宝能够了解别人的情绪，这种能力在2岁之前就有了。研究表明，大概在14个月的时候，宝宝看到其他宝宝哭泣，他也会出现类似悲伤的反应。这是一种共情能力，是宝宝进行社会交往的最早工具之一。

研究证明，13～15个月的宝宝，有一半以上会尝试去拥抱、轻拍、触摸那些表情沮丧的人，这是共情的早期信号；18～20个月的宝宝会用更多的方式来表达，比如递上一条手绢、询问是否安好等；23 ~ 25 个月的宝宝能表现更多的共情行为，即使他多数时候还需要妈妈和养育者的引导，但已经能向亲人之外的人表达出善意的关心和帮助。

共情，是人际交往的润滑剂，能拉近心与心的距离。会共情的宝宝，能站在别人的角度考虑问题，理解他人的难处，体会到他人的情感，比如快乐和悲伤。共情让宝宝有个好"人缘"，善解人意的宝宝，让人更愿意与之相处。宝宝能共情，就更富有同情心、爱心，会怜惜弱小，不会"冷血"。

### 让宝宝更"懂你"

父母怎样在生活中培养宝宝的共情呢？

关注宝宝的情感。关注与肯定宝宝的情绪情感，是教会他关注和理解他人情绪情感的前提。妈妈在与宝宝的交往中，既要表现出对自己宝宝情绪情感的关心，同时也要引导他理解对方此刻的心情。如果妈妈看到宝宝以错误的方式表达某种情绪，如耍赖打滚、大声哭闹时，只是一味地采取"冷处理"，而不进行适当的沟通，那么宝宝永远无法学会如何正确地表达情绪情感，而且可能会对他人的情绪情感视若无睹。

给宝宝提示。很多时候，妈妈过高地估计了宝宝的情绪识别能力，认为他应该明白周围人的情绪变化。有的宝宝的确可以"察言观色"，但很多宝宝，还完全处在以自我为中心的阶段，需要通过一些提示才能理解他人情绪的变化。所以，妈妈要将自己的情绪外化为表情或语言，直接告诉宝宝。宝宝将逐渐学会根据语言之外的情感线索，自发地理解他人的情感，并通过自己的行为回应他人的情感。

"共情"的能力不是一朝一夕形成的，宝宝"共情"能力的发展更多依赖于周围人的"共情"能力与表现。

为自己的行为结果负责同样是"共情"的重要成分。妈妈要努力让宝宝在犯错之后，尝试从对方的角度来认识自己的错误。

---

**社会行为**

19 ~ 21 个月的宝宝可以做到能等待食物或玩具 3 ~ 5 分钟、大小便时会拉开裤子的松紧带、开口表达个人需要、角色扮演。

## 亲子游戏：小可人

### 游戏目的

· 培养宝宝关爱家人、同情他人的良好品德。

· 发展宝宝的语言表达能力和注意力、观察力、记忆力。

### 游戏方法

通过儿歌可以帮宝宝学会关心家人：

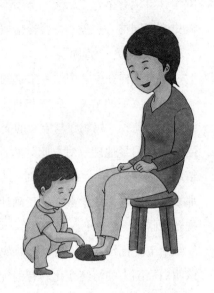

妈妈回到家，上班辛苦啦

我为妈妈拿拖鞋，妈妈歇歇吧

奶奶年纪大，腰酸背又痛

我给奶奶捶捶背，奶奶不疼啦

爷爷在种花，我送小椅凳

再帮爷爷浇浇水，爷爷不累啦

爸爸爱看报，我来把报拿

开开小报箱，报纸送爸爸

全家爱宝宝，宝宝爱全家

从小学会爱，全家乐哈哈

· 宝宝第一次关心家人可能需要成人的提醒，几次之后，宝宝就会懂得主动关心别人。

· 可以创设环境，比如妈妈择菜、爷爷种花故意不坐凳子，引导宝宝把凳子拿过去。

· 帮助家人拿报纸、拿牛奶时，还可以让宝宝观察报箱、奶箱的作用，使宝宝的知识得到不断的增长。

### 爱心提示

· 父母要做宝宝的好榜样，成人的一举一动宝宝都会看在眼里，他会学着爸爸妈妈的样子去关心家人。

· 宝宝刚开始没有关心别人的意识，并不是"自私""自我中心"，不要强迫和批评他，给宝宝时间来学习和适应。

## 父母攻略

宝宝的本领越来越强了，他可能因为忙于探索世界而忘了吃饭、睡觉，作息毫无规律；他希望摆脱大人的帮助，独立完成一些工作，但却弄得一塌糊涂。父母应当如何来应对宝宝的这些情况呢？

**宝宝行动**：我可以走得很快了。

**妈妈出招**：给宝宝示范如何踏上台阶，让宝宝学习上台阶的技能；拉着宝宝的手，帮助宝宝练习踏上路沿或者台阶。

**宝宝行动**：我不愿意让妈妈来帮我，我想自己做！

**妈妈出招**：尊重宝宝希望自立的需要，让宝宝做力所能及的穿衣服和脱衣服的动作；教宝宝简单的穿衣动作，并夸奖宝宝取得的进步。

**宝宝行动**：我的小手和手指越来越灵活了。

**妈妈出招**：在一些有拉链的小手提袋中装些小物品，让宝宝用手指去抓；把手提包拿给宝宝看，演示如何拉开拉链，锻炼宝宝协同运用双手的能力。

**宝宝行动**：我自己可以想办法解决问题了。

**妈妈出招**：和宝宝一起玩智力拼图游戏，帮助宝宝学会解决简单的问题。

**宝宝行动**：我有时不想吃饭。

**妈妈出招**：在宝宝吃饭时不要让他接触容易分心的东西，例如电视或者玩具等；正餐之前限制宝宝吃零食、甜点或者牛奶以确保宝宝到吃饭时有饥饿感。

# Chapter 4
# 两周岁宝宝：22 ~ 24 月龄

当宝宝快 2 周岁的时候，你回顾过去的日子，一定会为宝宝这精彩的头两年而感到惊讶。近 2 岁的宝宝，会跑、跳、踢球，身体动作非常灵活，他喜欢用笔涂涂抹抹，也喜欢看书、听故事。宝宝会说"我的我的"，喜欢模仿大人的动作，他自立的信念更强了。

## 宝宝的成长

22 ~ 24 个月的宝宝简直就是个小大人。他不仅可以走，跑得也很稳，能独立地上楼梯，并开始学跳了。他很喜欢说话，能说出 3 个字的简单句，经常和父母你一言我一语地对答。这时的宝宝很关注别人对他的评价，喜欢听到赞扬声，也有了初步的是非观念，懂得打人不好，脏东西不能动。

### 解决问题

解决问题的能力是认知能力发展的一部分，是宝宝思维发展的表现。在这一阶段，宝宝解决问题还停留在动作思维上，即用感知觉和行为来思考和解决问题。宝宝解决问题离不开和环境的互动，往往在多次动手尝试之后，才能发现解决问题的方法，比如宝宝在玩嵌板时，是通过尝试，不断变换摆放方向，最终将嵌板放入正确的位置，而成人则会通过分析形状来解决问题。

宝宝还可以通过观察学习或者生活经验的积累想出一些解决问题的方法，比如用小木棍够东西，这受益于宝宝的游戏活动或者生活经验。

父母应该为宝宝准备一些发展智力的玩具，或引导宝宝进行创造性的游戏，这些都能培养他解决问题的能力。生活中有很多现象能给我们启示，父母要带领宝宝去发现。

## 宝宝需要的环境：跳跃空间

跳跃是宝宝最重要的身体活动之一，跳跃的练习，有助于宝宝大肌肉运动能力的发展和全身动作的协调。跳跃还可以作为宝宝表达感情的一种方式，当宝宝高兴、生气、激动或受挫时，常常就会跳跃。2岁左右，宝宝的身体平衡能力和协调能力有了很大发展，双脚能跳离地面，特别喜欢蹦蹦跳跳，所以安全的"跳跃空间"深受宝宝喜爱。

在垫子上跳跃。在地板上放一个沙发垫或海绵垫，让宝宝在上面翻跳，学习跳跃的技巧，这样既可以发展宝宝的大运动能力，又能减少宝宝的"破坏行为"和"危险行为"。

在蹦床上跳跃。蹦床跳跃对宝宝身体平衡性的发展有很大作用，但是这个年龄段的宝宝对蹦床还不太适应，容易摔跤，所以要选择人相对较少的时候让宝宝在蹦床上玩，避免与年龄较大的宝宝同时在蹦床上跳，以免宝宝难于保持平衡而一直摔跤，产生对蹦床的恐惧。

在草地上跳跃。草地是一个非常安全的活动空间，宝宝可以自由地跑、跳，不必担心有任何危险，既可以锻炼身体，又能亲近大自然。

在沙坑里跳跃。把沙子里尖利的石头拣出去，让宝宝在沙子上跳跃，这既可以满足宝宝跳跃敏感期的需要，又非常安全。如果脱掉鞋子，则能给宝宝带来更惬意的感受。在沙子上跳累了还可以做其他活动和游戏，宝宝早期的智慧发展主要依靠感觉和运动，沙子可以提供特殊的感觉：沙子有流动性，踩上去会下陷，从高处又可滑下，特别是抓一把时，指缝中沙粒的流动会给宝宝一种特殊的感受；宝宝最喜欢用沙子做"装入倒出"游戏：铲沙子、装到小桶里、再倒出来，既锻炼了手的精细动作和肌肉的力量，又使宝宝对小桶、容器与沙子、内容物之间的关系有了初步理解，尤其是把装满沙子的容器倒扣过来，出现一个个造型时，会进一步提高宝宝对空间关系的认识能力。

## 宝宝喜欢的玩具

积木是童年期宝宝一直喜爱的玩具，也是开发宝宝智力的好工具。用各种不同形状的积木组合成一件新的作品，这一活动为宝宝提供了广阔的想象空间，能有效地促进宝宝创造性思维的发展。同时，宝宝在搭积木的过程中手脑并用，能够锻炼手的灵活性及手眼协调能力。而且，积木的搭建是需要耐心和细致的工作，可以磨炼宝宝的耐力。

积木除了可以搭成各种各样的物体之外，还是宝宝学习数学的一种很好的工具。它可以帮助宝宝认识各种几何形体及其之间的关系，也可以让宝宝按照积木形状、颜色、长短、大小来分类、计数，加深宝宝对几何形体和数学概念的认识。

在家庭中给宝宝玩的积木以中小型积木为宜，也可以带宝宝到一些儿童娱乐场所去，那里的大型积木可能会给宝宝带来更多的创造乐趣。

| 名　称 | 建议活动 | 所培养的技能 |
|---|---|---|
| 4轮自行车 | 学习骑车 | 身体的协调能力<br>腿部力量 |
| | 学习前进、后退、转弯等技巧 | 对身体的控制能力、认识方向 |
| | 过家家，扮演邮递员送信 | 想象力、语言能力 |
| 滑梯 | 爬上去，滑下来 | 大肌肉动作 |
| | 理解"上、下""高、矮"的概念 | 空间关系、语言能力 |
| 秋千 | 荡秋千 | 大肌肉动作、愉悦情绪 |
| | 理解"高、低"的概念 | 空间关系 |
| 串珠 | 串成项链 | 双手协调能力<br>想象力 |
| | 认识颜色、形状 | 颜色、形状概念 |
| 橡皮泥 | 随意捏出各种形状和物品 | 精细动作、想象力 |
| | 认识颜色 | 颜色概念 |
| | 利用捏出的各种物品过家家 | 想象力、社会行为 |
| 手偶 | 学习用手控制手偶 | 精细动作、因果关系 |
| | 利用手偶编故事、对话 | 想象力、语言能力 |
| 配对卡片<br>（采用宝宝熟悉、感兴趣的图案） | 观察卡片的相同与不同之处，学习配对 | 观察力、分类 |
| | 用卡片编排一个简单的图形，如一张红色、一张绿色、一张黄色等 | 排序 |
| 清洁玩具<br>（大小适合宝宝使用的簸箕、刷子、笤帚、海绵等） | 鼓励宝宝自己扫地、擦桌子等 | 自理能力、精细动作 |
| | 学习清洁物品的顺序，比如，先用扫帚扫地，再用小刷子和簸箕把垃圾盛起，最后倒入垃圾箱 | 排序、语言能力、精细动作 |
| 适合搂抱的玩具动物或玩具娃娃 | 过家家 | 社会行为、想象力 |
| | 编故事：小动物有点感冒，需要照顾 | 语言能力、社会行为 |

# 宝宝不爱吃饭，妈妈怎么办？

妈妈的苦心经营没有换来宝宝面对美味的全力配合，却迎来一场对决——你让我吃，我偏不吃；你让我多吃，我偏偏吃一口就摇头；你让我好好吃，我就是心不在焉。

喂刚学会走路的宝宝吃东西对父母来说通常是一件令人烦恼和沮丧的事情。在宝宝 18 个月到 3 岁之间，宝宝的几个发育特征也许会导致餐桌大战：

· 学步期的宝宝比婴儿期发育得要慢，因此，他比那时吃得要少。

· 学步期的宝宝对独立的渴望通常比对食物更感兴趣。

· 学步期的宝宝对运动和探索比对坐下来吃东西更感兴趣。

关注宝宝的发育过程，遵循符合宝宝发育特点的指导原则，就会避免与他发生餐桌大战。

## 宝宝的味觉在发生变化

有时你会发现，宝宝本来吃得很好，却突然见饭就躲，即使喂进嘴中，也会吐出来。这可能是因为他的味觉在发育、发生改变。通常宝宝的味觉在 8 个月时开始发育，但每个宝宝味觉发育时间会有不同。遇到这种情况，要在宝宝的食物中添加少许调料，或者添加一些炒菜的菜汤，就会让他觉得有滋有味了。

## 宝宝没有参与感

想让宝宝感觉自己是餐桌旁的重要人物，那么就应该给他一把勺子，让他慢慢地沉浸在自己用餐的快乐当中。如果你因为怕他弄乱了餐桌而总是让他两手空空，他会觉得像被捆住了手脚，感受不到参与、探索的快乐，慢慢地就会觉得这件事跟自己无关。

## 食欲不好

处于饥饿状态时才能有好的食欲，没有饥饿感的时候宝宝就会对吃饭失去兴趣。父母应定时给宝宝喂饭。对待零食也要像对待早餐、午餐、晚餐一样，按照规律，定时给宝宝吃，尤其不能把零食作为诱导宝宝吃饭的奖励，这样容易使宝宝歪曲对吃饭的理解，过于关注那些奖励，从而不正视自己的饥饿感。

如果宝宝吃饭时吃得不够多，也不要随后补上，应该等到下次喂饭时再吃。另外，吃饭前宝宝玩得过于兴奋、天气原因如酷暑、生病、进餐环境改变等都会暂时影响宝宝的食欲。

## 喂饭的时候

### 你的注意力分散了

喂饭的过程是帮宝宝锻炼用餐经验的过程，父母要注视宝宝的眼睛，和宝宝有同样认真的态度。所以给宝宝喂饭的时候，别走神，也不要只是单纯地把勺子里的食物放到宝宝口中，那样他会觉得吃饭没有什么乐趣，会影响他对吃饭的兴趣。

### 和别的宝宝比较

每个宝宝都各有千秋，他的感觉能力、味觉发展、食量大小和咀嚼能力、吸收能力都不一样，所以他对食物的喜好和接受能力也各不相同。有的宝宝可能会天生不喜欢某种味道，或者对某种味道敏感，随着年龄增大，会有所改变，并且这种食物的营养可以通过其他食物获得，所以，不要把自己的宝宝跟别的宝宝比较，你的宝宝是独一无二的。

### 食物过于单调

膳食中缺乏维生素 B、微量元素锌可引起宝宝味觉功能和胃肠消化功能的降低，使宝宝没有食欲、消化能力减弱。建议每 5 天更换一种新蔬菜，即使他不喜欢，一口也不吃，也要坚持 2 ～ 3 天。如果他仍然讨厌这种蔬菜那就再变换一下菜单，到了下一个星期再把这种蔬菜加到他的菜单中。如果你只做宝宝喜欢吃的东西，你是在鼓励宝宝的任性，会导致真正的偏食。

### 喂食速度太快

放慢喂饭的速度有助于宝宝消化，并让他有机会好好地品尝食物。喂饭的速度太快，宝宝会养成狼吞虎咽的毛病，影响宝宝的消化；时间久了，吃饭就成了任务而不是乐趣。

### 宝宝的注意力被分散

许多人喜欢边看电视边吃饭。成年人可以很好地控制自己不被干扰，但宝宝的注意力却会被电视屏幕牢牢吸引。他不再关注吃了什么，也忘记了他要学习什么是吃饱；吃饭的时候把玩具摆在餐桌上，也会分散宝宝的注意力，他会更喜欢玩具而不是食物。

吃饭是一件需要专心的事情。因为吃饭不仅是将营养吃进去，还要让营养的消化吸收处于最佳状况，过度的精力分散不利于胃肠的蠕动和消化液的分泌。宝宝在吃饭时分散注意力会导致他吃得过快，或者什么也不吃。所以，关上电视、把玩具拿出宝宝的视线吧！

**宝宝发育比原来慢了**

宝宝的身体发育是有一定规律的。1 岁后，宝宝体重增长的速度开始减慢。比如，一个出生 3 千克的宝宝，正常发育到 1 岁时体重一般会达到 10 千克左右，体重是出生时的 3 倍。而 1 ~ 2 岁的宝宝一年间体重一般只增加 2 千克。7 ~ 12 个月的宝宝每天对热量的需求大约是 110 千卡 / 千克。1 岁以后，每增加 3 岁，每天对热量的需求便会减少 10 千卡 / 千克。所以，宝宝的饭量与成长有关，他不想吃了正是因为他不需要了。宝宝是最好的热量控制者，他通常不会在一次用餐时吃入过量的热量。

# 宝宝喜欢说"这是我的"

许多宝宝到了 2 岁左右，自我意识逐渐增强，他开始意识到维护自己的领地和权利不被侵犯，也非常喜欢把一些东西据为己有。

情景 1：妈妈带 2 岁的涛涛到明明家去玩，两个宝宝各玩各的，很愉快。临走的时候涛涛非要带走明明的一个玩具不可，明明坚决不让涛涛拿玩具，两个宝宝闹得不可开交。涛涛不断地说："这是我的。"明明也说："这是我的。"在双方父母的调解下，涛涛最终才不情愿地放下明明的玩具哭着回家了。

情景 2：2 岁多的晓晓有一点让妈妈特别发愁：晓晓太老实，太软弱，在外面玩特别容易受欺负。只要晓晓一拿玩具出来，就有宝宝围上来，看好了就上手抢，晓晓只能在原地咧着嘴哭，妈妈心想：怎么这么窝囊，你倒是抢呀，自己的东西有什么害怕的。

同样是对待玩具，几个宝宝的表现截然不同，这说明他在"物权意识"方面差别很大。

## 宝宝的物权意识

物权意识就是意识到物品是属于某个人的。不同的宝宝对物权也有不同的意识，同一个宝宝在不同的发展阶段对物权的意识也不同。涛涛不尊重别人的物权，而晓晓则是没有强烈的物权意识，或者说不能坚持维护自己的物权，这两个宝宝的物权意识都是需要调整的。

父母应有意识地帮助宝宝建立"物权"的意识——小火车是邻居弟弟的，益智玩具是表哥的，洋娃娃是小伙伴莎莎的，那本图画书才是自己的。

### 为什么培养宝宝的物权意识

宝宝具有正确的物权意识，对宝宝的健康成长、适应社会具有积极的意义：

·培养宝宝的物权意识，能使宝宝感受到自己是玩具、生活用品的真正主人，宝宝的自豪感、责任感、小主人精神、自主意识、自信心会随之增强，这有助于减少宝宝的依赖性，逐步改变宝宝的依附地位。

·在培养宝宝物权意识的过程中，通过明确和尊重宝宝的物权，可以引导宝宝感受到父母给的小物品包含了对他的爱，因而能够增强他对父母、对家庭的情感。

·在培养宝宝物权意识的过程中，引导宝宝整理、摆放、使用和保管自己的物品，有助于培养宝宝的管理能力、动手能力、劳动习惯，对培养宝宝的生活自理能力有帮助。

### 怎样培养宝宝的物权意识

·订立规矩。鼓励宝宝想要什么要跟大人讲，规定在公共场所或别人家里，什么东西是可以拿的，什么是不可以拿的。最基本的规矩是：想要什么，在拿起来之前，先询问大人可不可以。

·将拿的东西归还。宝宝拿了别人的东西，要自己归还；如果有必要，父母可以陪宝宝一起去。父母若发现宝宝拿别人的东西时，要先了解他为什么拿，再做适当处理。在处理的过程中，要注意保护宝宝的自尊心。

·灌输"轮流""借用"的观念。宝宝抢夺或毁坏别人的东西，通常可能是因为好奇，父母应趁机给宝宝灌输"轮流""借用"的观念。告诉他："现在弟弟在玩汽车，等吃完饭以后，你才可以玩"，或是"那是姐姐的故事书，你要先问姐姐愿不愿意借给你"。

·尊重宝宝的物权。许多在成人看来无关紧要的东西在宝宝的眼中却有着非同寻常的意义。父母不经宝宝允许随便丢掉他的物品，常常会使宝宝伤心；而不与宝宝商量就随便摆放他的物品，很可能使宝宝养成乱丢乱扔的习惯，有的宝宝长大成人了还改不掉东西混乱的缺点。

# 做个好陪购

超市里货物琳琅满目、五花八门，是让宝宝学习和长见识的好地方。妈妈们也可以看护、购物两不耽误。这原本是件一举两得的事，可是宝宝在超市的表现却经常让父母非常窘迫和苦恼。

**带宝宝购物的烦恼**

宝宝乱拿东西。亮亮的妈妈说："我家亮亮现在快 2 岁了，我最近带他去超市，他总是乱拿东西，还总往地上扔，拿到吃的马上就要拆开包装吃，真的让我很头疼。"

2 岁左右的宝宝喜欢占有，对他来说，超市里有无数好玩的东西，而他还没有意识到这些东西不是属于自己的。他总爱把喜欢的东西放到自己的篮子里，或者让父母帮他带回去。如果父母不同意，宝宝可能会发脾气、哭闹。

宝宝在超市乱跑。对好奇的宝宝来说，超市是一个充满神奇和乐趣的地方，那里有各种各样有趣的东西。宝宝在超市里跑来跑去，边跑、边看、边拿，弄得父母又要照顾宝宝的安全，防止他走丢，又要手忙脚乱地跟在后面收拾。如果阻止宝宝，他还会不高兴。

宝宝吵着回家。东东的妈妈说："我总是很发愁带东东去超市，刚去的时候还挺乖，过一会儿就开始闹，非要回家不可。弄得我跑了一趟什么都没买成。"

有的宝宝刚去超市时还会有新鲜感，没过多久就开始烦躁、吵闹，这也让妈妈感到很无奈。

**让购物过程轻松愉快**

带年幼的宝宝去超市购物是一个不小的挑战。发挥一点创造性，可以让你的购物旅程轻松愉快！

给宝宝做好准备工作。在去购物前做好充分的准备，通过事先的安排使不愉快的事情少发生或不发生。

·选择宝宝情绪较愉快的时候去超市，否则还没出门，他就开始跟你"较劲"了。

·吃饱喝足再启程，至少这样可以让宝宝在超市里现场"拆包"的可能性减小一些。

·大小便问题最好在家解决，超市里可不允许随地大小便，并且从最里面的货架跑到厕所也是一段不近的路程。

·别忘了带一件宝宝喜爱的玩具，否则宝宝两手空空，当然会去拿货架上的东西了。

采取一些小策略，让宝宝在购物过程中少给你增加麻烦。

·最好去之前列好购物清单，在超市里尽量速战速决，因为再好的办法也难让宝宝坚持几个小时很安静地配合你。

·一进入超市就开始与宝宝交谈，加入一些开心的游戏活动，比如描述超市里的东西。

·让宝宝帮助你找一些要购买的物品，或者让他帮你把物品放进购物车，这样可以充分发挥宝宝动手动脚的积极性。

**与购物有关的学习**

在带宝宝购物的过程中，加入一些游戏活动，可以满足宝宝的好奇心，还可以让他学到很多东西。

·边走边看，边玩边说。妈妈可以边走边和宝宝说说看到的物品的颜色、形状、大小等。水果蔬菜的色彩丰富、形状各异，可以让宝宝尽情发挥。

·家里的购物游戏。在家里，也可以创造一些情境，帮宝宝回忆在超市的经历。给宝宝不同大小的盒子、积木、纸袋、瓶子等，让他假装在超市里"购物"。开始，他可能需要你的帮助，不久，他就能够和自己的小伙伴一起来玩这种购物游戏了。


# 双面宝宝：在家是条龙，在外是只虫

林林妈妈说："林林玩滑梯时，正准备下滑，有小朋友从下面往上爬，他马上退后，像个绅士一样等着。有小朋友撞到他了，他也不生气。林林出门特别乖，见到熟人很有礼貌地打招呼、说再见；别人给东西，大人没点头，他绝对不要；接受了别人的东西会说谢谢；小朋友打他了，也不还手，就会哭着喊'妈妈'。可是在家就不一样了，简直调皮得没法管，扔东西、骂人，还很开心地看着你，仿佛那是一件很有趣的事情。这不是欺软怕硬吗？"

有的宝宝在外面胆小、谦让，让人觉得特别老实、害羞，就像个小绅士；但是一回到家里，就称王称霸，无法无天，简直就是个"小霸王"，尤其家里有人来，就成了"人来疯"。宝宝的双面性常常让爸爸妈妈感到疑惑：宝宝在家里和外面为什么有这么大的反差呢？

**宝宝为什么表现"双面"**

有的父母认为宝宝"在家是条龙，在外是只虫"，这是没出息的表现。其实我们应该认真思考宝宝行为背后的原因。

父母的溺爱、放纵。宝宝之所以"在家是条龙"，主要原因是父母的娇惯、溺爱、放纵，使宝宝在家中随心所欲，不懂得谦让，以自我为中心。

宝宝缺少交往能力。宝宝在家里受到过度保护，缺少与外界的交流，当跟其他宝宝在一起时，就没有安全感、手足无措、无所适从，原先惯用的撒娇伎俩完全没了用武之地。

父母应当创造机会让宝宝跟其他宝宝交往，在交往中学习如何与别人相处。可以带宝宝到公园、小区广场、早教机构等宝宝较多的场所，鼓励宝宝与同龄宝宝接触，慢慢地培养宝宝的社交能力，帮宝宝掌握社会交往的技巧，树立起信心。

**从"双面"到"里外如一"**

·父母要采取始终如一的态度，纠正宝宝的霸道行为。如果宝宝提出无理要求，或者任性、要赖，父母要态度坚决地制止，并保持前后一致，如果有一次心软了，那从此以后这个规矩就立不起来了。

·从小事做起，鼓励宝宝交往。先陪着宝宝跟比自己小一些的宝宝相处，这样会让宝宝觉得更安全，等宝宝胆子稍大一些，再让他跟同龄或年龄稍大的宝宝交往，逐渐过渡到自己结识新朋友。

·鼓励宝宝的良好行为。当宝宝与其他小朋友相处表现得和在家里一样主动、热情时，或者宝宝对父母变得与对待其他人一样有礼貌时，别忘了及时鼓励宝宝，让这些良好行为成为宝宝的习惯。

# 大运动能力：跳

宝宝经过走、跑的阶段后该学跳了，这时可以玩青蛙跳跳、小兔蹦蹦等游戏来鼓励宝宝练习双脚跳起。为了增强宝宝的这些本领，父母要不断鼓励他，让他看到自己的能力。多次锻炼，就能增强宝宝的信心，父母要善于抓住锻炼宝宝身体的好机会。

**宝宝的跳跃：用动作去探索**

宝宝开始运用刚学会的本领来探索和理解一些概念。比如通过自己的身体理解高矮、快慢、上下，以及远近的概念。他通过尝试和实践来了解"我能跳多高""我能跑多快""我能把球扔出多远"。当宝宝对自己的身体越来越熟悉和了解时，运动将变成宝宝的享受。

### 准备——起跳

2岁左右，宝宝的身体越来越灵活，能熟练地在沙发上爬上爬下，或在公园里攀爬小滑梯。宝宝的臀部与膝关节的力量日益增强，他能很容易地蹲下捡东西并站起来。

有时宝宝会做出屈膝然后向上使劲扬手的动作，好像要跳起来，其实他的脚根本就没离开过地面。这仅仅是跳的雏形。很多宝宝喜欢在父母的帮助下爬楼梯，有的宝宝能连续爬2~4层楼。如果得到相应的锻炼，用不了多久，宝宝就能学会向前跳跃，可以双脚跳离地面，并且可以稳稳地从台阶上跳下。这时，宝宝可以真正地蹦蹦跳跳了。宝宝有时从跳跃中得到快乐，有时通过跳跃表达快乐。

### 帮宝宝练习跳跃

跳跃动作可以锻炼宝宝的下肢力量和膝关节的灵活性。

刚开始练习跳跃时，父母可以拉着宝宝的双手，让他屈膝向上跳。提醒宝宝下落时双脚要轻轻着地，以免受伤。刚刚开始练习跳时，父母一定要握着宝宝的双手，然后过渡到一只手，进而让他学会自己跳。

等宝宝能稳定地双脚跳离地面后，可教宝宝从一级台阶上跳下来。开始练习时选比较矮的台阶，等宝宝有了一定的胆量，并能熟练地跳下站稳后，再逐渐增加台阶的高度。父母要及时给予宝宝鼓励和帮助，并进行示范。

### 宝宝学跳小技巧

模仿学习：宝宝可能不知如何双腿用力，妈妈可以示范给宝宝看，让宝宝学着你的样子跳。户外活动时，让宝宝跟年龄稍大的宝宝一起玩，同伴之间的感染力非常强，宝宝跟着哥哥姐姐们，动作学习变得容易而有趣。

游戏情境：妈妈满怀希望地拉着宝宝说"跳、跳"，宝宝又害怕又不想让妈妈失望，压力可真大。有趣的游戏让宝宝在不知不觉中学会跳跃，小腿变得更灵活有力。比如在地上画出小圈，让宝宝从各个方向跳入小圈、跳出小圈。在练习中妈妈可以通过增加圈的直径为宝宝增加难度，让宝宝觉得有趣并富有成就感。跳跃游戏中还可以加入儿歌，边唱边跳，让宝宝乐在其中。

多帮宝宝进行练习，他大脑中负责相关运动的神经元连接就更稳固，信息的传送也更快更准确，对身体运动的控制能力就越好。同时，对身体的良好控制可以让宝宝更自信，积极的情绪对宝宝大脑的发育是非常有帮助的。

> **大运动能力**
>
> 22～24个月的宝宝可以做到双脚跳离地面、扶栏杆下楼、自己玩滑梯、独自上楼、跑步较稳。

## 亲子游戏：我们走在小路上

**游戏目的**

·让宝宝练习走、跳、跑、蹲等动作，增强肢体的协调性和平衡性。

·根据指令做动作，培养宝宝的反应能力。

**游戏方法**

可以全家人在户外和宝宝一起进行这个游戏，父母边说儿歌边和宝宝做相应的动作，也可以根据情境即兴更换儿歌内容，创编一些新动作：

我们走在小路上
我们一起走呀走
看见小蜜蜂
快快蹲下来

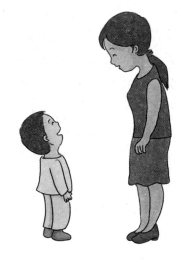

可以更换儿歌的内容，如：

我们走在小路上，我们一起跑呀跑
看见小青蛙，我们跳一跳
我们走在小路上，我们一起爬呀爬
看见小乌龟，我们转一转

**爱心提示**

为了培养宝宝的创造性，妈妈可以鼓励宝宝自己编词，带着妈妈做动作。

# 精细动作：让宝宝尽情涂鸦吧

宝宝的小手越来越灵活了，他可以握着彩笔画出更多圈和线，轻而易举地就能拧开瓶子上的盖子；在餐桌上，宝宝也可以自己拿着勺子吃饭了。宝宝能更好地控制自己的小肌肉运动，这让他学到了很多的技巧。

### 手的技巧：越来越灵巧的宝宝

2岁左右的宝宝非常喜欢动手，对家里的每一样东西，都要翻一翻、动一动，他就是通过不停地摆弄各种东西来了解外部世界。同时，宝宝通过动手活动，不断发展控制自己小肌肉的能力，逐渐学会了越来越多的技巧。

宝宝学会了转动物品。宝宝学会了拧开小瓶上面的盖子，或者转动物体。这是宝宝的一种新技巧，它有助于宝宝玩简单的拼图游戏和独立使用勺子。

宝宝学会了画点和圆。过去宝宝只能用手臂和肘部运动进行简单涂鸦，即兴画一堆"面条"，现在他能尝试学着画圆圈，他会兴奋地对着自己的杰作嚷着"鸡蛋、鸡蛋"。

宝宝学会了自己用勺子吃饭。过去很长时间，宝宝是用手抓着喂自己吃东西，所以刚开始学着大人的样子拿着小勺吃饭时，常常弄得一片狼藉，或把饭喂到自己的鼻子上。现在他把食物弄到餐具外面或衣服上的量和次数大大减少了，他已经基本上能调节勺子的方向，把食物送到自己嘴里。

宝宝学会了搭更复杂的积木。最初宝宝只是摆弄积木，现在宝宝开始真正搭积木。他发现，积木不仅可以搭火车，还可以搭高楼大厦。宝宝常用的是堆高和平铺两种搭积木的方式。以后，宝宝还会学着搭出"架空"和"围合"等样式。

宝宝第一次自己穿上了衣服。宝宝能自己穿上一件简单的上衣是一件让妈妈非常兴奋的事。当然，扣纽扣的工作还需要妈妈代劳。宝宝在3岁左右可以学会自己扣扣子，而他真正独立穿衣大概要到3岁半左右。

### 宝宝的小手动起来

手部游戏：需要手指、手腕活动的游戏能让宝宝感受到乐趣，同时还能发展精细动作技能。搭积木是非常经典的手部动作游戏，可以充分发挥宝宝的想象力。

生活技能：在日常生活中，让宝宝的小手动起来。比如让宝宝学着自己穿简单的外套，自己用勺子吃饭等，既能锻炼宝宝的手部肌肉，还能培养宝宝的生活自理能力，让他很有成就感。

**教宝宝涂涂画画：握笔让宝宝的手更灵活**

最初，宝宝并不知道笔的作用，他把5个手指全部都用上，紧紧地攥着，笔尖朝天，挥舞着胳膊，一不小心就在沙发上戳了几个大黑点，连他自己都不知道划了几条"小蝌蚪"，这种动作是无意识的。渐渐地，宝宝开始让笔尖冲下，虽然依然是"满把抓"，但这时宝宝开始有意识地往纸上戳，然后，戳变成了划，"瞎划拉"发展成了有意识、有目的地"画"。

在握着笔涂涂画画的过程中，宝宝的手部肌肉能得到很好的锻炼，会越来越有力、越来越灵活。

**手脚并用学涂鸦**

总是使劲地握着笔会使宝宝感到疲惫和厌倦，手指画也能锻炼宝宝的精细动作技巧和创造力。可以在宝宝的手上涂上无毒害的颜料，让他尽情地发挥，还可以把宝宝的脚底涂上颜料，让他在纸上踩几个小脚印。如果宝宝把手上沾着的牛奶和果汁用来画画，也是很有创意的。

**宝宝涂鸦必备工具**

为初露头角的小画家做好准备工作，让他尽情涂鸦。

·不同质地的涂鸦材料：旧衣服、旧布包、旧桌布、旧窗帘。

·粗糙度不同、软硬不同的纸：宣纸、餐巾纸、复印纸、报纸。

·不同颜色和功能的画笔：炭笔、铅笔、蜡笔、水彩笔、毛笔。

---

**精细动作**

22～24个月的宝宝可以做到会拧门把手、使用夹子夹东西、玻璃丝穿扣3～5颗、模仿画竖道、使用筷子。

---

**亲子游戏：涂鸦歌**

**游戏目的**

训练宝宝的动手能力和创造力。训练宝宝正确握笔的方法和手腕的控制能力。

**游戏方法**

妈妈为宝宝准备蜡笔、水彩笔、绘画板、毛笔、套袖、小罩衣、纸、彩色铅笔、水粉颜料。

妈妈带领宝宝一起进行涂鸦游戏，可以一边画一边给宝宝讲解画的内容：画个圆是太阳，点很多点点是小草。

让宝宝在纸上随意涂鸦，妈妈唱儿歌或讲解画面内容；让宝宝躺在纸上，妈妈画出宝宝的轮廓，再在轮廓中画出眼睛、鼻子、衣服等；用宝宝的小手或是其他的工具来进行拓印。

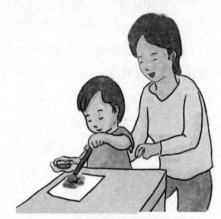

大蜡笔，真神奇

点个点，变草地

画条线，变彩虹

画个圆，变太阳

五彩世界任我画

我是快乐的小画家

**爱心提示**

·需注意笔和颜料不要让宝宝放到嘴里，也不要乱甩。

·涂鸦的地点可以选择涂鸦墙或阳台等能自由挥洒的地方。

## 认知能力：宝宝会数数了

宝宝的认知发展常常要靠动手操作来实现，许多游戏，如搭积木、插小棍都可以锻炼宝宝的认知能力。宝宝还可以通过模仿来学习，并在模仿中提高创造力。父母不但要积极鼓励宝宝的创造性行为，还要在游戏中引导宝宝发挥想象力，创造更多的游戏玩法。

在宝宝2岁左右，有关数的概念渐渐萌芽。一般来说，宝宝掌握数的概念会经历3个步骤：

第1步，会背数。有的宝宝2岁左右就能说出一些数字了。比如，有的宝宝能用正确的顺序说出"1，2，3，4，5"。但是，宝宝现在还没有意识到每一个数都代表一个值，代表一定数量的事物，也就是说，会背数并不等于已掌握数的概念。宝宝背数仅仅是在进行机械记忆，和背唐诗一样只记得语音的顺序而并不明白"数"的含义。

第 2 步，学会点数并说出总数。当物品的总数量较少，通常为 10 个以下时，2 岁多的宝宝能够用手指着物品，出声数物品的数量，最后说出"一共"有几个。这说明宝宝已经理解了口中念的数与实物的对应关系，知道"一共"就是合起来的意思。现在宝宝点数还非常依赖手眼的配合，如果不用手指着，宝宝可能会混乱，数得不准确。

第 3 步，学会数的分解、组合。宝宝逐渐学会数的分解、组合，也就是知道一个较大的数是由一些小的数组成的。比如，知道 3 块糖拿走 1 块后还剩 2 块。

即使宝宝已经学会了简单的数的分解与组合，当数量加大、数字问题变难时，宝宝还会退回到上一阶段，要用手指点数来帮忙才能数清楚或算明白。

**宝宝初学数靠感觉**

宝宝在最初学习"数"的概念时，非常依赖感知觉，即光看事物的外表。这使他经常犯错误，比如有时他看到大车个头大些，就会认为 3 辆大车比 4 辆小车多，有时他又会认为把 1 块面包分成 2 块就要比原来的一整块多。

**帮宝宝掌握数的概念**

宝宝对于数的概念可以在生活、游戏中逐渐形成。宝宝玩耍时，很自然地用到许多学算术前的活动，如比较、配对、分类、组织、测量和归类等。通过这些活动，宝宝能够结合图像、语言和意义，逐步形成数的概念。

**教宝宝学背数**

当宝宝还没有萌发数的意识时，父母可以通过一些游戏或日常活动来教宝宝背数。比如给宝念"123，321，1234567，7654321"，一边念一边和宝宝一起拍手打节奏，这种富有韵律的背数歌可以使宝宝很快学会背数。到 2 岁半左右，就可以让宝宝学会从 1 数到 10。到宝宝 3 岁，就可以数到 100 左右。

**教宝宝学点数**

要想点数先排列：和宝宝一起把葡萄、糖果等之类的小食物或积木等排成一列，这样更方便宝宝学点数；或者边放边数，一直到宝宝能背出最大的数。比如宝宝能背到 9，那就边数"1，2，3，……"边往盘子里放葡萄，一直数到 9。

"配对"活动帮宝宝点数：鼓励宝宝把物品分成两组，通过一一对应的方法边数数边对它们进行配对。比如每一个盘子边上放一张纸巾，在每一个杯子里放一根吸管，或者每一个洋娃娃、玩具熊都盖上一张毯子。

### 教宝宝学会数的分解、组合

用宝宝常常会用到的物品、常玩的玩具、常吃的零食教宝宝学习数的分解、组合。比如在桌上摆 3 块糖果，先让宝宝点数，再让他拿去 1 块，然后问他还有几块。他会通过点数知道是 2 块。让宝宝把手中的糖放回桌上，让他体会"合并"，宝宝又会通过点数而明白合起来是 3 块。宝宝在 3 岁左右能够借助于这样的具体实物和动作的摆弄来理解简单的加减关系。

无论是学数数还是学习数字的分解组合，我们都是从具体的物品入手，让宝宝在形象的操作中学习，而要过渡到抽象的数字层面进行加减运算，就必须要在头脑中建立起抽象的类所包含的逻辑关系。这要到儿童六七岁才能发展起来。所以有时宝宝知道桌上有 3 块糖，拿走 2 块还剩 1 块，但却不理解"3–2=1"。

---

**认知能力**

22 ～ 24 个月的宝宝可以做到模仿用积木推火车、能一页一页翻书、会认两种颜色、知道物品复位、认识大小、知道 1 和许多。

---

### 亲子游戏：盲人摸"象"

**游戏目的**

训练宝宝的听觉、触觉，培养宝宝的判断推理能力，让宝宝认识身体各部位。

**游戏方法**

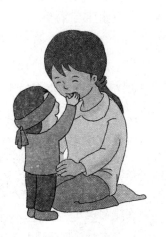

用纱巾把宝宝的眼睛蒙上，妈妈在屋里一个地方站好，然后叫宝宝的名字。宝宝寻声摸过去，妈妈请宝宝"摸耳朵"，宝宝要根据妈妈的指令摸到妈妈的耳朵上，再请宝宝摸鼻子、胳膊、腿、眼睛等。妈妈叫过宝宝的名字后，就不能再移动位置了，方便宝宝寻找。

**爱心提示**

一定要注意宝宝的安全，以免摔倒或磕碰。

# 语言发展：宝宝掌握了更多的词

宝宝经过对单字、双字词的掌握，再把多个字词连在一起就是句子了。这时父母需要教宝宝用一些简单的句子表达意思，要有意地、清楚地说些简单句教宝宝模仿，宝宝逐渐就会用一些简单句来表达自己的想法了。

2岁左右的宝宝已经能够理解很多词语，比如宝宝在日常生活中经常用到的物品的名称（各种食物、生活用品、玩具），父母的简单指令（过来、过去、亲亲、拿、给、吃、喝、走、抱），打招呼的词（你好、再见）等。宝宝对自己的名字，以及爸爸妈妈的称呼同样也很敏感；另外，宝宝还能基本掌握表示否定的词，如"不""没"，以及一些表示方位的词和"我""你"这些代词。

### 开始跟父母会话

宝宝已经能够说出简单的句子，这说明他具备了进行简单会话的能力。这对宝宝来说是一个重大的进步。宝宝最初的会话可能是在游戏中无意发生的。父母在和宝宝一起游戏的过程中，会跟宝宝不断地进行交流。宝宝很可能对游戏有着自己的理解，或者对父母的提问很有兴趣。随着游戏的进行，宝宝会通过提问或表达自己看法的方式与父母谈话。这可不代表宝宝从此就能熟练讲话了，也许他之后又回到"蹦词"的状态。别着急，慢慢来，用宝宝感兴趣的话题引导他，他会变得越来越熟练。

### 帮宝宝学语言

·许多谈话方法和技巧，可以帮父母引导宝宝学说话。

跟宝宝轮流交谈。只听不说，很难让宝宝说话变得流利。无论是在游戏还是日常生活中，宝宝说出词语时，要积极回应，并鼓励、等待宝宝回答，逐渐让宝宝形成跟父母轮流发言的习惯。

把宝宝说出的词扩展成句子。比如，如果宝宝想要一杯饮料时说出"果汁"这个词，你可以说："你想在杯子里放一些果汁吗？"用声音的起伏来吸引他对"杯子""果汁"的注意力。

·环境的熏陶可以让宝宝迅速找到学语的"感觉"。除了日常生活中的对话，大自然中更是有许多素材可以让宝宝练习让舌头变得更灵活，比如到郊外踏青，总会让宝宝格外兴奋而忍不住"叽叽喳喳"地向父母炫耀他发现了什么宝贝。

·游戏是让父母走近宝宝的最好途径，可以拉近宝宝与父母之间的距离，让你们之间永远有说不完的话题。多挖掘和发现可以与宝宝一起玩的游戏，这不仅是锻炼宝宝语言的好机会，还可以让宝宝的其他能力得到很好的发展。

| 有利于开展会话的做法 | 不利于展开会话的做法 |
| --- | --- |
| 跟宝宝谈论他正在玩的内容，这是他关注的中心。 | 提问太空泛，如"今天都做什么了""明天会有什么安排"等。 |
| 给宝宝留下充足的反应时间，别指望宝宝能像你一样对答如流。 | 过于好奇或不信任的话"这真是你自己做的？" |
| 接受宝宝不理解父母的话或不能顺利表达自己的意思，以及会话中出现卡壳、终止等情况。 | 用命令的语气说："把积木收拾起来""把这个涂成红色的"。 |
| 问宝宝一些容易回答的问题，如"你盖的楼高不高啊""你的娃娃吃饭了吗"等。 | 太难或模棱两可、不好回答的问题会使宝宝不予理睬或抵触跟你谈话。太难的问题会打击宝宝的积极性。 |

**语言发展**

22～24 个月的宝宝可以做到使用人称代词"我"、指认并说出图片 5 样、问"这是什么"、说两句以上儿歌。

## 亲子游戏：拍手歌

### 游戏目的

发展宝宝的语言能力、培养创造力和想象力，训练宝宝的肢体协调能力。

### 游戏方法

妈妈和宝宝边拍手，边说儿歌，并根据儿歌创造性地编一些动作：

你拍一、我拍一，一个宝宝开飞机。

你拍二、我拍二，两个宝宝梳小辫。

你拍三、我拍三，三个宝宝去爬山。

你拍四、我拍四，四个宝宝学认字。

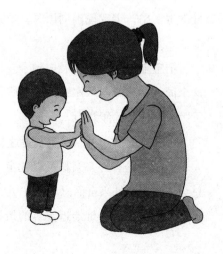

你拍五、我拍五，五个宝宝敲锣鼓。

你拍六、我拍六，六个宝宝吃石榴。

你拍七、我拍七，七个宝宝做游戏。

你拍八、我拍八，八个宝宝吹喇叭。

你拍九、我拍九，九个宝宝是朋友。

你拍十、我拍十，吃饭干净不挑食。

**爱心提示**

妈妈可以引导宝宝自己创编儿歌，更换拍手儿歌的内容，以达到锻炼语言表达能力的目的。

# 社会行为：宝宝像"换了一个人"

宝宝可以自己做一些简单的事情了，如自己吃饭、喝水，主动配合穿衣、穿鞋袜，还可以自己穿脱简单的衣服。父母要创造机会让宝宝自己尝试着做，培养他的自理能力。在日常生活和交往中还可以用宝宝能理解的方式告诉他正确与不正确的事，使宝宝初步建立是非观念。

宝宝1岁半以后，行为表现明显跟以前不同了，简直像换了一个人。他喜欢反抗父母，动辄说"不"；常常以自我为中心，家里所有人都要围着他转，稍不如意就大声哭闹；没有多久，宝宝又变成了一个"小财迷"，什么东西都想据为己有，不管这东西是谁的。

我就是"我"：宝宝为何突然变化这么大呢？

其实宝宝行为的变化反映的是宝宝自我意识的发展。也就是说，宝宝开始表现独特的"我"了。宝宝的自我意识发展是一个比较漫长的过程，这个过程从出生不久就开始了。

刚出生不久的宝宝不会区分自己和周围的世界，他把手指或脚趾塞进自己嘴里，毫不迟疑地咬下去，直到疼了才松开，他根本不知道这手和脚是属于自己的。

几个月以后宝宝会渐渐发现自己和周围世界的不同，有意识地用手去接触物体，开始把自己的身体和周围环境区分开来。

1岁之前，宝宝见到镜子里的映像并不知道那就是他自己，他会跟镜子里的小伙伴打招呼，甚至好奇地想要爬到镜子后面寻找里面的那个宝宝。

大概到15个月左右，宝宝开始比较清楚地意识到自我的存在，初步认识到我就是"我"，是一个独立的个体了。他开始使用自己的名字。直到2岁左右，宝宝会把名字理解为自己的代号，他用名字来称呼自己，如"贝贝饿了""贝贝乖"，遇到有人喊周围同名的宝宝时，他会感到困惑。

宝宝从知道自己的名字过渡到掌握代词"我""你"，这是自我意识发展的一个重要变化。宝宝开始把自己当作一个与别人不同的人来认识。从此，宝宝的独立性开始发展起来，他经常说"我来""我要"等，并且把自己的物品都贴上"我的"标签。

随着宝宝把自己当作独立的个体来认识，他逐步学会了自我评价，懂得了"乖"或"不乖"、"好"或"不好"的含义。

培养宝宝良好的自我意识，最重要的是让宝宝正确地了解自我、接纳自我，这也是宝宝日后心理健康发展的一个重要基础。

·帮宝宝了解自我。父母要以宝宝可以接受的、生动形象的内容和形式，让宝宝逐步认识到世界上只有一个"我"。"我"是独一无二的，有好听的名字、乌黑的头发、小小的嘴巴、明亮的眼睛；"我"很能干，能用自己的双手吃饭、穿衣、绘画，能用自己的双脚走路、奔跑、跳跃。"我"有许多优点，也有一些缺点，不过，经过努力，"我"能改正自己的缺点，做个好宝宝。

·培养宝宝的独立性。让宝宝学着自己吃饭，带着宝宝一起叠他的小衣服，收拾玩具，让好奇的宝宝帮你一起打扫他的房间，尽早培养宝宝独立的个性。

·培养宝宝形成积极的自我形象。真诚地与宝宝交流，别吝啬你的慈爱和温情。要承认宝宝的价值，理解、接受、认可宝宝在特定发育年龄阶段有特定行为。多给宝宝正面评价，从而使宝宝形成积极的自我形象。拿宝宝的缺点和别人的优点比，不仅起不到激励作用，还会打击宝宝的自信心，使他变得自卑。

**社会行为**

22～24个月的宝宝可以做到脱单衣或裤、开始有是非观念、说出常见物的用途、能用毛巾擦手、模仿行为。

### 亲子游戏：小医生

**游戏目的**

尝试让宝宝扮演角色，增强社会交往能力，促进宝宝语言能力的发展。

**游戏方法**

准备一些常用的空盒或空瓶、玩具医疗器械（听诊器、针管、棉签等），请宝宝做医生。用宝宝平时喜欢的娃娃或动物玩具做宝宝，妈妈带着它去医院看病。妈妈抱着玩具对宝宝说："大夫，我的宝宝病了，请您帮我看看吧。"教宝宝用听诊器听一听，告诉妈妈宝宝得了什么病，再开些药，如果病情严重还要请医生打一针。

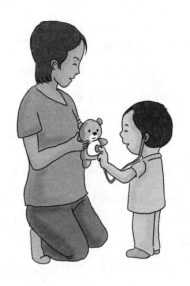

**爱心提示**

·给宝宝准备的塑料小瓶要刷洗干净、消毒。

·不要用玻璃瓶子，以免发生危险。

·如果有条件还可以为宝宝做一顶小白帽子，再穿一件白大褂，打扮得更像一名小医生，以增加宝宝的兴趣。

## 父母攻略

宝宝过了2周岁了，他喜欢自己做事情，懂得更多父母提出的要求，年轻的父母该如何响应宝宝的这些行动呢？

**宝宝行动：**我能仔细听妈妈说话，还能回应妈妈说的话。

**妈妈出招：**和宝宝玩游戏时轮流进行，尽量让自己和宝宝的话语长度保持一致；通过手势、面部表情，有时也可以用语言来让宝宝明白轮到他玩了。

**宝宝行动：**我能够明白简单的故事中发生的事情。

**妈妈出招：**给宝宝提供各种各样的书籍；带宝宝去图书馆；在家中留出一块地方存放宝宝所有的图书。

**宝宝行动**：我发现两个玩具汽车轮子上的花纹是一样的。

**妈妈出招**：给宝宝看食品袋上画的以及书中的事物，并要求宝宝把这些事物找出来；通过玩简单的拼图游戏帮助宝宝练习配对；鼓励宝宝在游戏中对玩具进行配对或者分类。

**宝宝行动**：我说话越来越清楚了。

**妈妈出招**：给宝宝示范说话的正确方式。如果宝宝说"我古古玩"（我和狗狗玩），你就说"是的，你和狗狗玩"。当你说话的时候让他看着你的嘴。

**宝宝行动**：我发现有些东西看上去是一样的，就把它们放在一起！

**妈妈出招**：让宝宝帮你收拾东西，你可以说："让我们把所有积木收起来……好的，现在我们要收拾所有的书。"

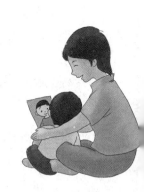

# Part Three
# 宝宝第 3 年

　　两年的生活经历，宝宝无论在生理还是心理方面，都有了长足的进步。2岁以后，宝宝的乳牙已出齐，走、跑、跳等基本动作日益灵活，能用语言表达自己的想法，具备了基本的生活自理能力，逐渐摆脱了小婴儿的影子。

# Chapter 1
## 聪明宝宝：25 ～ 27 月龄

25 ～ 27 个月的宝宝喜欢蹦蹦跳跳、跑来跑去，一个人也能玩得很开心。宝宝手腕的动作日渐灵活，娴熟地转瓶盖、拧螺丝，摆弄各种各样的玩具，总是觉得自己无所不能；宝宝对空间的理解进一步提高，知道上和下；他会说简单的句子，能完整地背儿歌；宝宝现在能熟练地用勺吃饭，控制大小便的能力也加强了。你不得不承认，宝宝真的长大了！

## 宝宝的成长

走路对 25 ～ 27 个月的宝宝已经不再是问题。在家里，宝宝一会儿爬上椅子再上桌子去拿他喜欢的玩具，一会儿又在抽屉里"寻宝"，没有闲的时候。宝宝手腕的动作日渐灵活，对空间的理解力也加强了。宝宝会说简单的句子，喜欢听内容简单、富有情节的小故事，也能完整地背一些儿歌。

### 独自玩

2 岁后的宝宝常常喜欢自己单独一个人玩，他会专心地独自玩自己的玩具，不关心周围人的行为，也不参与别人的活动，他常常一边玩一边自言自语。这一时期的宝宝以自我为中心，他没有意识到同伴在游戏中的作用，独自玩能让宝宝的认知能力得到发展，而且随着年龄的增长，独自玩可以满足宝宝个体化选择的需要，成为一种个性化的表现和独立性的标志。

### 理解更多词

随着宝宝词汇量的增长，他开始理解更多的概念，比如"上"和"下"、"里"和"外"、"最小"等。这一时期，当你看着宝宝玩的时候，当你向他解释一些事情的时候，你会发现，宝宝的理解能力在发展。

帮助宝宝在日常生活中学习这些概念能够促进宝宝对周围世界的理解。比如，当你把他的玩具汽车收进玩具箱时，问他"你的汽车在哪里呀"，他很快就能从你的动作和话语中理解物体在箱子里是什么意思。经常这样做给宝宝看并和他交流，他就能掌握更多复杂的概念。

**帮助宝宝转变**

转变是宝宝活动的一部分。想象这种熟悉的场景：你的宝宝正在玩积木，这是他最喜欢做的事情，他聚精会神，而且把积木搭得很好。这时你突然发现已过了睡觉时间，如果睡眠不充分的话，宝宝在第二天就会疲倦任性。

如果你总是催促宝宝，无疑会使这个过程变得更加漫长。尽管你不能保证每次都很愉快，但为宝宝的转变准备出一些额外的时间，对宝宝在这一年龄段的发育是非常值得的。

宝宝停止一项活动去开始另外一项，这样的情况会在一天之中发生许多次。改变活动、位置、穿着，甚至从睡觉到清醒，所有的这一切都要求宝宝去转变。有时转变是宝宝的选择，但很多时候都不是。理解日常生活的转变对宝宝来说可能是困难的，需要找到一些让他能更轻松转变的方法。利用宝宝能理解的事情在转变前的几分钟给他一个提示，比如说"我们将在读完这本书后睡觉"，这比"我们将在5分钟后睡觉"更能让宝宝接受。宝宝不可能对事情预见得太远，当被迫使停止一个活动时，他会感到不舒服，那是因为他不知道接下来会发生什么。告诉宝宝将要发生的事情，但不用向他做详细的解释，比如"离开公园以后，我们会坐车去商店"。

这个阶段，宝宝的气质特征常在许多情况下表现出来。他可能会是听话而易相处的，或者可能会每天都有着相似的生活规律；他可能会很强烈而极端地表达自己的感情，或者可能总是很冷静，没什么事情可以扰乱他。观察你的宝宝，了解他的气质将有助于你帮助他进行转变。

# 宝宝需要的环境：数前教育空间

数前教育是在宝宝学习计数、认数和掌握最初的数概念之前，成人为宝宝组织的数学教育活动。数前教育是数学教育的基础，给宝宝提供数前教育空间，能够帮助宝宝较容易地理解抽象的数概念。

数学是思维的科学，数的运算需要理解数的逻辑关系，依靠抽象思维的活动，因此，数概念的学习是开发宝宝智力的重要途径。3 岁左右的宝宝基本上能掌握初步的数概念，但是，如果从 2 岁左右就开始对宝宝进行数前教育，对宝宝以后学习数学将大有帮助。

宝宝的数前教育大致可以从以下几个方面进行：

### 观察

观察是一种有目的、有计划、较持久的感知活动，是后述比较、排序、配对、分类的基础。2 岁后，随着宝宝注意、记忆、思维和语言的逐步发展，其观察的范围扩大了（能同时观察到事物 2 种以上的特性或 2 种以上的物体），注意力集中的时间也长了，但观察的目的性仍较差，容易被无关的事物所吸引。

因此，父母应在引导宝宝多观察的基础上，提高宝宝观察的目的性和准确性。在日常生活中父母可以随时随地问宝宝"这是什么？""这是什么颜色的？""这是什么形状的？"等问题来引导宝宝观察，还可以利用简单的镶嵌板和拼图培养宝宝的观察能力。

### 比较

比较是思维的基本过程之一，是宝宝认知能力发展的具体体现，可以结合日常生活教宝宝学会比较。

比如，爸爸比妈妈高，宝宝比妈妈矮，西瓜比苹果大，3 颗糖比 1 颗糖多等。此外，还可以让宝宝分辨冷和热、男和女等。宝宝的比较能力主要体现在对事物的外部特征的辨别和认识上，让宝宝把需要比较的两个事物放在一起真正地比一比，可以加深对所比概念的理解。

### 配对

配对是比较的形式之一，也是发展宝宝对数的理解所应掌握的一个基本要求。最开始只给宝宝出示两对，比如，两只玩具小狗和两只玩具小猫，让宝宝学习配对。先拿出一只小狗，看一看，放在地上或桌子上；再拿出一只小猫，看一看，放在小狗的右边，摇摇头或说"不是"，把小猫移到小狗的下面；再拿出一只小猫，看一看，先放在小狗的右边，摇摇头或说"不是"，然后把小猫移到小猫的右边，点点头或说"是"，接此往下进行。

这样可以使宝宝学会配对的方法。等宝宝掌握后，增加到三对、四对，每对之间的差距也逐渐减小。以后还可以逐渐过渡到图片配对、符号配对。

### 分类

按物体共同特征归并和分类的能力是发展数概念的一个最基本的能力。宝宝在很小的时候就有分类的能力，分类是日常生活活动不可分割的部分。宝宝的分类活动可按照物体的颜色、形状、大小等特征，最开始可以根据物体的颜色分类，颜色是最容易被宝宝感知的物体特性。比如，让宝宝把红色的珠子放到红色的碗里，把绿色的珠子放到绿色的碗里，或者把大玩具熊放到大筐里，小玩具熊放到小筐里。此外，还可以让宝宝用勺子舀着分类。

### 排序

排序是对两个以上的物体按照某种要求进行顺序排列，是较高水平的比较。比如，从大到小，从高到矮，从粗到细等。开始排序时东西最好不超过5个，以3个为宜，物体之间的差异要明显。

套娃、套杯都是很好的材料。以套杯为例，拿出最大的、最小的和中间的一个（这三个差别较大，宝宝容易分辨）让宝宝给它们排队。教宝宝找出最大的，然后在剩余的杯子中再找出最大的，与刚才的最大的做比较，排在最大的后面，依次类推。等宝宝熟练掌握后，可以增加排序的数量。

### 一一对应

生活中有许多机会可以练习一一对应。比如，吃饭的时候，每个人需要一个碗、一双筷子，让宝宝帮助发碗、发筷子；给每个人一个苹果；给每只小熊送一朵花等。

### 相等化

相等化体现了合成和分解的思想。2个苹果，再放上几个苹果就和3个苹果一样多？这块积木，再放上哪块积木就和那块积木一样高？这本书，再摞上哪本书就和那本书一样厚？诸如此类的问题，都可以帮助宝宝理解相等的概念。

### 型式排列

这是数学的一个基本主题，识别型式是理解数学的基础。比如，可以把珠子穿成两个红的，一个绿的，两个红的，一个绿的……把积木摆成圆形、三角形、正方形，圆形、三角形、正方形……和宝宝讨论这些珠子是怎样排列的，让宝宝模仿型式重复排列，等熟练以后可以让宝宝自己设计排列型式。

以上8种看似与数概念无关的活动为宝宝日后学习数学奠定了良好的基础，当宝宝还不能理解抽象的数概念时，与其灌输抽象的数学知识，不如为宝宝创设一个良好的数前环境，把基础打牢，根深才能叶茂。

# 模仿学习

宝宝从出生的第一天起，就开始模仿了。模仿能力与他的生长发育和认知能力有很大关系。父母所要做的是为宝宝提供一个良好的"模仿环境"，并且做他模仿的"好榜样"。

## 观察与模仿

宝宝首先模仿父母的面部表情和发音，然后是身体运动和语言的模仿。到2岁以后，大部分宝宝开始对成年人如何使用物品有很大的兴趣，比如，他想学习爸爸妈妈是如何使用电话、钥匙、瓶瓶罐罐和电视遥控器的。这些动作的模仿表明宝宝的认知能力已经有了一个重大的飞跃，也就是说，宝宝能够意识到他所模仿的动作是有一定意义的。

模仿是宝宝在3岁前学习的一种重要方式，宝宝通过大量的模仿，不断尝试，获得和总结经验。父母可以充分利用宝宝的模仿特性培养和巩固他的良好行为。此外，父母要为宝宝树立良好的榜样，否则一些不经意的不良行为表现常会被宝宝模仿而形成种种不良行为和习惯。

父母的亲身演示对于宝宝的模仿学习有着重大的意义，很小的宝宝就能理解这些演示的作用。在教宝宝使用东西时，最好是亲身演示，并且辅助以语言和眼神交流，这样的学习效果将是最好的。

## 延迟模仿

18个月之前的宝宝只能理解一些简单动作，只能根据直接出现在面前的动作做出某种模仿姿态或动作，原型消失后宝宝就不再模仿，这是直接模仿，比如成人做招手的动作，宝宝也招手。随着年龄的增长，宝宝对动作序列的理解和记忆力越来越强，到18~24个月时，宝宝将出现"延迟模仿"的情形——模仿某人之前发生的动作，在动作消失后继续模仿，比如模仿看过的电影中人物的动作。

延迟模仿是宝宝头脑中某些记忆形象的生动的重现，是他的想象活跃的表现，表明宝宝的思维有了质的飞跃。宝宝不仅能依靠实际动作对当前感知到的事物进行思维，而且可以凭借心理符号（头脑中的图像信息）进行思维，这种重现使宝宝能够模仿现在不在眼前出现的事物或动作。

你常会发现，2岁后的宝宝越来越经常地出现这种模仿，这是宝宝记忆力增强的表现。当宝宝出现一些你认为不可思议或是莫名其妙的动作或行为时，不必惊讶，宝宝不一定是看到了什么，也许只是他突然想起了之前的某一天他见过的事物，所以父母在日常生活中的一举一动都有可能影响宝宝，一定要做个好榜样。

## 攻击性行为

宝宝的模仿能力非常强，在生活中任何人的行为都有可能成为他的模仿目标。当然这些榜样有好也有坏，那么宝宝是如何通过模仿学习到打人、骂人的？心理学家班杜拉在实验室中重现了这一过程。

在进行实验的活动室中有很多儿童玩具、一根木槌和一个 1.5 米高的充气波比娃娃。研究者将儿童分成几组，分别进入活动室玩耍并观察两名成人：一名表现出攻击行为——用木槌打娃娃并有很多攻击性语言；另一名不表现出攻击行为——只是玩一些玩具拼图。随后将儿童单独带到另一间相似的活动室进行测试，以了解他在多大程度上模仿观察到的成人攻击行为。结果发现，看到成人的攻击行为，儿童也就倾向于模仿这种行为，这些特定的身体和语言攻击在榜样无攻击组中几乎没有发现。

在现实生活中，宝宝攻击性行为的观察学习主要来源于家庭成员、社区文化和大众传媒。父母不仅要做宝宝的好榜样，还要帮宝宝屏蔽掉那些不良的信息，让宝宝快乐、健康地成长，你需要做到：

营造和谐的生活环境。家庭成员之间的相互攻击行为往往会在不经意间被宝宝学到，充满矛盾和压力的家庭氛围会影响宝宝的情绪，这样的宝宝往往存在很多行为和心理问题。

注意暴力性媒体与"榜样"对宝宝的影响。研究发现，攻击性行为能从电影、电视的人物形象身上习得，甚至还能从卡通形象身上习得，卡通形象对宝宝的影响丝毫也不比现实人物弱。

## 宝宝咬人是怎么回事

你的宝宝咬过人吗？其实，1 岁半到 3 岁的宝宝非常普遍地存在咬人行为。

**咬人其实并不是危险、伤害性的行为**

可能是咬人看似比较原始，就像动物一样，因此当宝宝咬人时，人们觉得很可怕，也容易用轻蔑和恐惧的眼光看待咬人的宝宝。

其实，咬人与宝宝身心发展密切相关，因为1岁半到3岁宝宝的独立意识和自我意识已经开始发展，生活中越来越多的事情容易和宝宝产生冲突，没有生活经验的宝宝就可能用咬人来解决问题。

父母完全没有必要为此而感到焦虑，宝宝咬人多数都是暂时的。宝宝并不是故意咬人，一般咬不破皮肤，也不会传染疾病。因此，咬人的宝宝并不像人们想象的那样，并不比那些打人的宝宝更危险。要相信，即使宝宝有咬人的情况，采取一些适合的方法，就能让宝宝改掉这个习惯。

### 宝宝攻击别人（咬人）并不是真正有敌意

宝宝2岁左右产生了物权意识，学会了占有，常因玩具被抢或抢不到玩具而沮丧、哭泣。12～24个月宝宝的侵犯行为（咬人、打人等）不指向任何特殊的人。为一个特殊目的而指向特殊人的真正的侵犯行为出现在4岁左右，20%宝宝的侵犯行为指向引起他不愉快的人。

2～3岁的宝宝不会充满敌意地故意去咬人，可能是由某种原因引发了宝宝的咬人行为。父母所要做的就是找到宝宝咬人的原因，让他尽早改掉这个习惯，不要发展成真正的攻击行为。

## 宝宝咬人的原因

### 对待挫折的方式

咬人可能是宝宝对待挫折的方式，由于宝宝缺乏沟通技能，因此他不能解决和其他小朋友一同玩耍时出现的各种问题。当宝宝感到窘迫或者受到威胁时，就会出于本能引发防御反应而咬人。如果他觉得这种方法有效，就很容易重复这种行为。

解决：关注宝宝是否有挫折沮丧的迹象，教宝宝使用合适的词语表达自己的感受，或是得到他想要的东西。教给宝宝发泄情绪的方法，经常陪宝宝读故事书或者玩游戏，让宝宝在玩耍中见识并学习到更多的处事技巧。

### 模仿攻击行为

宝宝最善于模仿，有时咬人只是宝宝模仿所见到的攻击行为。

解决：注意不要在跟宝宝玩游戏时宠爱地轻咬他的耳朵、脚趾和手指，以免宝宝模仿。父母要注意自己的行为和教养方式，不要成为宝宝的不良示范，不要让宝宝观看有暴力情节的电视、动画等，也不要体罚宝宝。

### 引起父母注意

有时宝宝咬人行为的重复发生只是为了引起父母注意。宝宝感兴趣的是他的行动是否会造成影响。一个宝宝通常只发生 1 ~ 2 次这种咬人行为。

解决：宝宝偶尔无缘无故咬人，可以不去理睬，不要大惊小怪；专注宝宝积极、正确的举止，并给予鼓励。宝宝会不断重复能引起父母关注和赞扬的行为，那些不能引起大人关注的行为，他会自动放弃。

## 培养自信宝宝的密码

宝宝在建立自信心的过程中，需要父母给他一个又一个积极的、有力的信号。父母需要了解自信的秘密，掌握培养宝宝自信的密码。

让宝宝获得自信心有一条秘密通道：要让宝宝确认自己是重要的，要帮宝宝发现自己的特长，学习获得成功的技能。

### 密码之一：帮宝宝发现自己的才能

小小很内向，不敢说话，也很少参加小朋友的活动，但是我发现小小对音乐很敏感，常常跟着音乐翩翩起舞，为此我帮她报了舞蹈班。小小在班上表现很好，经常得到老师的赞扬，现在她也变得更自信、更开朗了，常常在家庭聚会上带来精彩的表演。

——小小妈

当宝宝展露出某方面的才华，这会产生一个光环效应，让他更加自信。弹一手好钢琴，会让他对音乐更加着迷；跑得快，会让他更热衷于运动；手工做得好，会让他对自己灵巧的双手更加自信。自信会让宝宝更有激情地对待生活，可能会由于某一方面的特别能力而更有信心做好更多的事情，也能帮助他适应新的环境、结交新的朋友，并导致其他领域的成功。

鼓励探索。宝宝有很多方面的兴趣和想法，对一切事物充满兴趣，充满好奇，对任何东西都想看一看、摸一摸、尝试尝试。那就打开所有的大门让他去探索和学习，鼓励他发现他真正喜欢的东西，让他能在这些方面更加精通。当然这并不意味着你要给宝宝选择无数的课外活动，而是帮他聪明地选择，乐趣是最重要的。

另辟蹊径。如果宝宝在某一方面并不突出而让他感到自卑，帮他找到与这方面兴趣相关的事情，使他有机会融入小朋友中。

注重过程。在宝宝参加各种活动时，不要期望宝宝有一件怎样的作品，或是要求他的艺术创作不同一般。宝宝经常撕毁自己的作品，因为他喜欢"做"，而不是"拥有"。父母也一样，应该把重点放在艺术作品的创作过程上，而不是作品本身。可能宝宝的画作看上去并不像你想的那么好，但你要告诉自己，探索才是最重要的。

展示你的赞赏。赞赏对宝宝是极大的鼓励。妈妈可以尝试创造性地展示宝宝创作的艺术品、绘画及书写作品，把它们贴在冰箱的门上、挂在浴室里或者宝宝房间的门上。也可以将宝宝的画贴上透明胶带做餐具垫，或者将宝宝创作的橡皮泥作品作为餐桌装饰。在宝宝的画上加上一行"生日快乐"，作为特别的贺卡寄给爷爷奶奶也是一个不错的方法。妈妈的这些富有创造性的展示，就是对宝宝最大的赞赏。

教宝宝为自己感到骄傲。当宝宝克服了困难，他会更加了解自己还有什么样的能力。所以要帮助宝宝将一项艰难的工作坚持到底非常重要，直到他说："我成功了！"

不要取笑宝宝。不要取笑宝宝，也不要用难听的外号称呼他。比如，如果你叫他"傻瓜"，他可能会真的从此相信他确实不聪明，变得更加自卑。

### 理解和适当的期望

真好，宝宝每次都把所有的玩具放回架子。你看，我们还可以摆得更整齐一点，这样是不是更漂亮了？

——岑岑和妈妈

妈妈的鼓励和建议让2岁的岑岑很快就学会把玩具架整理得更漂亮。

当宝宝的行为得到理解时，他觉得自己得到了更多的鼓励和支持；同时，担忧、迷惑和挫折感会得到释放，这让宝宝感到安全而自信。相反，如果宝宝总是感到自己做得不够好，他会有强烈的不安全感，自身积极情感的发展将受到压抑。

幻想未来。如果宝宝可以设想自己长大能做一些重要的事情，他会更加有信心。给宝宝讲一讲你和其他人从事的职业。或许宝宝梦想成为一名歌手、一名宇航员或者国家领导人，不要试图降低他的期望。即使他改变了主意也没有关系，最重要的是，他有思想、有目标。

理解宝宝。失败了并不意味着无能，只不过他还没有掌握技巧而已。一旦理解宝宝，他就会放下包袱，充满信心地继续前进。比如，宝宝把盘子弄到地上了，原因是他太矮了，只能把盘子放得特别靠近桌边。当宝宝了解到真正的原因，就会想下次怎么做才不会掉，而不是不敢去做。

新的期望。当宝宝做出了一定的成绩，你可以适当提高对他的期望值，让宝宝知道他还可以做得更好。当然，期望要适当，宝宝不能实现的期望会让他的自信心受损。

## 密码之二：独立，不当宝宝的救世主

小布是个勤快的小孩，在家里他完成的工作可多了。比如，摆碗、给爷爷拿眼镜、到信箱拿报纸、洗手绢、浇花、整理玩具上架，每天早上起床、晚上睡觉都是自己穿脱衣服。"穿衣服越来越快了""玩具整理得真整齐"，爸爸妈妈的每一番表扬都让小布更加主动，还总想尝试做更多的事情。

——小布的故事

### 宝宝的自主性为自信奠定了基础

在宝宝独立的过程中，他总是希望表达自己的想法，或偶尔违背规则来宣告自己的独立。如果他的独立和自主能够得到支持和认可，他会感到作为独立个体所受到的尊重，他会感到自己是有能力的，这对于宝宝形成自己的看法和行为模式有很好的帮助。总是服从他人的宝宝，很难获得真正的独立意识。

让宝宝自己做。宝宝最初都会萌发"我会，我自己来"的自信心，如果父母对宝宝过分溺爱，包办代替，就剥夺了宝宝自主发展的机会，自信心的萌芽在溺爱中渐渐消失了。

承担责任。让宝宝承担一些适合他年龄的家庭责任。当你整理床铺时，2岁的儿子可以帮忙将毛巾拿到洗衣机旁。要给宝宝机会和条件让他去尝试和发现，发展自己的各种能力，让他知道，你期望他用自己的能力去做，并相信他能够完成任务。

体验成功。宝宝取得成绩时，父母要及时表扬，充分肯定他的进步，让宝宝体验到成功的快乐，产生积极愉快的情绪体验。

独立个体。将宝宝当做独立的个体来对待，不要与其他人比较。让宝宝知道，每个人都是独一无二的，都有自己擅长和不擅长的事情。

尝试新事物。鼓励宝宝做一些新的探索，比如品尝一种不同的食物、交朋友、学骑自行车。在独立的过程中，宝宝偶尔会体会失败，感到难过、沮丧、焦虑或愤怒，都是很正常的。父母不需要为了避免宝宝受到伤害而大包大揽，但是要适当给予帮助，让宝宝遇到困难的时候，有信心突破自己，对自己有更好的感觉。

自己做决定。让宝宝从很小的时候就有机会做出选择，他会对自己的判断力更有信心。最好让宝宝在两个或三个选项中选择。比如，不要问他午餐吃什么，但可以让他在小馒头、炒饭和饺子中间进行选择。同时，也要让宝宝自己来承担选择的结果，比如，如果宝宝选择了买一样玩具，在同一天或短时间内就不能再要另外一件。

## 密码之三：给宝宝更多的关注

乐乐他爸工作非常忙。但是，每天晚上回到家里他都会和儿子玩一会儿拼插玩具，两个人比赛谁拼得更好，全身心投入游戏中的两个人总是非常开心。乐乐常跟我说他是和爸爸一样的男子汉！

——乐乐妈

关爱和重视宝宝，将有助于他建立积极的自信。没有什么比每天都留出一段时间，将全部注意力都集中在宝宝身上，对宝宝的鼓励更大的了。花费时间与宝宝在一起，他会感到自己是重要的、是有价值的，从而更加自信。相反，一个从小受忽视的宝宝，将很难建立自我、获得自信，感到安全。

当巍巍说话的时候，我会全神贯注地去听，他说什么我都很感兴趣；他总是有无穷无尽的新想法，我都鼓励他去尝试，不断努力。我想知道宝宝的想法并做他最忠实的听众。

——巍巍妈

全神贯注地倾听是父母给宝宝的最珍贵的礼物之一。如果妈妈能够停下自己手里的活儿，把全部注意力转移到宝宝身上，这就是在向宝宝表达爱和接纳。把倾听变成一种习惯，宝宝会永远把你当做是一位可靠的咨询者、知心的朋友和耐心的指导者。

父母可以对照以下几方面，给宝宝更多的关注。

为宝宝拍照、录像和制作录音带。内容包括整个家庭，宝宝看到自己的画面、听到自己的声音，会觉得自己是家里的明星，是受到重视的一员。

多关注宝宝。和宝宝说话时不要对他视若无睹，永远要和他眼光对视。和宝宝玩游戏时也要全身心投入，父母的激情可以带动宝宝更积极地参加活动和探索环境。

停止做其他事。挂上电话、关掉电视和电脑、放下报纸、合上书，转身面向宝宝，蹲下身看着他。每次倾听所需要的时间大约只有 3 ～ 5 分钟。要让宝宝确信你是心甘情愿地陪在他身边，愿意听他倾诉。

表现出你的关注性动作。当宝宝说话的时候，你要看着宝宝，可以偶尔点点头，身体略微向前倾。如果赞同宝宝的想法就微微笑一笑。不要打断宝宝，也不要急于表达你的看法。倾听传递给宝宝的信息是：妈妈非常关心我；我可以和妈妈说任何事；她想听我说些什么。

鼓励宝宝。可以重复几个你听到的关键词，让宝宝觉得你对他所说的内容真的很感兴趣，或者用语气词来鼓励宝宝继续说下去，比如用"哦""我懂了""真的吗"来回应宝宝。你也可以和他分享你的感受，他将更有信心向你表露他的所思所感。

认同宝宝的感受。当你理解了宝宝的感受时，可以试着去描述一下这种感受，比如"你生气了""你很难过吧"等。不仅要去理解宝宝说了些什么，更重要的是要去观察他说话时的动作、表情，去用心体会宝宝的内心感受。

## 密码之四：有个英雄在心里

小表姐爱读书，她能讲很多很多的故事。我也要多看书！

——3 岁女孩点点

每个宝宝都需要一个榜样和英雄，这对宝宝建立自信非常有帮助。爸爸妈妈是宝宝最有影响力的老师，通过模仿父母的行为，他会学会怎么做决定、怎么解决问题、怎么通过观察和努力超过父母。但是，没有哪个父母能够给宝宝提供了解世界的全部经验，事实上，宝宝的性格还受到一系列榜样的影响，或许是他的祖父，或许是某个影视剧中的英雄。

宝宝最佩服的对象往往是身边的人，但有时候或许是他从来没见过的人。任何人都可能因为他所体现出的价值，成为宝宝心中的英雄。比如，消防队员、老师、宇航员。

### 宝宝的身边到处是英雄

### 家人

宝宝最亲近的就是家庭中的各位成员，宝宝从他们身上学到各种生活经验和知识。宝宝可以敞开心扉，问他想问的问题，并可以推心置腹地和爷爷奶奶，以及其他亲戚讨论问题。很多时候，宝宝因为听到某位亲戚真实的故事而备受激励，从而有信心去做得更好。当家人给宝宝讲自己童年的故事时，他会从中听到你曾经犯过的错误、面临的艰难，这对遇到困难的宝宝同样是一种激励。

### 照顾者和老师

谁照顾宝宝谁就可能是对宝宝最有影响力的榜样。照顾宝宝的那个人代替了爸爸妈妈，所以他的言行具有特殊的影响力。老师的话对宝宝就是法律，因为宝宝总是最仰慕老师。如果老师从来不粗暴地对待宝宝，宝宝也就学会了尊重。如果照顾者鼓励宝宝用新的办法，宝宝就更容易学会如何恰当地解决问题。

每天和宝宝讨论一下他在外面经历的和学到的。可以问他一些问题，了解他的一天都发生了什么，他是怎么做的。如果他告诉你今天因为小朋友占了他的位置，他推了小朋友，你可以问他老师是怎么解决的，下一次该怎么办。

### 父母该做的

在家里，宝宝会把父母的一言一行都看在眼里，并作为榜样。同时，宝宝也会观察父母在家以外的行为举止。做医生的妈妈最终养育两个做医生的儿子，一点都不奇怪。因为宝宝会看到妈妈讨论医学方面的问题和身为医生所做的事情。偶尔可以带宝宝去你的工作单位看看；经常谈谈你的工作，你解决了什么问题，在遇到困难的时候你是怎么度过的，或者你感到自豪的一个项目。

### 父母心中的英雄

即使很小的宝宝也能很自然地接受超出他理解范围的精神世界。他喜欢听故事，你可以随时给他讲你喜欢的故事，传递你对事物的评判。生活中的榜样作用远比一场报告更有影响力，当宝宝遇到困难的时候，这些人会成为他挑战自我的力量。

**如果宝宝的榜样不够积极向上**

宝宝也可能向身边的坏榜样学习，比如叔叔喜欢喝酒、表哥不愿意与人分享。宝宝很可能学会同样的行为。爸爸妈妈可以试试以下的方法：

·和宝宝谈论一下他见到的"坏行为"，不管是在外面看到的还是在电视上看到的。如果看到一个宝宝和妈妈吵嘴，你应该告诉宝宝"他那样做很没礼貌，不应该那样对待别人"。

·关注消极行为带来的结果。比如，如果一个小孩不戴护膝滑冰，你可以告诉宝宝他那样很危险，会伤到自己。

# 面对害羞的小孩

菁菁在家里是个活跃的小孩，爱说、爱唱，可是到了小朋友的聚会上，她就一言不发，还总是躲在妈妈的身后，很害羞。她是不自信吗？

**害羞不是不自信**

那些避免目光交流、不愿意接受友好的动作，有陌生人在场时或在陌生的地方表现出不安的宝宝经常被说成是害羞。通常害羞是天生的，这些宝宝对新事物和新环境过于敏感。因为大脑中控制人体瞬间情绪反应的扁桃形结构异常活跃，导致了害羞的人对外界事物的反应与一般人不同。造成害羞的因素还包括：

·缺乏社交的机会

·孤立

·害怕新的经历

·个性或智力的差异

·父母的羞怯

·独处的需要

羞怯内向的宝宝之所以不参与游戏，是因为在公众场合里，他觉得有很大的压迫感。在家里这些宝宝非常健谈，到了外面就变得没有安全感了，也就非常依赖父母。虽然害羞的宝宝看起来很不善于与人交往，但是这并不表明他确实如此。实际上，害羞的宝宝对其他人和新环境都是很感兴趣的，只是他内心的忧虑占了上风，掩盖了他对新事物的极大兴趣。

**害羞的宝宝是这样表现的：**

· 非常粘人

· 对新事物害怕多于好奇

· 对熟悉的玩伴也没表现出喜爱

· 走出家门拒绝和任何人讲话

害羞的宝宝需要帮助才能融入团体中，并且在社会环境中需要更多的鼓励和强化。其实，害羞的宝宝对自己是非常满意的，所以小宝宝一定程度的粘人和害羞是正常的，他要学习的东西太多，他需要一点空间和时间来调整自己。

### 对待害羞宝宝

其实害羞没有什么不好。害羞的宝宝有着非常丰富多彩的内心世界，他花时间去思考和分析人们为什么做他们正在做的事情，他还拥有非常奇妙的想象世界。害羞的宝宝同样能够很好地建立起自己稳固的社交圈，只是他需要更长一点儿时间。

### 不让害羞变成不自信

有时候害羞的宝宝会给自己一个否定信息，比如"他们不会喜欢我"，这样就会导致不自信。所以父母应该经常鼓励宝宝，多给宝宝传递积极正面的信号，让他尽快摆脱负面情绪。

害羞宝宝和不自信宝宝面对同一问题的心理是完全不同的。如果一个宝宝在活动中，一直用一本书挡住自己的脸——害羞的宝宝：被活动深深吸引，心里想的是"我想加入"。害羞的宝宝喜欢集体活动，只是需要机会和时间融入环境。

不自信的宝宝：活动完全不能吸引他，因为有这么多陌生人，他太害怕了。心里想的是"我做不到，我不能参加"。

### 这样帮助害羞宝宝

帮宝宝"暖场"。无论是参加兴趣班，还是参加聚会，最好提前到达。让宝宝有时间适应新的环境，让他从一开始就参与。这比在所有活动都开始以后，让他觉得手足无措要好得多，宝宝也更容易结交新朋友。

提前准备。参加聚会或者活动之前，提前清楚地告诉他聚会的安排是什么样的。告诉他都有谁会参加，哪些人他曾经在什么场合见过，如果能给他看一些照片，对他会更有帮助。也可以提前几天带宝宝先到朋友的家里拜访一下，让他认识你的朋友和朋友的家人。

耐心倾听宝宝的心声。鼓励宝宝说出他内心的恐惧和不安，要让他知道你理解他的感受，但父母完全没有必要把重点放在想方设法消除宝宝的担忧上。

让宝宝看到你与别人的交往。对害羞的宝宝来说，与成年人接触是一件难上加难的事情。父母可以帮助他掌握基本的规则和礼节，并且在日常生活中宝宝可以看到父母是如何运用这些规则的。比如，上车的时候，让身后的老人先上；带他去你的办公室，看你是怎样和同事相处的。

## 大运动能力：运动让宝宝更健壮

宝宝的大运动能力发展经过了一段较长的时间。现在，他不用再拉着大人，也不用扶栏杆就可以上下楼梯，但要两步一个台阶，还不能做到像大人那样一步一个台阶。每次走到最后一级台阶，宝宝都要蹦下来。在家里，宝宝常常爬上爬下，越是放在高处的东西他越感兴趣，忙忙碌碌，一刻也闲不下来。

宝宝已经能自由地支配身体的各部分完成复杂的动作，他还可以自由调节奔跑速度、收住脚步和急转弯，也能随着音乐的节拍跑步。这些动作只要经常做，多练习，就会进步很快。

父母不要因为宝宝老是毫无定性地动来动去怕会出危险而一律予以禁止。应该让宝宝在便于活动的场所玩一些比较适合的玩具，引导宝宝活动手脚，高高兴兴地边玩边锻炼身体。通过互动，父母不但可以增加和宝宝的身体接触、交流感情，还可以帮助宝宝选择更健康、积极的生活方式。

在气温适当的时候，应尽量让宝宝在室外玩，让宝宝每天有 5 个小时左右在室外度过。父母可以充分利用沙场、水池、滑梯、儿童三轮车等和宝宝一起做游戏。现在，宝宝已经能够参加集体活动，妈妈可以带宝宝加入这样的活动，既能认识新朋友，又可以锻炼身体，妈妈们还能相互交流养育宝宝的心得体会。

父母可以从各个方面让宝宝的全身肌肉都运动起来，运动会让宝宝更健壮！

### 行走和平衡练习

可以每天带宝宝做行走练习，开始每天走 150 ~ 200 米。根据情况，宝宝快到 3 岁时可以每天走 250 ~ 300 米。妈妈在早上送宝宝去幼儿园时，让他走一段路。

在地板或地面上用粉笔画一条宽 30 厘米的直道，让宝宝双手平举练习走直线。宝宝快到 3 岁时，可画成弯道让他走。

2 岁半左右的宝宝，可练习用脚尖或脚后跟走路。为了使姿势优美，双手可反剪在背后，挺着胸走。

不要让宝宝出汗过多，可以根据气温适当增减宝宝的衣服。

平时带宝宝散步时，到达目的地后要让宝宝坐在干燥的地方充分休息。

**攀登和跳跃运动**

·在院子里堆个土堆，或者找个高约 30 ~ 35 厘米的斜坡，让宝宝上下跑动玩耍。

·在离地板或地面 20 ~ 30 厘米（可以逐渐提高）高处拉根绳子，鼓励宝宝迈过去。

·给宝宝放节奏明快的音乐，让他随着音乐的节拍，学小青蛙、小兔子快乐地蹦跳。妈妈可以准备一些头饰，给宝宝示范各种动物跳的动作，让宝宝模仿。

·宝宝学习跳跃时，先扶着他在原地学跳，然后再让宝宝自己在原地跳，最后再学向前跳。

·让宝宝学习爬梯子，可以和妈妈或者小朋友进行比赛。

**投掷运动**

·准备一个高 40 厘米的小筐，放在距宝宝 80 ~ 120 厘米处，让宝宝练习投球。

·除了和妈妈玩滚球游戏，还可让宝宝练习将球从放在 2 ~ 3 米远处的椅子中间滚过。

**全身运动**

妈妈可以带宝宝在家里的地板上做一些全身的运动，比如像青虫那样在房间里滚动，仰卧做双脚蹬自行车踏板运动，用四肢在地板上按粉笔画的路线爬行。在带领宝宝运动的时候，父母要做好示范，有激情地带宝宝参与到活动中。

---

**大运动能力**

25 ~ 27 个月的宝宝可以做到沿直线走、独自下楼、立定跳远 10 厘米、退着走 3 米。

---

## 亲子游戏：坐轿子

### 游戏目的

训练平衡能力，锻炼胆量，增进亲子感情。

**游戏方法**

爸爸妈妈双手交叉握在一起做成轿子，让宝宝坐在上面，然后抬着轿子四处走动，边走边说儿歌：

编、编、编花篮

花篮里面有小孩

小孩的名字叫花篮

（可以换成宝宝的名字）

爸爸妈妈按照儿歌的节奏上下颠宝宝，说完宝宝的名字之后，用力把宝宝颠向空中。爸爸妈妈还可以有节奏地向前、后、左、右四个方向晃动，以此训练宝宝的平衡能力。

**爱心提示**

这个游戏容易让宝宝兴奋，他会快乐得大喊大叫，因此特别要注意安全，让宝宝抓紧爸爸妈妈；父母的动作幅度不要过大；可以让宝宝和小伙伴做轿子，把毛绒玩具放在上面，儿歌也做相应的改动。

# 精细动作：宝宝双手一起动

手是宝宝认识世界、改造世界的工具。玩玩具、吃饭、穿衣服、画画、写字、翻书、做家务都要用到手。随着宝宝年龄的增长，他的双手越用越灵活，这让宝宝体验到了成功，获得了信心，更有机会创造属于自己的世界。

**手的思维**

宝宝在运用双手操作物体的过程中，获得了关于物体大小、形状、质地等各种属性信息，这对宝宝建立起关于这个物体的完整概念十分必要。操作物体的过程和经验，为宝宝提供了大量的关于周围环境的信息。没有手的帮助，宝宝的智力仍然可以发展到一定的水平，但是，如果能得到手的帮助，宝宝的智力发展可以达到更高的水平。所以，当你看到宝宝在专心致志地把弄玩具时，请不要打扰，因为他正在用手"思考"。

### 手的投射区域

手部的肌肉在操作过程中必须完成更精确、更细致的运动，因此控制这些肌肉的大脑运动皮层区就特别大，这个区域分布在大脑的两个半球。躯体的投射范围与运动的灵敏性成正比，比如，控制手指的区域就比控制后背的区域大得多，因为后背不需要完成精细运动。

手是人身体最灵活的部位，越灵敏的部分，就需要更多的区域去解释它的信息。当宝宝反复用手摆弄物体的时候，这些手部的刺激给手和手指在大脑皮层的投射区域传送了大量信息，神经细胞接受到刺激会不断发展，大脑皮层也会越用越有效，相应地，它对手的控制也会越来越准确。

### 双手一起动

虽然脑有两个半球，但这些区域能相互联系交流，具有很高的整合功能。胼胝体把脑的左右半球连接起来，是两半球信息交换的"公路"。宝宝的左右手一起协调活动，就是对胼胝体最好的刺激与锻炼，促进了两个半球对信息的整合，使脑的功能发挥更有效。

父母可能有使用右手或左手的习惯。统计发现，大约90%的人更倾向于使用右手，10%的人更喜欢使用左手，所以才有了"左撇子"这一称呼。

事实上，把人严格区分成左撇子和右手使用者并不十分准确。人们有可能完全使用左手或完全使用右手，也有可能两只手都非常灵活。在做很多事情时两只手都能用，使用哪只手都无所谓。

现在，依然还有针对左手/右脑的古老偏见，父母看到宝宝在用左手拿玩具、勺子、剪刀或握笔时，还在不断强制宝宝把这些工具放到右手，用右手来操作这些工具。其实，这种强制并没有什么让人接受的理由。有的父母只是认为"用左手写字让人看着不舒服"，或者"社会只接受用右手的人，我那左撇子宝宝会处于不利地位"。这都不是好理由。这种强制不利于宝宝大脑两个半球的协同工作。

每个宝宝或多或少有些差别。脑的两个半球不能相互交流，会影响整个脑的发展。父母应该多鼓励宝宝双手一起灵活协同活动，如穿珠子、折纸、绕线、穿衣服、解纽扣、捏橡皮泥、洗手等活动。同时，在宝宝使用勺子、筷子、剪刀、笔等工具的时候，有意地让宝宝左右手交替使用也能起到相同的作用。

> **精细动作**
>
> 25 ～ 27 个月的宝宝可以做到用手掌把橡皮泥搓成圆形、模仿画横道。

### 亲子游戏：穿孔编织

**游戏目的**

培养手眼协调性和双手配合能力；发展专注力与坚持性，激发想象力与创造力。

**游戏方法**

在一张硬纸板上用打孔器打出许多小孔，引导宝宝把自己想象为一只会结网的小蜘蛛，在小孔中穿梭，编织有趣的图案，结出美丽的"蜘蛛网"。

用彩色的毛线穿网效果最好，也可以用鞋带代替。父母可以引导宝宝编出多种图案，激发宝宝的想象力。

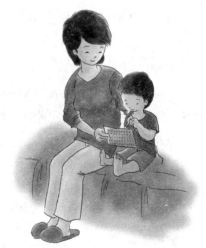

**爱心提示**

·用胶带将毛线头粘住，便于宝宝穿线。

·可以一边编织一边根据图案讲故事。

## 认知能力：配对游戏

宝宝通过和父母的交流掌握了许多概念。他已经懂得小盒子能放在大盒子里面，对空间的理解力也加强了，知道上面、下面。宝宝的记忆力在继续发展，他已经记住了很多事物的形象，依靠这些被记忆的形象，宝宝能进行更复杂的思考。当宝宝开始注意到物体的相同性与差异性时，他就能根据物体的形状来给它们分类和配对。

**开始配对**

2 岁宝宝的脑部正在快速发育，不断形成新的神经连接，现在他能很容易发现物体的细微之处，他对事物的细节投入了更多的关注。宝宝开始注意到，不同的物体之间既有相同点，也有不同点，这说明宝宝能进行更复杂的思考了，他能够理解物体的相似之处，这是认知发展的一个了不起的成就。

2岁大的宝宝可以注意到事物很多方面的相似之处。随着宝宝智能的发展，他将能区分出更细微的差别并用来进行配对。配对是指发现特征相同的物体。配对是一种思考的技能，通常出现在能够进行类似物品的分类和概念归类之前。宝宝可能在游戏中已经开始对玩具进行配对或者分类，比如将所有的卡车玩具放到自己游戏场所的一边，而将所有的小轿车玩具放到另一边。如果宝宝观察到一些物体非常相似，从而在没有指导的情况下将这些物体搭配在一起，说明他已经学会了配对，比如，你要求宝宝把他的鞋拿给你，他可能会拿来配对的一双鞋，因为宝宝知道要穿两只完全相同的鞋子。

利用一些配对小方法或益智玩具来训练宝宝，不仅可以锻炼宝宝手部的精细动作，还可以训练宝宝的观察力及逻辑推理能力，发展思考技能。

### 实物配对

先用宝宝熟悉的物品进行配对游戏，如蔬菜、水果、玩偶。日常生活中成对出现的物品也可以用来进行配对游戏，如袜子、鞋子、手套等。

最开始只给宝宝出示2对物品，比如2只玩具小狗和2只玩具小猫，让宝宝学习配对。先让宝宝比较，学会配对的方法，等宝宝掌握后，增加到3对、4对，每对之间的差距也逐渐缩小。

### 小游戏

### 找袜子

将家里不同颜色、式样的袜子拿出3～4双，将其中一只拿出来，让宝宝找到相同的另一只配对。先一只一只拿出来让宝宝比较再配对。要注意将颜色配对和形状配对分开进行，慢慢增加难度。熟练之后就可以让宝宝直接在袜子中寻找另一只。宝宝找对了，妈妈就给他一个拥抱作为鼓励；找不对也没关系，妈妈可以帮助宝宝认识相同的特征并区别袜子的不同，这样宝宝很快就能学会配对。妈妈还可以用其他物品来进行这个游戏，比如手套。

### 图片配对

用日用品的图片玩配对游戏。准备袜子、手套、筷子、杯子、小瓶子图片各一对，无规则地放在桌上，让宝宝把这些用品一一配对摆好。每配好一对就说出物品的名称，如果说不出来妈妈可以提醒，让宝宝跟着再说一遍，以巩固对物品的认识。在配对前，妈妈可以给宝宝一一描述图片上物品的特点，让宝宝掌握观察的技巧。

还可以将同样的标签贴在卡片上，或者从杂志、商品目录册上剪下一些相同的图片，看宝宝是否能够找出两张一模一样的。

**认知能力**

25 ~ 27 个月的宝宝可以做到认识杯、盒、盘，跟读数字 2 个、懂得"上下"、懂得"最小"。

## 亲子游戏：听觉配对

**游戏目的**

训练听觉，认识各种谷物。培养记忆力与注意力。

**游戏方法**

准备 6 个空的、干净的八宝粥罐子，再准备一些绿豆、小米和蚕豆；拿出蚕豆，告诉宝宝名称，分别放到两个罐子里，把盖子盖好，摇摇、听听，让宝宝记住蚕豆的声音；以同样的方式让宝宝记住绿豆和小米的声音。

这时，桌上已经出现了 6 个自制的听筒。妈妈找来一块纱巾，把宝宝的眼睛蒙住，让宝宝逐个拿起听筒，听到一样的声音就配对并排放好。都听过之后，把纱巾摘下来，打开盖子，检查听筒配对是否正确，并要求宝宝清晰地说出谷物的名称。

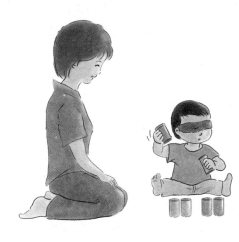

**爱心提示**

·听筒可以用其他东西来填充，如沙子、小石子、豆子等。

·先让宝宝分辨差异大的声音，逐渐让宝宝分辨差异小的声音，以此来训练宝宝的听觉。

# 语言发展：宝宝学会了简单句

宝宝会说简单的句子，说话不像以前那样单字双字蹦；宝宝能说出自己的姓名，喜欢听内容简单、富有情节的小故事；他还能接话，有时妈妈刚开了个头，宝宝就能把后面的句子说出来；宝宝能完整地背一些儿歌，当他在家人面前摇头晃脑地表演时，妈妈会感到由衷的自豪。宝宝知道冰箱的用途，电饭煲的用途，会饶有兴致地在妈妈面前显示自己的本领。

### 语言习得的秘密：简单句

进入宝宝生命的第三个年头，小家伙的语言表达能力变得越来越强大。不知不觉，宝宝已经从"向外蹦词"的阶段进入到开始使用语法的阶段了。

一个突出的变化是，宝宝可以逐渐使用一些包含有 3 个词以上的句子。虽然宝宝增加的可能仅仅是句子中的一个词，但这使他可以有更大的自由和灵活度来表达自己的想法和意思，语言表意也更加完整。

随着宝宝说出的句子中词量的增加，宝宝也逐渐明白了他说出的这些词需要以一种正确的形态和顺序组合起来，你会逐渐发现宝宝已经掌握了一些基本的语法和句法规则，这是宝宝"组句"能力增长的必然结果。这时，不少宝宝已经逐渐能够正确地使用"主谓"或是"动宾"形式的组合，他们还会逐渐学会"把字句"等更为复杂的句法结构。不过宝宝还需要经过长达几年的时间才能较全面地掌握常规的语法规则，你完全不必操之过急。

宝宝在"组句"的过程中，不可避免地会出现很多的错误，语序不正确、句子不完整等都是常见的现象。你不必刻意地、一遍又一遍地去纠正这些错误。随着宝宝不断通过听和说来练习使用语言，即使这些语法错误你不去纠正，它也会慢慢地自然消失。这是因为宝宝会自觉地在聆听人们交谈的过程中去学习语法和句法，来不断完善自己的语法体系。

### 语言习得

根据脑神经科学的理论，3 岁是脑神经发育的高峰，如果在 3 岁前大脑没有接受大量的刺激，部分脑神经细胞会因为无用而萎缩。这就好像一片播满种子的农田，虽然每一处都暗藏生机，但由于水源有限，只有浇过水的地方才能长出庄稼，那些没有水可浇的田地，不仅长不出庄稼，就连地下的种子时间一长也会干瘪。

有研究指出，宝宝在开口叫"妈妈"之前，至少已经听了 4000 多次"妈妈"

这个词的发音，这种学习密度和频率是非常高的。一般来说，宝宝偏向于习得生活中的常用语，因为它们与日常生活紧密联系，而且都有具体的形象。这些事物经常出现，也就引起了宝宝的无意注意与记忆。当常用语积累到一定程度时就产生了所谓的词语爆炸，我们就会看到这个时候宝宝对语言的掌握是非常迅速的。

宝宝超强的语言能力是在语言习得时表现出来的。语言习得是宝宝日常生活中大量随意接触并掌握一种语言的自然过程，在这个过程中学习和使用语言是一回事，它常常是针对母语及常用交际语而言，是一种无意识的语言获得过程。在语言关键期中，宝宝对语言的掌握通过语言习得而获得，父母应该为宝宝准备丰富而自然的语言环境，可以借助图书、儿歌、边做边说等形式为宝宝自然地呈现词语和语法，让宝宝在潜移默化中掌握语言。

成人掌握语言多是语言学习，它是个体通过教学而掌握语言，并将语言进行实际或模拟交际的过程，是有意识的需要付出意志努力的学习过程。

---

**语言发展**

25～27个月的宝宝可以做到说出图片7样、连续执行3个命令、说6～8个字的句子。

---

### 亲子游戏：分清左右

**游戏目的**

培养语言表达能力，认识左右，锻炼身体的灵活性与协调性。

**游戏方法**

妈妈和宝宝面对面地站好，边说儿歌边做动作：

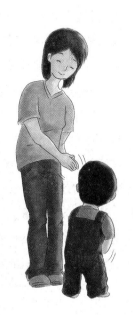

向左拍拍（在身体左侧拍手）

向右拍拍（在身体右侧拍手）

左手跳舞（左手在身前转动）

右手跳舞（右手在身前转动）

左手（左手在身体左侧打开）

右手（右手在身体右侧打开）

分得清楚

左脚踏踏（左脚脚跟点地一下）

右脚踏踏（右脚脚跟点地一下）

左脚跳舞（左脚原地旋转一圈）

右脚跳舞（右脚原地旋转一圈）

左脚（用左脚脚跟点地一下）

右脚（用右脚脚跟点地一下）

分得清楚

**爱心提示**

妈妈和宝宝面对面游戏时，要注意做镜面示范，也就是说宝宝伸左手或左脚时，妈妈伸右手或右脚。因为这个年龄段的宝宝还不能以他人为中心分辨左右，这样可以帮助宝宝强化左右的概念。

## 社会行为：我是小大人

宝宝日益增长的自主意识使他总是想为自己做更多的事情。他最喜欢说的就是"我会""我自己来"。因为他常常自信地认为：自己会做的事比他现在实际能做的要多得多。但是，这时候的宝宝还是以自我为中心的，这种倾向会使他总是把自己的需要放在第一位，还会由于愿望没有被满足而哭闹。

**我是小大人：理解要求**

到这个年龄段，宝宝已经能够理解一些涉及他熟悉的物品的简单要求，他能执行有两个步骤的命令，比如"去拿你的鞋给妈妈，让她帮你穿上"。宝宝能够理解的简单要求会越来越多，通常宝宝也会很愿意遵从这些命令和要求，特别是他认为自己正在帮父母做些事情时。

虽然宝宝现在的"帮忙"可能会给你添乱，但是你一定要持鼓励的态度，在宝宝遵从你的命令时多给他一些鼓励。这个时期，宝宝也开始向其他人提出一些口头要求，你大概有一半时间都能明白宝宝在说些什么。

利用让宝宝理解要求的机会，父母可以帮助宝宝掌握一些规则，告诉他很多事情都有规矩，比如过马路的时候要拉着大人的手，在户外要穿鞋。规则要合情合理、清楚一致，宝宝才更容易学习遵守。在这个过程中父母要保持耐心，大多数宝宝都需要多次温和的提醒才能掌握它们。

## 身体意识

随着宝宝各项能力的不断发展，2周岁后的宝宝对周围的世界、对爸爸妈妈、对自己都有了更加清晰、更加全面的感知和认识。此时，宝宝已经能够说出自己很多身体部位的名称了，他能够很清楚地讲出"手""腿""脚""头"之类的词，宝宝也会很乐意和你谈论这些身体器官。

宝宝不仅对自己的身体有了更清楚的认识，而且还在不断地学习能够更好地控制身体的方法。宝宝能够感觉到自己的身体在不断地发育，也能够认识到正是自己身体的这些变化使自己的能力越来越强，使自己能够较为自由地控制身体的运动。这样一来，宝宝对自己的各种动作也更有把握。

宝宝喜欢跑和跳，喜欢攀爬，说明他正在尽力发挥自己的运动天分和能力，不断地挑战自己的极限，测试自己的身体能力和运动能力。在保证宝宝安全的前提下，多和他玩，和他开展一些"比赛"，会增加你与宝宝的亲密关系，也会让他得到更多的乐趣。

宝宝可能会对自己日渐增强的杰出动作才能感到十分骄傲。意识到自己在不断成长是宝宝自我意识、性别意识不断萌芽的一种表现，千万不要压抑宝宝的这种意识，多鼓励他，这会为宝宝未来的成长奠定良好的基础。

## 自己穿衣

手部力量和身体协调性的发展使宝宝可以成功地穿脱衣服。虽然他可能会穿得很慢，或是把衣服穿反，或是搭配错误，但他仍然有极大的兴趣去体验这种成功。在随后的日子里，你的宝宝就会对选择自己当天的衣服感兴趣。

给宝宝一些时间，让他学习自己穿衣服。虽然在繁忙的早晨很难让他慢慢地练习自己穿，但你需要尽量避免这种因为时间紧张而剥夺宝宝自己穿衣服的机会。你在晚上时间更充裕的时候，比如洗完澡后、睡觉前，给宝宝更多的耐心和等待，鼓励他自己穿上睡衣。慢慢地，宝宝就会在父母的帮助下自己完成更多的穿衣动作。

## 亲子游戏：快乐穿衣

**游戏目的**

培养生活宝宝自理能力，激发宝宝愉悦情绪，促进宝宝语言的发展。

**游戏方法**

这个快乐的穿衣法，可以让宝宝在穿衣服时配合父母，慢慢地学会自己穿衣服。

在每天穿衣服前，先把要穿的衣服抖开，然后唱上一首快乐的《衣服歌》，让宝宝明白，其实穿衣服是一件快乐的事情：

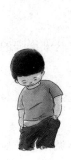
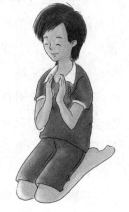

宝宝眼睛要看清，这里有个大窟窿，
快把脑袋伸进去，妈妈笑脸看得清。
袖子是条长隧道，小手快快往里冲，
钻完左边钻右边，妈妈拍手点点头。
裤腿是条宽隧道，这回小脚往里跑，
跑完左边别着急，再跑右边才算齐。
袜子是个小口袋，进袋脚尖要伸直，
一二一二全穿好，妈妈宝宝笑嘻嘻。

**爱心提示**

对于宝宝练习穿衣服，妈妈不要操之过急，先通过儿歌让宝宝掌握穿衣服的要领，然后再让宝宝自己练习。即便宝宝开始穿得很不像样子，妈妈也要肯定和鼓励宝宝，为宝宝打气。

## 父母攻略

宝宝过了 2 周岁，他喜欢自己做事情，懂得更多父母提出的要求，父母该如何响应宝宝的这些行动呢？

**宝宝行动：**我发现我的玩具有不同的颜色和形状。

**妈妈出招：**给宝宝展示大的、小的、红的、蓝的、绿的、圆的和方的东西；谈论事物的不同大小、颜色和形状。在宝宝吃完饭的时候要他给你一个大杯子或小勺子。

**宝宝行动：**我想自己做自己的事情。

**妈妈出招：**给宝宝时间让他自己刷牙、洗手、擦手和穿衣服；和宝宝一起刷牙，宝宝会通过对你的观察进行学习；在水池边放一个板凳，方便宝宝自己洗手和擦干手。待在他身边给他开水、关水。

**宝宝行动：**我能记住一些事情了。

**妈妈出招：**玩记忆力游戏。把 3 个玩具放在桌子上，让宝宝看看，然后让他闭上眼睛。把一个玩具拿走，要宝宝睁开眼睛，然后让他告诉你哪一个玩具不见了。

**宝宝行动：**我喜欢有规律的生活。

**妈妈出招：**当宝宝知道即将发生什么事情时会感觉更好。尽量让每天的就餐时间、游戏时间、午睡时间和就寝时间保持相同。

**宝宝行动：**我能明白妈妈对我的要求。

**妈妈出招：**制定 3 条对你来说重要的规矩并坚持执行。当宝宝遵守一条规矩时给予他大量的表扬。告诉宝宝他所做的那件事情是正确的。

# Chapter 2
## 社交宝宝：28 ~ 30 月龄

又过了几个月，宝宝的大动作、精细动作发展越来越熟练，他非常积极地在他感兴趣的各种活动中把它们展现出来，并用更成熟的方式思考、解决新的问题。现在，宝宝可以理解一些事物的变化，逐渐能用语言表达自己的思想和需求，他正在经历更强烈的情感。宝宝仍然需要通过反复练习来帮助他掌握更多能力。

## 宝宝的成长

在这几个月中，宝宝的精细动作得到了很好的发展，双手能更好地制作和搭建东西。他的很多大动作已经比较熟练，现在他还会进行一些小的调整，从而使这些动作更有效率。随着宝宝语言能力的提高，他逐渐能用语言表达比较复杂的思想，还可以谈论各种概念。他喜欢重复儿歌和故事，特别是家庭故事。在这些活动中，宝宝的情绪得到了发展，他能够向父母表达关心和积极的情绪，这使宝宝与父母之间的互动更加温馨和甜蜜。

### 学习各种概念

大约在 2 岁半到 3 岁时，宝宝的外显记忆或者关于事实和事件的记忆开始形成，他会记住那些吸引了他注意力的事，而不一定是那些刻意教给他的东西。当信息与宝宝正从事的事情有关时，他能更好地领会并记住信息。当父母在日常活动中介绍诸如大小、数字等概念时，宝宝有机会运用那些已经引起他注意的活动中的信息帮助他理解这些概念。

此外，父母可以通过口头提供信息来帮助宝宝学习各种概念。当宝宝提出一个话题时，父母通过提供能增进宝宝理解的信息来扩展该话题，这不仅扩展了宝宝知道的词语，还让他开始理解关于各种概念的信息。接着，宝宝就能够发表自己的看法或者提出问题。这又允许父母继续谈话并添加更多的概念。

当你和宝宝在商店里时，你可以指着看到的东西并且谈论它们。比如选择水果的时候，对宝宝说这个苹果是红的、圆的、大的或是小的。如果你一次只用一句话形容它，宝宝会比较容易理解。一些概念比如推／拉和里／外等，都可以在商店里教给宝宝。你可以对他说"帮我把饼干放进推车里"或者"帮我推这个购物车"。

### 噩梦

噩梦是使宝宝受惊吓的可怕的梦境。它非常普遍，是宝宝正常发育过程中的一部分。梦境能够反映出情绪的冲突——这很正常，它往往是宝宝白天的经历。噩梦在宝宝什么年龄开始是不一定的，但是在他出生的第二年就有可能发生。当你的宝宝能够与你沟通的时候，他会告诉你晚上睡觉发生了什么。告诉你的宝宝，梦是他头脑里面的图像，是"假想"的，并不会伤害到他。

在宝宝 2 岁的时候，他可能还不能理解梦境和现实的区别。因此当他醒来时，他不会意识到梦已经结束了，所以他会继续感到害怕。如果你的宝宝做了一个噩梦，在他醒来时，你要抱住他并且给他安慰。他确实感到害怕，需要你热情的拥抱来给他安全感。保持镇静，告诉宝宝他在家里是绝对安全的。这个年龄的宝宝还不能被说服相信梦不是真的，但是他在父母的保护下会感到安全。

当你的宝宝感到害怕的时候，他需要你的爱和安慰，向他保证你会帮助他对付危险。在这个时期，他并不真的想知道在床下是没有怪物的，他只想要知道，你能保护他不受怪物的伤害。这就足够了！


## 宝宝需要的环境：第二语言环境

第二语言环境是指根据宝宝语言发展的敏感期，在生活中有意地让宝宝接触母语外的第二种语言，培养宝宝的兴趣，以为这种语言的学习奠定良好的基础。

学前宝宝的大脑具有很大的潜力，其主管语言活动的区域处于不断的发展变化中，在语音辨别、语音模仿等方面具有明显的优势。宝宝与生俱来就有学习语言的能力，0～6岁是语言学习的敏感期，特别是3岁前是潜意识语言学习的敏感期，也就是说，在3岁以前，宝宝的语言学习不需要特殊的努力，只要给予适当的语言环境和刺激，宝宝很快就能掌握正确的发音、大量的词汇和良好的语言习惯，同时掌握两种语言。

### 采用"母语教学法"

借助于学习母语的方法来学习英语，从听说入手，在玩中学，在学中玩，通过游戏、交谈，按照宝宝掌握语言的规律，从单词——单句——复句的顺序，逐渐掌握英语，建立英语思维。当宝宝看见狗时，告诉他"dog"，看见椅子时，告诉他"chair"，当掌握了一些基本词汇后，就开始出现句子。这种学习方式和学习母语的方式基本相同。

### 选择适合的教材

宝宝熟悉的生活内容就是最好的教材，因为宝宝的思维特点决定了他们容易接受具体的、熟悉的和感兴趣的内容，特别是生活中经常接触的各种事物的名称、特点、作用（如自己的身体各部位的名称、能干什么、食物的名称和味道、家中各种器具的名称和用途、动物的名称、吃什么、住哪里等），都是很好的教材。

卡片：包括各种交通工具、动物、蔬菜、颜色等的卡片，同时学习母语和英语两种说法。

图书：画面要鲜艳、美观、清楚，内容可以是生活内容，也可以是简短、优美、朗朗上口的儿歌、故事等。可以先用汉语讲一遍，再用英语讲一遍，逐渐地宝宝就能理解。

音乐：许多优美动听的英文歌曲，也可以作为教材，跟着英文歌曲做律动、跳舞都是宝宝喜欢的方式。

需要注意的是，任何磁带、教材都不能取代父母的角色，尤其对宝宝来说，有爸爸妈妈陪他一起听磁带、讲故事、做游戏，学习的热情会更高。

### 为宝宝营造英语生活环境

如果父母有良好的英语基础，对宝宝的教导就应该贯穿到生活中的点点滴滴。亲子间经常用英语交流，最好能反复用简单的单词或短句告诉宝宝关于事物的名称、事物之间的联系，并配合身体动作，以帮助宝宝理解，增加学习的兴趣；此外，收看电视中的宝宝英语节目，经常播放英语歌曲等对宝宝学习英语也有帮助。

如果宝宝是参加机构的英语教学，父母就应该配合教师的要求在家中尽量为宝宝营造一个语言环境。

### 人为营造完全双语环境

如果父母的英语非常流利，可以采用这种方式。即在任何场所，一个父母用英语与宝宝交谈，另一个父母用汉语。这样，宝宝能够比较容易地学会英语。

**宝宝从多大开始学习外语？**

如果处于一个完全的双语环境，比如父母一方说外语，另一方说汉语，而其他同伴也说两种语言，那么，学习两种语言可以自然地同步进行。但大多数家庭，很少具备完全的双语环境，宝宝主要是在汉语的环境下，在有限的时间、地点，以有限的方式接触有限的外语。在这种环境下，宝宝在较好地掌握了母语后（一般在两三岁），开始外语的学习较为适当。

**宝宝学习外语的目的是什么？**

主要应该培养宝宝对另一种语言的兴趣和感觉，同时培养宝宝的语言交际能力，让宝宝接触到另一种文化，学会另一种思维方式。从现实的角度来看，能让宝宝养成很好的语感，使宝宝上学后不会对学英语感到头痛。因此，父母不要对宝宝学习外语有过高的期望，不要给宝宝太大的压力。

**不能跟宝宝说标准的英文怎么办？**

有一种说法是一定要让宝宝学标准的发音，如果父母发音不准就不要跟宝宝说。其实什么是标准发音？有多少英国人发音标准？又有多少美国人发音标准？有多少中国人的汉语说得标准？关键是能够交流。经验和研究也证明，语音习惯是能够改变的，而且在宝宝学习的过程中，父母并不是唯一的老师。不能因为发音的问题不能坚持而半途而废。


# 宝宝喜欢的玩具：象征性游戏玩具

象征性游戏俗称"过家家"，这些玩具包括模拟动物、模拟人物和模拟生活用品（房子、家具、餐具、炊具等），还包括商店玩具、交通工具等主题玩具。

2岁以后，宝宝的思维从感知运动阶段过渡到象征思维阶段，而拟人性是象征思维阶段的一个很重要的特点。

在这个阶段，宝宝往往把生活中的各种动物和物体当作人，在宝宝的眼里，会有苹果爸爸、苹果妈妈和苹果宝宝；宝宝把自己的行动经验和思想感情加到小动物或玩具身上，和它们交谈，把它们当作好朋友，同时，大量的象征性游戏开始出现，宝宝喜欢模仿成人真实生活中的活动。

### 意义

**培养想象能力**：在过家家游戏中，宝宝需要转变情景、以物代物（用一种东西代替另一种不在眼前的物体）、扮演角色，这些有助于发展宝宝的想象能力。

**积累生活经验**：过家家需要模仿真实的生活，有助于宝宝积累生活经验。

**锻炼社交能力**：过家家使宝宝学会如何与别人相处，同别的宝宝一起玩耍时，一不能独占，二要听从吩咐，三要体谅别人，否则会遭人拒绝，这些都能锻炼宝宝的社交能力。

**发展社会性**：通过扮演角色、扮演别人，宝宝会越来越明白别人是怎样看待或体验问题的，从而他们看待世界的自我中心趋势也就会逐渐降低，这对宝宝社会性的发展是有益的。

**适应集体生活**：宝宝在自己的假想社会中，能逐渐学会与人和平共处，得到点滴人际关系的经验，这些点滴的人际关系有助于帮助宝宝适应集体生活。


## 如何避免餐桌大战

### 宝宝的问题

宝宝的吃饭问题，是很多父母的共同烦恼。

乐乐的妈妈正为这事发愁呢，自从乐乐能自如地跑来跑去以后，餐桌就变成了战场。那时，家里人都觉得宝宝小，不是什么问题，长大了自然就好了。于是妈妈就形成了一个习惯：一手端着碗，一手拿着勺子，跟着乐乐的后面，趁他不注意，往嘴里塞一口饭；乐乐呢，要不就玩玩具，要不就跳来蹦去，吃饭只需要嘴，手就不用了。为了给乐乐补充足够的营养，沙发上、地板上、床上、窗台上，都当过餐桌。吃完一顿饭，大家像打了一仗，都松了口气。乐乐渐渐长大了，准备上幼儿园了。就这样吃饭，在幼儿园怎么适应啊？吃饭的问题要提上议事日程了。

### 妈妈的对策

首先，妈妈要求家里的人不要喂乐乐，让他习惯自己吃饭。其实，乐乐用勺子很熟练，筷子也会用，就是过惯了饭来张口的生活，自己懒得吃。第一天让乐乐独立吃饭，乐乐吃了两口就跑了，趴在沙发上大喊："我在沙发上吃！我在沙发上吃！"妈妈生拉硬拽地把他拽过来，刚吃了两口，乐乐又大喊："奶奶喂喂！

奶奶喂喂！"几个回合，饭热了好几次。最后，剩下的饭还是在沙发上奶奶一口一口地喂到乐乐嘴里。首战虽然没能告捷，毕竟有了小小的进步。

为了提高乐乐对吃饭的兴趣，妈妈特意买了漂亮的餐具，勺子上的卡通图案是乐乐最喜欢的，用它吃饭肯定乐趣无穷。乐乐也很兴奋，拿着勺子评头论足了一番。妈妈说了，如果不好好吃饭就把勺子收起来，乐乐好像明白了其中的利害，吃饭有了长进。

但是，乐乐吃饭到处跑的毛病没有彻底地改善，他经常穿梭于沙发和餐桌之间，对大人说的"把饭收了，不给你吃了"诸如此类的话并不放在心上。

有一天，妈妈忍无可忍，对乐乐大吼了一声"你再不好好吃饭，我把你关到屋里"，抱起乐乐就进了房间，把乐乐往小床上一扔，关上门出来。

乐乐追到门口，哭着喊："让我出去！让我出去！"哭了一会儿，妈妈隔着门问："吃饭还跑不跑？""不跑了。""真不跑了？""真不跑了。"乐乐被放了出来。这一招还真管用，乐乐擦着眼泪坐在餐桌边乖乖地吃饭。至此，餐桌大战暂时告一段落。

宝宝能够自己吃饭是一件令人兴奋的事情，这表示宝宝在某些事情上能够做主。如果引导得当，宝宝会很乐意自己吃饭；没有机会让宝宝自己学习，剥夺宝宝学习的权利，或把吃饭变成一场激烈的战争，这些都为宝宝不肯自己吃饭埋下了"伏笔"。

对于宝宝来讲，吃饭的重要性不仅在于补充身体必需的营养，还可以培养宝宝的生活自理能力，养成良好的生活习惯。有两项依据可以帮助父母判断宝宝的饮食是否有问题：一是身高和体重（大多数宝宝的身高体重都会在一个范围之内）；二是宝宝吃饭的情形。

一般来讲，除非特别偏食，宝宝的营养不会有问题；但是，边吃边玩却是父母伤脑筋的事，这就需要父母帮助宝宝建立良好的饮食习惯。

**固定座位和时间**

这是培养良好习惯的第一步。父母必须下定决心，只在餐椅上或餐桌旁（如果没有餐桌，要选定固定的位置），才给东西吃，以养成宝宝吃东西不四处乱跑的习惯。另外，没有在规定的时间内，也不要给他东西吃。两餐之间不可有过多的点心，尤其是吃饭半小时之前不可吃零食，吃饭的时间最好不要看电视，同时要把玩具书本拿走，以免造成宝宝分心。

### 有意培养

宝宝在 1 岁左右时,有自己动手的强烈愿望。他们对任何事情都有浓厚的兴趣,吃饭时常常有抢勺子的举动。这时,父母应该因势利导,鼓励宝宝学习自己吃饭,并在旁边给予适当的帮助。这个年龄宝宝的精细动作还不协调,常常有弄洒饭菜的情况发生,如果父母怕麻烦,剥夺了宝宝学习吃饭的权利,可能就为以后的宝宝不自己吃饭打下了"基础"。其实,不管是成人还是宝宝,学习技能时都要经历从不熟练到熟练的过程,宝宝掌握技能本身,还能促进手眼协调动作的发展。

### 选用餐具

宝宝想自己吃饭时,父母应该准备适合宝宝用的碗、勺,勺子的大小要适合宝宝的嘴,最好一勺子一口,不多也不少;碗、盘子要好盛,以免溢出或打翻。那些有可爱的装饰的餐具,也能增加宝宝吃饭的兴趣。经过愉快的引导和示范,不仅让宝宝学会自己吃饭,同时也学会用餐的规范。

### 利用逆反心理

2 岁以后,宝宝特别喜欢与父母对着干,越是让他坐着吃饭,他越要走来走去,动这摸那。可以利用宝宝的逆反心理,有意地说:"今天的饭真好吃,你先别吃了,玩去吧。"或者说:"菠菜有营养,你少吃点吧!"

### 鼓励与肯定

吃饭的气氛,饭前的鼓励,以及对时间的要求要诚恳地与宝宝沟通。在鼓励、肯定和期望的过程中激励:"很好,就剩下几口了""你今天的速度比昨天还快""你一定可以在七点之前完成。"

利用反馈表也是一种很好的办法。和宝宝讲好,如果坚持好好吃饭,就能得到他想要的东西。在餐桌前贴一张表,登记用餐的情形,20 分钟之内贴大星星,30 分钟之内画苹果,不到处跑画一个圆圈,不剩饭画一颗小星星……让宝宝明白其中的含义,体验成功的喜悦,然后再积累起来好好奖励他。

### 坚持原则

最后需要说明的是,父母一定要坚持自己的原则。首先,让宝宝清楚地知道父母的原则,比如,要求宝宝吃饭开始后 20 ~ 40 分钟内必须结束,吃不完也要把饭菜拿走;如果宝宝屡屡犯规要适当地予以惩罚,这种惩罚可以是不允许宝宝从事自己喜欢的活动,如不能出门、不能看电视或玩玩具,切不能只说不做。

父母只有坚持原则,才能帮助宝宝建立良好的饮食习惯。

## 情绪表达：宝宝的喜和怒

2 ~ 3 岁的宝宝年龄虽然小，但成人所能体验的情绪，他大都会体验到。情绪在宝宝幼年期的心理发展中具有非常重要的作用。这个阶段宝宝的情绪有三个特点：易激动（易于爆发激情）、易感性（情绪易于为周围事物所左右）和易表现（内心体验和外部表现的一致性）。这个时期的宝宝容易产生强烈的情绪体验，他的情绪一般激烈、较不稳定，很容易发脾气，显得不易相处，也不易管教。

宝宝的情绪对他参与的活动的动机作用也是显而易见的，愉快的情绪使他行为积极，愿意活动；不愉快的情绪使他行为消极，不愿意参与活动。

### 表达开心

宝宝在开心的时候都能用笑来表达自己的愉快。宝宝更喜欢通过肢体的动作表现出自己的喜欢。比如对自己喜爱的玩具，宝宝会抱一抱；和朋友要好，他也会和小伙伴抱一抱。在语言运用方面，2 ~ 3 岁的宝宝所能运用的积极词语比较少，他还不能很好地用语言表达自己的情绪。通常来说，宝宝在 3 ~ 4 岁时就能主动地运用语言表达自己的情绪了。

### 表达愤怒

宝宝表达消极情绪的主要方式除了哭，还有很多其他的行为。他会大叫来表达自己不满的情绪；会抢玩具、摔玩具表达自己愤怒的情绪；害怕的时候会躲起来或跑开逃避。值得注意的是，消极情绪会对宝宝的行为有潜在的影响，因此发现宝宝有这些行为问题时，可以从情绪的角度来纠正他的一些不良行为习惯，比如宝宝咬手指甲可能是因为害怕或者焦虑。

### 丰富情绪体验

2 ~ 4 岁的宝宝正处于情绪发展不稳定的时期，情绪变化既快又多。我们常常看到刚才还哭喊着吵个不停的宝宝不一会儿就兴高采烈地玩起来了。父母要帮助宝宝认识和理解自己的情绪，让他充分体验高兴、激动、感谢等积极情绪，同时也要体验痛苦、愤怒、伤心等消极情绪，让宝宝从小适应各种复杂的环境，学会如何掌控和调节自己的情绪，保持心理健康。

### 细心呵护宝宝的情绪

在这个阶段，宝宝的语言表达能力还很有限，自我意识仅初步发展，他可能正处于反抗期，多方面因素让宝宝更加多变和敏感。宝宝常为一点小事而情绪波动、发脾气，生气的时候会摔玩具，还不太会控制自己的情绪。父母对待宝宝发脾气应该慎重，要保护好宝宝敏感、脆弱的心灵。

如果宝宝发脾气了，父母可以从他的表情和行为中分析宝宝情绪产生的原因，了解他采用这种方式表达情绪的动机。虽然宝宝的消极情绪难以避免，但不要让宝宝经历过多的不愉快，也不要让他有过多的感情压抑，否则长期处在压力和消极情绪中会影响他的情感、个性的发展。父母作为宝宝生活的设计者，要控制好宝宝的生活环境，使其促进宝宝情绪的发展。

# 如何给宝宝立规矩

宝宝的行动力越来越强，他就像一个横冲直撞的小老虎，在对世界探索的过程中，无所顾忌。这个时候，他需要开始学习了解什么是被人接受和喜欢的行为，需要知道这个世界有规则的存在。规矩能保护他，让他更安全、更快乐、更受欢迎。

你能容忍2岁的宝宝发脾气，可是如果5岁的宝宝发脾气呢？4岁的宝宝撒谎，你会惩罚他吗？面对刚出生的小宝宝，你能建立规则吗？

有效地建立规则应该从宝宝开始理解规则的含义开始，不同年龄的宝宝，规则的界限也不尽相同。

## 乖乖听话：婴儿

生命美好的画卷刚刚展开。一切都是新鲜的，宝宝在尽情接纳世间的一切。在这个过程里，他的身体不断地生长着。

**典型行为**

·美好的世界、和谐的声音、温柔的怀抱、温暖的阳光，这是婴儿最需要的，他还没有能力与外界有更多行动、语言上的交流，他只是在用心接收美好的养分，让自己自由地生长。

·直到他能爬了，开始主动地接触身边的事物，他的"闯祸"生涯才刚刚开始。

**最好的规则**

现在，宝宝不需要专制，也对过于放任没有感受。爱是最好的养分。宝宝需要反复的而又充满关爱的提醒，需要父母为他的行为和活动范围做出适当的限制。父母对他行动范围的限制也要温柔地坚持。

## 充满好奇：1岁

宝宝对所有的事情充满好奇、无所畏惧，他任性，而且非常喜欢变化，他根本不知道他的无知会带来什么样的后果，所以他总是在制造麻烦。

**典型行为**

·他在积累词汇，还会不时地冒出几个新鲜词。他早就开始理解语言，并可以知道这种语言是在哪种环境中用的。但他可能还无法清楚地把握"不"的意思，他甚至还不知道昨天妈妈说的"不"到了今天还适用呢！

·他不能有效地沟通、表达他的需要或者明白你的责备。他可能会用咬或打的方式来表达他的不满，引起你的注意。

·18个月大的宝宝会从妈妈的身边跑开，再回头看看妈妈是不是还在那里，然后跑得更远。

·对于他不好的行为，父母需要立即提醒他这是错误的。因为如果你等上10分钟以后再做出反应，他就不记得他做过什么错事了。

·他还不能理解这个世界的规律，甚至不知道撞倒一个玻璃花瓶它会被打碎。

·罚站、关禁闭，对他根本无济于事，他依然自顾自地在房间里飞来跑去。

**最好的规则**

·父母要保证对宝宝的期望是合理的。在规矩确立时你该坚持这样一些原则：规则应该尽可能地少，避免无法执行或最终取消；在说"不行"之前，先迅速地想一想这条规矩是否能长时间坚持；我们希望什么、反对什么，要让宝宝非常明白。

·不能强迫宝宝服从。应该积极引导宝宝表现出适当的行为，可以通过语气和表情传达你的想法，可以很坚决也很积极，但不要过度。

·大人也需要坚持原则，因为无原则的宽容和耐心，可能会使事情走入歧途。你可以用安慰和转移注意力的办法来对待宝宝的无理要求。

·这个阶段的重点在于预防，可以好好地检查一下你的家，把危险的物品拿走，如果宝宝闯入了"禁区"，把他带走就好了。

## 爱上挑战：2岁

这个年龄的宝宝完全以自我为中心，他不喜欢分享。2岁的宝宝要面临的挑战是如何理解自己的感情。

**典型行为**

·他正在发展运动技能，跑、跳、投掷、攀爬，无所不能。他也会运用这些能力来试探他自己能够达到什么样的极限，并不断地挑战身边的人，看看别人会有什么反应，比如他会尝试"如果我就是不穿鞋会怎么样"。

·他进入了第一反抗期。他说的最多的一个词就是"不"，常常提出一些"无理"要求。

·他发现，他不会得到他想要的一切，所以他常常发脾气。只要他讲了几句话而没有得到认同，他就会很沮丧。

·他还不时和你"顶嘴"，甚至以哭闹"要挟"你。

·他还没有时间观念，缺少控制自己的能力。惩罚对他的影响也是小之又小。不过即便如此，事情发生后还是应该给他机会去认识自己行为的后果。

**最好的规则**

·最大限度地减少对抗的机会。你不需要大喊大叫，只要明确地告诉他你的期望。给宝宝提供简单的选择，不要过高估计他的能力，如果有必要，和他一起做事，让他知道他的工作对你来说也是有难度的。

·帮助他学习把握自己的感情。如果他打人，要用他能听懂的话告诉他"我们不打人""打人会很疼的"。慢慢地，他就会了解别人的感受了。

·在宝宝发脾气的时候要小心处理。他发怒时你不需要理他，更不要让步，继续温和、亲密地对待他，直到他停止发脾气为止。然后直接告诉宝宝怎么做才是积极的、对他有帮助的。虽然对于一个 2 岁的宝宝还不能给他"关禁闭"，但你可以将他带离当时的环境，这样能帮助他平静下来。

·给他自由探索的机会。他开始会走路、会说话，有动作思维能力、能表达完整的句子，有二维图像的操作能力，三维空间的识别能力也开始发展，小手的精细动作也发展起来。这让他有一种欲望去探究因果关系，研究自己的身体、自我与周围的人和世界的关系，研究周围物体之间的关系。所以他到处乱翻东西，把刚买回家的玩具弄坏。不要压制他，给他探索的机会，考虑你的规则是否必要。

## 独立意识：3 岁

独立意识的萌芽让他为自己无比骄傲和自豪。他将面临的挑战是怎么控制越来越多的复杂的情绪。

**典型行为**

· 现在，他已经可以喋喋不休了，他喜欢用语言表达自己的观点。

· 他喜欢与其他宝宝一起玩耍，浑身上下有无穷无尽的能量，所以很难在家里安静地玩耍。

· 虽然他请求要做一件自己有能力做的事情，如睡前刷牙，但你千万不要指望他会乖乖地合作。同时，他还会认为只有淘气的宝宝会受到惩罚，像他这样的乖宝宝只会得到你的赞赏。

· 他对感情的需要非常强烈，就像需要食物一样。他已经能够辨别是非，明白因果关系，也能在几个小时内都遵守规则。

· 发脾气的情况还是经常会发生的，但有的时候他会在不高兴时表现得有点忧郁或者不爱说话。这也证明他处理挫折的能力更强了。

**最好的规则**

· 帮他完成任务。不要因为宝宝没有执行你的命令就惩罚他。他需要你把交办的工作解释得更简单清楚，给他时间，并承认他的努力。

· 可以和宝宝一起演练那些好的行为，通过玩游戏建立常规。比如，用一首歌的时间让宝宝完成三项任务：让玩具小熊回到柜子里，把画笔放回书包，洗洗小手。

· 如果你能在规则中明确告诉宝宝，不好的行为会带来什么样的后果，他会更好地遵守规则。比如，你告诉他不要再拍皮球了，现在已经夜深人静了，如果拍球会吵到邻居；而不是大声呵斥"别吵了，烦死了，还让不让人睡觉啊！"

## 独立思考：4 岁

宝宝已经知道自己缺什么、要什么了。他的世界里有了更多的朋友，他和小伙伴相处的时间越来越多了，但如何和朋友相处是个难题，他面临的挑战是如何平衡自己和他人的需要。

**典型行为**

· 他可以更专注于各种比赛和活动。也正是这个原因，当他沉醉于某件事情时，想让他改去做别的就会变得特别困难。

· 他会有更多的抱怨，因为现在他已经能思考自己缺乏什么、需要什么了。

· 有时候为了满足他自己的想法，他可能会歪曲事实，但他自己并不清楚这和作弊是一样的，是错误的。

· 对于有些问题的理解，他与我们是不同的。比如，他踢球打碎了花瓶，会理所当然地认为花瓶是球打碎的，而和他没有关系。他自己还会很纳闷：它怎么乱跑，把花瓶撞倒了？

**最好的规则**

· 在做下一件事情之前多给宝宝一点时间，为避免冲突，应该提前告诉宝宝下一步要做什么。如果时间到了，宝宝还想继续做原来的事情，如果没有特别着急的事情，不妨再给他几分钟。如果妈妈指出当分针走到哪里应该停止活动，宝宝就会更理解妈妈的规则。

· 应对牢骚。不必把宝宝发牢骚的事情当成重点。无论宝宝是不是在发牢骚，他得到的结果应该是一样的。他可以得到、可以做的，不发牢骚也能被允许；而他不能做的，即使大发牢骚也得不到满足。这样才能使你的规矩保持一致。

· 冷静地处理谎言。这个年龄段出现这样的行为非常正常。不要讽刺、谩骂宝宝，也不要和他谈论他到底做没做这样的事情。比如，当宝宝弄洒了一杯牛奶，你只要说："这杯子的确很难拿住。"然后让宝宝和你一起清理干净，将来他就不会害怕对你说出真相。

## 懵懂意识：5 岁

他可以在事情没发生之前，就明确地了解事情的结果了。他面临的挑战是怎样按照他懵懂的道德意识去做事。

**典型行为**

· 他在学习站在别人的角度考虑问题。

· 他已经能遵守一些规则，并可以做一些家务了，但他总是喜欢考验你的极限。

· 他对冲动情绪控制得更好了，尽管离完美还差得很远。如果事情没有按照他的意愿发展，他就会大发脾气、摔门甚至打人。

**最好的规则**

· 让宝宝对自己的行为有更多思考。比如，你可以问他"如果别人这样对你怎么样？"告诉宝宝他的行为对别人的影响，为什么人要建立这样的规则。

· 可以尝试建立一套行为评定方法。比如，每天早晨在冰箱上贴三个笑脸，每次他犯错误就拿掉一个笑脸，并把他的不当行为记在上面。如果三个都被拿掉了，就要给他一次惩罚。如果一天下来还保存一个笑脸，就给他小小的奖励。

·放手鼓励宝宝参与更多的社会活动，并学习为自己的行为承担责任。尽量避免以命令的口吻去要求宝宝，要更多地以讨论的口吻去给宝宝提出要求。

# 大运动能力：身体协调让宝宝的运动更有效

宝宝行走自如后就开始玩起花样来，或横着走，或倒退着走，或一脚踩在一根方木上、一脚踩在地上，一高一低地往前走。宝宝腿部和臂部肌肉已经很有力量，平衡感也在不断完善，他喜欢踢皮球，骑三轮车，喜欢在雨后的积水中蹦来蹦去？宝宝健康活泼是给妈妈最大的回报。

**锻炼身体的协调性**

宝宝虽然已经走得很好了，但他走路时还是头重脚轻、动作不协调、速度不均匀；虽然他会跑了，但还是经常摔跤，跑快的时候转弯还是很困难。宝宝对自己身体的控制力还不够，运动量虽然大，但运动时身体的协调性和稳定性还很差。

在这个年龄段，宝宝主要锻炼的就是手眼、眼脚，以及全身肌肉的运动协调性，他需要身体各个部位在运动中配合得更好，使动作的效率更高。宝宝需要父母的帮助和指导，需要获得练习的机会。从没拍过球的宝宝可能到四五岁还不会很好地拍球，和同龄宝宝的差距会很明显。如果在身体发育期得不到好的协调性训练，长大后是无法弥补的，父母在开发宝宝智能的同时，别忘了他的身体也需要发展和锻炼。

**简单几招锻炼协调性**

保龄球。准备几个塑料瓶子摆好，带宝宝在距瓶50～70厘米的地方用皮球滚过去打，看看能打倒几个。

投篮。准备几个小皮球和一个小桶，让宝宝在距桶40～60厘米的地方练习投掷，可以逐渐改变投掷的距离和投球的大小。

传球。妈妈和宝宝相距1～1.5米站立好，玩相互传球的游戏，尽量选择宝宝能抱住的充气塑料球。刚开始宝宝可能只能碰到但抱不住球，可以缩短距离慢慢来。

拍气球。准备颜色鲜艳的气球抛起来让宝宝向上拍，可以用手拍、用头顶、用脚踢，刚开始能碰到球就算他成功，接着可以数数看他能连拍几下不让气球落地。如果宝宝已经拍得很好，可以让他用乒乓球拍或者羽毛球拍来拍，加大难度。

单脚跳。妈妈先拉着宝宝跳，让他体会一下单脚起跳是什么感觉（宝宝要先学会双脚跳离地面，才能开始练习单脚跳）。刚开始让宝宝练习，他可能不敢跳或者只能跳高一点点，妈妈陪他一起练，一个月之后宝宝就能连跳两下了。

爬楼梯。爬楼梯可以充分锻炼宝宝的腿部肌肉。宝宝已经可以交替脚上下楼，能熟练地从最后一级台阶跳下。

除此之外，让宝宝多做操、跳舞，有意识地增强宝宝身体各部分的协调性，不光对他的身体发育有益，也能发展宝宝的智力。

---

**大运动能力**

28～30个月的宝宝可以做到交替脚上楼、骑三轮脚踏车或儿童自行车、立定跳远20厘米。

---

### 亲子游戏：捉尾巴

**游戏目的**

培养反应能力和对身体的控制能力；促进身体协调性发展；培养规则意识。

**游戏方法**

准备两根20～30厘米长的带子，把带子的1/3塞进裤腰里，2/3露在外边当做尾巴，妈妈和宝宝相距1米远面对面站好，游戏就可以开始了。妈妈和宝宝同时说"一二三"后，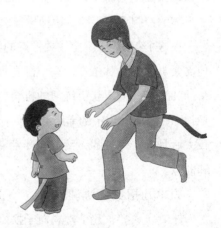开始躲闪，互相去捉对方的尾巴。不允许推拉和挤来挤去，谁先把对方的尾巴揪下来为胜。

还可以让爸爸加入到游戏中来，三个人玩捉尾巴的游戏。宝宝既要捉妈妈的尾巴，又要保证自己的尾巴不被爸爸捉住，加大游戏的难度。

**爱心提示**

游戏开始时，尾巴要露出得多一些，以免宝宝因不容易捉到尾巴而失去游戏的兴趣。

## 精细动作：宝宝学会握笔了

宝宝喜欢用双手去探索环境，摆弄玩具、使用工具，尝试着自己实地操作。这与宝宝获得知识、形成技能、发展智慧有密切的关系。

手的操作可以直接促进宝宝感知觉的发展和协调。宝宝通过玩玩具、操作工具来掌握物体的使用方法，认识同一类物体的共性，从而使知觉更加具有概括性，并为概括表象和概念的产生做好准备。

这个阶段，宝宝喜欢利用小物体来练习简单的技能，比如打开盒子把玻璃珠放进里面摇晃听声后再倒出来，把小物体塞进缝隙或洞里，把玩具上能拔的小部件拔下、插上，把笔帽套在手指上、转动门把手、拧瓶盖等。除此之外，宝宝还喜欢用夹子或筷子夹、拼图、捏橡皮泥、剪贴、折纸、画图等。

在日常生活中，父母应及时为宝宝提供合适的动手操作的机会。练习的内容一定要适合宝宝的年龄特征。如果宝宝表示愿意自己动手做的事，父母可以耐心地在一旁指导，而不是代替宝宝做。刚开始宝宝可能做得不好，他需要通过反复练习、反复运用才能掌握比较复杂的动作。

父母应该在宝宝使用这些工具前就教给他正确的操作方法，发现问题应该及时予以指导，并且要时刻注意宝宝操作工具时的安全和卫生。宝宝使用的工具，也应该是安全的，比如剪子，要使用宝宝专用的安全剪刀。在动手操作时不应持续过久，以免宝宝过度疲劳影响肌肉正常发育。

### 握笔

涂画和写字都是手运用笔类工具进行活动的技能，是宝宝的重要发展任务。只有具备一定的涂画和书写能力，宝宝才能进行书面的学习，掌握大量间接经验。

无论是涂画还是书写，都必须以灵活运用手中的笔类工具为前提。2～6岁是宝宝握笔动作技能迅速发展的阶段。在这一阶段中，宝宝不断地尝试涂涂写写，同时，大部分父母也会在这一时期让宝宝学习正确握笔。

刚开始学会握笔的宝宝一般会通过手臂和肘部的运动来调整笔的位置，但在手指的协调运动能力发展后，宝宝就逐渐学会并且习惯于用手指来调整握笔姿势和笔的位置，手臂和肘部在用笔动作中的使用频率就迅速下降。

细心的父母也许会发现，宝宝握着笔的部位会逐渐由笔的远端向笔尖位置靠近。2～3岁的宝宝一般都是握住靠近笔尖的部位。

在涂画和书写时，刚开始宝宝主要依靠肩关节的活动来控制笔的运动，用笔的动作稍显夸张，力道控制得也不是很好；后来宝宝会逐渐发展为用肘部来控制笔的运动；最后发展为用手指的活动来控制笔的运动，这时，宝宝对笔的控制也越来越精确，手的运动也更为自由。

手是智慧的前哨，父母要支持宝宝多动手操作，多使用工具完成力所能及的活动。这不仅有利于培养宝宝的动手能力、促进智力发展，而且能让宝宝感受到动手操作的欢乐。

---

**精细动作**

28 ～ 30 个月的宝宝可以做到倒米粒不洒出、3 个手指和手腕的动作灵活。

---

## 亲子游戏：舀球接力赛

### 游戏目的

练习舀的动作，锻炼三指的灵活性，为拿笔做准备。培养专注力和竞争意识。练习手口一致地点数。

### 游戏方法

准备 10 个小碗，按一排 5 个分成 2 排放好，每个碗之间相距 20 ～ 30 厘米，再准备 2 把勺子和一些弹力球，游戏就可以开始了：

在每排的第 1 个碗里放一些弹力球，每次用勺子把 1 粒弹力球从第 1 个碗里舀到第 2 个碗里，再从第 2 个碗里舀到第 3 个碗里，一直舀到第 5 个碗里放好。

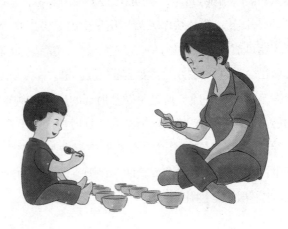

请爸爸做裁判，进行家庭舀球接力赛，宝宝舀第 1 排，妈妈舀第 2 排，在规定时间内，第 5 个碗里的弹力球多的获胜。

**爱心提示**

·在判断胜负的时候，让宝宝把第 5 个碗里的弹力球数一数，比一比哪个多、哪个少。

·游戏之后，要妥善地把弹力球放好，以免宝宝吞咽，发生危险。


# 认知能力：宝宝的抽象思维正在萌发

宝宝喜欢反复听一个故事，读一本书，不断地发出疑问，这都是宝宝在学习。宝宝开始掌握更多的思考技能，理解整体和部分的关系，学习有条理地做事情。宝宝对事物的变化非常着迷，古灵精怪的脑子里有无数新想法和创意。

### 更多的思考技能

宝宝在玩耍中发展自己，掌握了很多的思考技能。最初他是通过动作（触摸、拍、踢等）思维，即通过当前的感知觉与实际操作思考。大约在宝宝 2 岁的时候，他开始用一种更成熟的方式去思考——他开始发展思考的"规则"，或者说是概念，这是宝宝的抽象思维在萌芽。

### 开始学习概念

概念这种抽象思维方式在宝宝幼年时期的发展是非常缓慢的，但是这种思维方式却能让宝宝更好地认识世界，帮助他组织和理解他的经历。宝宝会使用想象来思考他周围环境中的各种事物，他不断地观察世界里的各种东西，审视自己的经历，发现彼此之间的相似之处和差异。

### 整体是由部分组成的

宝宝开始理解各种物体和经历都是由不同的部分组成的。当他将拼图放在一起，他能够看出每一片拼图都是整个图片的一部分。当宝宝看见你将碗从洗碗机里拿出来，当他看见你在组合一件家具时，他能观察到不同的部分怎样结合起来成为一个整体。

当宝宝长大一点，开始学习阅读时，他能够使用这项技能，将字组合成词，再将词组合成句子。在数学和科学方面，他能够将数字加起来，或在实验中按照步骤进行实验。理解整体和部分的关系不仅发展了宝宝的思考技能，还能让他理解做事情要有顺序和条理。

父母可以通过下列方式帮助宝宝观察整体和部分的关系：

·制作简单的拼图

把图片用胶水粘在纸板上。将这张图片剪成 4 片（可以逐渐增加难度），让宝宝看怎样拼成一张完整的拼图，妈妈可以问宝宝："图上缺少了什么？"

·一起准备食物

这项活动要求宝宝具备能够将各种配料放在一起的技能。和宝宝一起包饺子或者拌凉菜，并且问他各种问题，比如，凉菜中可以放些什么调料，必须按照怎样的顺序才能包出一个饺子等，妈妈可以先做示范。

·做宝宝的顾问

指出在宝宝的日常生活中什么时候可以发现部分组成整体这种情况，比如说在穿衣服、布置桌子或是组装玩具等各种活动中。

## 发现物体的转变

事物的变化对幼小的宝宝非常有吸引力。当宝宝看见某些物体怎样从一种状态变成另一种状态，但还是同样的东西时，他往往会对此感到非常着迷。虽然宝宝还不能完全理解，但他发现了这些变化。

·指出变化

想想有哪些是发生在宝宝生活中的变化，设法引起他对它们的注意。有一种简单的游戏是将一些冰块放在碗里，把这只碗放在一个暖和的地方，让宝宝看冰是怎样融化的。下一步，让碗中的水在冰箱里或者室外再结成冰块，让他告诉你观察到了什么。

·允许宝宝帮助你准备食物

厨房永远是最神奇的地方，烹饪能够提供很多观察物体转变的机会，比如干的材料怎样被水泡发起来，蒸的鸡蛋怎样从糊状变成块状。

宝宝永远有无穷的好奇心，这促使他不断地学习和获得成功。父母要做的就是为宝宝提供机会，让他去探索自己的家庭和周围的环境，使生活变得更加丰富多彩。

宝宝的语言能力已经有所提高，这使他能够更容易地与父母分享他的发现，所以，鼓励宝宝把他的尝试和冒险告诉你。作为宝宝生活环境的设计者、能够告诉他事物原理的顾问，父母对宝宝的智能发展起着非常重要的作用。

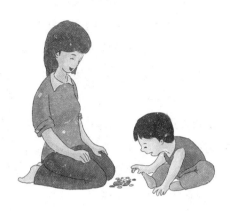

### 亲子游戏：纽扣商店

**游戏目的**

练习分类、配对、排序，培养分析与综合能力；认识颜色，学习计数；启发思维，培养坚持性。

**游戏方法**

妈妈准备好颜色、大小、形状、材质不同的扣子，告诉宝宝要玩一个纽扣商店的游戏。妈妈先示范扣子的玩法：从扣子中挑出每种扣子各一个做样板，再让宝宝从一堆扣子中找出与样板一样的扣子进行配对。

接下来宝宝自己创造玩法，可以将扣子按颜色、形状、材质进行分类，还可以练习排序、计数，按宝宝自己的要求归类。在这个过程中，培养了宝宝的分析、综合能力，为数学学习打下基础。

**爱心提示**

宝宝练习时，妈妈要在一旁观察，必要时可以问一问宝宝："为什么要这样做？"妈妈还可以适时地进行总结，启发宝宝的思维。

## 语言发展：宝宝可以说出自己的名字了

宝宝出生时的第一声啼哭即开启了他的语音发展之路。经过一段时间，大多数宝宝都能够掌握发音的模式或者规则，但是有一些宝宝比起其他宝宝可能需要更长的时间才能够学会，甚至有一些宝宝在学习发音规则的时候可能会存在困难。

宝宝的语音发展从婴儿时期开始，随着发音能力的逐渐增强，宝宝能够随意地发出各种语音，大多数宝宝要等到七八岁时才能具备完整的语音能力。

**发音能力**

汉语普通话的音节有 4 个成分：声调（阴平、阳平、上声和去声）、音节首辅音（如 p、m、k）、元音（如 a、o、e）和音节尾辅音（n 和 ng）。

在普通话中，声调是最突出的，因为它是普通话音节中必不可少的，它只有 4 个调位，并且声调的变化会带来词义的变化。因此，说普通话的宝宝声调的习得完成得非常早，在 1 岁半之前就已基本结束。相比之下，首辅音的突出性在音节各成分中最低，习得的速度就较慢。介于声调和音节首辅音之间的是音节尾辅音和元音。

**语音错误**

从 1 岁半开始，宝宝说的单、双词句向完整句发展，这时，宝宝不再发一些集中的无意义的音，他的发音已经与他发出的词和句子整合在一起了。这时，为了使语音携带一定的意义，发音就要受到一定的限制，就要服从词的需要。由于宝宝的发音器官还不十分成熟，因此宝宝可能会存在许多语音错误。

宝宝在掌握音节尾辅音和元音时发生的错误较少，音节首辅音是普通话宝宝最容易发生语音错误的音。根据研究，在讲汉语的宝宝中，最常见的首辅音语音错误有：

·替代，如用 d、t 替代 g、k，比如会把"哥哥"说成"dede"，把"看看"说成"tantan"。

·删除，当辅音出现在 i、u、ü 这三个音前的时候，许多宝宝会将辅音去掉不发，如"liang"中的"l"。

·同化，如"老公公快快来"变成"老蹦蹦派派来"。

·交叉，发"h""f"音时会相互替换，"l"和"n"也存在这种情况，比如"花衣"说成是"fayi"。

·过渡，宝宝对 zh、ch、sh 的发音也会感到困难，它们易与 z、c、s 相混，宝宝会经过较长的一段时间才能掌握。

其实，宝宝的这些语音错误都是正常现象，它受到各种因素的影响，在宝宝的认知水平和听觉器官的发育还没有达到一定程度的时候，宝宝可能辨别不出那些他发错的音。

而当宝宝意识到了自己的语音和成人的语音不同之后，就会努力向成人的语音靠近。

在这个过程中，父母千万不要取笑宝宝，也不要生硬地批评和纠正宝宝的发音错误，相反，用一种随意的态度，正确和清晰地重复宝宝发错的音，就像你帮助宝宝学习其他东西一样，你对宝宝学习讲话和语言最好的帮助是亲自为他示范正确的讲话方式和语言。

> **语言发展**
>
> 28 ~ 30个月的宝宝可以做到说出图片10样、说8 ~ 10个字的句子、画后讲述、说出自己的姓名。

### 亲子游戏：我有一头小毛驴

**游戏目的**

促进语言的发展，增强动作的协调性，培养记忆力与想象力。

**游戏方法**

妈妈教宝宝儿歌，并配上相应的动作，帮助宝宝通过做动作学习语言：

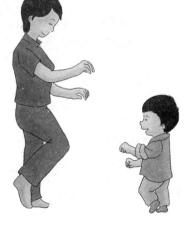

我有一头小毛驴

从来也不骑

有一天春光明媚，骑着去赶集

我手里拿着小皮鞭

我心里正得意

不知怎么，哗啦啦啦啦

摔了我一身泥

**爱心提示**

游戏过程中，妈妈动作幅度不要过大，速度不要太快，以免宝宝跟不上。

# 社会行为：宝宝有了性别意识

宝宝的活动范围不断扩大，他更期待参加集体活动，玩过家家游戏，和小朋友们一起玩耍，在这个过程中他的社会技能、生活经验在不断增加。此外，性别意识的发展让宝宝产生无穷疑问，爸爸妈妈可要做好准备随时回答问题。

### 性别意识

宝宝开始对性别差异、生殖器、生育和排泄等表现出好奇心了。小女孩可能会试图站直身体尿尿，而男孩会尝试在尿尿时蹲下来。宝宝这些令人哭笑不得的做法和问题都让爸爸妈妈很头疼，该怎样面对这样的宝宝呢？

### 宝宝这样判断性别

一般情况下，2岁左右的宝宝已经可以分辨出照片上人的性别，能正确说出自己是男孩还是女孩。宝宝认定男女的标准来自父母对男孩、女孩形象化的描述，女孩穿裙子、带发卡，男孩短头发、喜欢穿短裤等。稍大一些的宝宝还可能根据玩具（娃娃、火车等）、职业（消防员、警察等）来判断性别。

问一个3岁的男孩："豆豆（男孩）穿了裙子、长头发，那他是男孩还是女孩？"或者问："你长大要当男孩还是女孩？"豆豆可能会回答"女孩"。事实上，2～5岁的宝宝还没有认识性别的坚定性和稳定性——我是女孩不会因为穿什么衣服而改变，也不会因为年龄和期望而改变。5岁的宝宝才开始理解性别的坚定性，理解男女生理上的差异则要在学龄期间了。

### 面对好奇宝宝

### 思想准备好

通常2岁宝宝对自己的身体很感兴趣。父母需要区分宝宝哪些自我探索行为是适合的、恰当的，即便看和触摸自己的身体那也是正常的，不要让宝宝有羞愧的想法。你可以给宝宝简单讲解男生、女生的性别差异，平静地对待宝宝的兴趣和疑问。

### 解答好生命起源的问题

宝宝问"我从哪里来"或者"我是怎么来的"这类问题时，也是对他进行正确性别教育的一个好时机，可以培养宝宝珍惜生命、孝敬父母的观念。父母在回答时可以不讲得那么详细，但一定要让宝宝清楚而不隐瞒。

### 生殖器和排泄的名称

父母要考虑好用哪些名称来指代生殖器和排泄，如果每一次都使用同样的词语，宝宝就能更快地掌握身体各个部位的名称。一些父母选择用正确的学术用语，而另外一些父母则使用不太正式的称呼。无论选择用什么词语，男孩和女孩都会知道他们全身所有部位的名称。

**女孩喜欢站着尿尿**

宝宝的好奇心很重，当他看到其他小朋友上厕所的方式时就会想自己也试试。女孩会尝试站着尿，男孩想蹲着尿，父母可以作为榜样带同性别的宝宝上厕所，让他理解自己正确的尿尿方式。你需要告诉女孩站着尿会弄湿裤子，男孩站着尿更方便，宝宝实际对比之后就会发现还是按自己性别的方式尿尿会更好一些。

**要有好的卫生习惯**

女宝宝从小要习惯正确的擦屁股的顺序，男宝宝也要勤洗下身，知道保护自己的生殖器官。

**好奇触摸别人的生殖器官**

宝宝可能会因为好奇想检查一下爸爸妈妈的生殖器官。父母需要帮助宝宝懂得，每个人都有他的界限。同时可以通过阅读给宝宝讲解人体的差异，满足他的好奇心。如果父母用一种平静的语气和实事求是的方式来向宝宝解释，2岁多的宝宝是不大可能坚持这种要求的。

---

**社会行为**

28～30个月的宝宝可以做到对看护者依恋、会穿上衣、自己提裤子、知道吃饭前为什么要洗手、扣扣子。

---

## 亲子游戏：男孩女孩

**游戏目的**

认识自己的性别，发展自我意识。丰富认知，练习分类，为数学学习做准备。

**游戏方法**

妈妈找一些男孩、女孩的图片，和宝宝一起看，帮助宝宝找到男孩、女孩的明显特征：

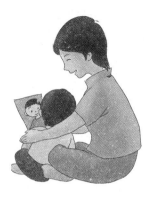

我是小女孩，穿着花裙子，

扎着小辫子，别着花发卡，干净又漂亮。

我是男宝宝，男孩剪短发，

男孩穿裤子，勇敢又大方，摔倒再爬起。

再把男孩、女孩共有的特征告诉宝宝，比如自己穿衣、自己吃饭、有玩具大家玩、聪明能干、不哭也不闹等。

宝宝认识男孩、女孩之后，还可以让宝宝把家里的人分类，哪些是男人，哪些是女人，问宝宝从哪里看出来的，启发宝宝思考。

**爱心提示**

尽量不要在宝宝面前讲一些关于性别的消极特征，比如女孩娇气、爱哭；也要注意不要为了突出男孩的勇敢，使宝宝形成多动、好攻击的个性。

## 父母攻略

宝宝快2周岁半了，他的动手能力越来越强，也更愿意向父母展示自己的本领，父母该如何响应宝宝的这些行动呢？

**宝宝行动：**我的两只手可以一起搭积木了，还可以把橡皮泥搓成小球。

**妈妈出招：**让宝宝玩橡皮泥，这可以让他的手变得更有力；把橡皮泥挤压、戳孔、滚动来制作蛇和小球。

**宝宝行动：**我能够画出线条和圆圈了！

**妈妈出招：**给宝宝演示如何在纸上画直线和圆圈，让他试一试。

**宝宝行动：**一看到院里的那条小狗，我的心就怦怦地跳。

**妈妈出招：**和宝宝谈论他所害怕的事情，当他害怕的时候不要取笑他；找出他害怕的事物，让他远离这些事物直到他长大一些。

# Chapter 3
# 宝宝入园准备

幼儿园可以说是宝宝面临的一个"压力"，教育学家把第一次入园比喻成宝宝的第二次"断奶"，无论从心理到身体，宝宝都要承受前所未有的考验。其实，如果入园前做好充分准备，入园也并非那么困难，宝宝也会很快、很积极、很乐观地融入新的生活中。

## 生活自理能力的准备

加强宝宝独立生活的能力，如学会自己洗手、吃饭、穿脱衣服、独立睡眠等，可以使宝宝上幼儿园后少碰到一些生活上的困难，使宝宝尽快适应新生活。

### 认识自己的名字

在家，父母可能习惯称呼宝宝的昵称，宝宝也很熟悉这种叫法，有些时候对于自己的大名却不那么敏感。初入幼儿园，老师与宝宝熟悉还有个过程，大多时间都是称呼宝宝的大名，所以应该让宝宝尽快习惯大名。

入园前，父母要有意识地多称呼宝宝的大名，一是可以让宝宝熟悉自己的大名，二是可以让宝宝感觉自己长大了。

2～3岁的宝宝还不会写自己的名字，但一定要让宝宝认识自己的名字，在许多名字当中能识别出自己的名字。

把宝宝的名字工工整整地写在卡片上，就像认识图画一样，告诉宝宝出现这几个字的时候代表的就是自己。

并且在给宝宝准备入园物品时，让宝宝一同参与，告诉他名字写在哪里，都缝在什么地方了。

## 分清里外与左右

### 识别方位

识别方位是生活中的一种基本常识。清晰的方位感，能够让宝宝准确地认识自己和周围的事物，并帮助他判断这些事物之间的相互关系。清楚地分清方位，能使宝宝在初到幼儿园时，不会感到过于陌生和害怕。

2岁以后，宝宝有了前后、上下、里外的概念。日常生活中可采用整理物品这样的方式来训练他最初的方位感。比如，如果玩具在抽屉外面，父母可以问："玩具现在在抽屉外面还是里面呢？"然后把玩具放进抽屉后再问，这样反复几次后，再问"玩具现在放在哪里？"问的时候，尽量不要把正确答案放在后面说，以免宝宝不假思索地跟着重复最后两个字。

### 用游戏帮助宝宝建立方位感

2岁多的宝宝对认识左右可能还比较困难，但是我们要尽量训练宝宝先分清身体部位的左与右，比如左右手、左右脚等。

对宝宝来说，游戏总是最有吸引力的。所以父母也可以用游戏的方式来训练他，比如让宝宝用左右脚交替踢球。

等到宝宝对左右的概念基本掌握后，父母可与宝宝做一些较复杂的游戏，比如用自己的左手摸左耳朵。此外，在给宝宝讲故事时，可以一边讲一边画在纸上，然后让宝宝指出故事中人物或事物的方位。父母还可找一些实物来代替故事中涉及的物品，一边讲，一边比画，这样也有利于增强宝宝的方位感，从而提高宝宝对整体方位的判断能力。

### 园长有话说

在宝宝入园前，都有参观幼儿园的机会，父母除了要给宝宝讲幼儿园里的各种设施外，还应该告诉宝宝教室、游戏室的方位，楼梯在哪里，这样会增加宝宝的安全感，不会让宝宝"迷失"在幼儿园里而产生不必要的恐惧感。

### 吃饭与饮水

在家的时候，一般都是爸爸妈妈或者爷爷奶奶喂宝宝吃饭，可是到了幼儿园，都要求宝宝自己吃饭，老师可不会端着饭碗追着宝宝喂饭。而且，在幼儿园里吃饭也是有时间规定的，如果宝宝还没有学会自己吃饭，可要加紧练习了。教宝宝自己吃饭可能需要父母多花一点精力，毕竟让宝宝改变习惯不是件容易的事情。

给宝宝准备专门的餐桌、餐椅和餐具，让他学着自己吃饭，不要怕他把饭吃得乱七八糟，一定要鼓励他自己吃饱。

要培养宝宝不挑食的习惯。要锻炼宝宝不偏食不挑食，鼓励宝宝尝试各种不同口味的食物，并适当吃一些较硬的或粗纤维的食物。

上幼儿园前要在家养成及时喝水的习惯，不断提醒宝宝，让他养成不需要提醒就能主动喝水的习惯。上幼儿园后，每天接回家时也要询问宝宝一天喝了几次水，喝了多少，是不是还保持着在家里的喝水习惯。如果没有，一定要跟老师及时反馈，再加强提醒力度，让宝宝随时喝水。

### 如厕

不会自己上厕所，也是不少父母担心宝宝入园后不适应的重要原因。宝宝因为如厕问题而惧怕上幼儿园的情况也比比皆是。

入园前 3 ~ 6 个月，最好能培养宝宝每天早起定时排便的习惯。宝宝初上幼儿园因为紧张而"拉裤子"的情况非常普遍，对心理和身体健康会有影响。所以，现在就要教宝宝独立上厕所。

很多宝宝上幼儿园以后，因为"没人给我擦屁股"而感到莫大的精神压力，有些还会为此抗拒上幼儿园。其实，只要父母多向宝宝示范正确的擦拭方法，几次以后宝宝就学会了，如果怕他弄脏手，父母可以督促宝宝便后及时洗手。要让宝宝记住，每次便后都应该洗手，让他边洗手边从 1 数到 10，以保证洗手时间。

让宝宝学会在大小便时自己脱裤子。在幼儿园，一般会有统一时间让宝宝上厕所，这个时候，老师不可能帮到每一位宝宝，所以最好能够在上幼儿园之前让宝宝学会自己脱裤子，这样就不会发生在等待老师脱裤子的过程中忍不住大小便的事情了。

宝宝需要学会独立地表达"愿意"还是"不愿意"，能够控制大小便，在有便意时会寻求老师的帮助，而且会主动提出上厕所的要求。

**园长有话说**

> 训练女宝宝大小便的一个要点是，千万不要给宝宝穿太复杂的衣裤，让她难脱难解。宝宝通常会憋到再也不能憋的时候才告诉老师，本来就比较紧张，很难控制自己，如果再遇到裤子怎么解也解不开这样的情况，尿裤子肯定是经常发生的事情了。

### 穿、脱衣服

在幼儿园午睡前后，宝宝面临的最大"挑战"就是自己穿、脱衣服。2岁左右，宝宝的独立意识开始萌芽，会向大人要求自己穿、脱衣服，这个时候一定要重视宝宝的这种意愿，及时教会宝宝独立穿、脱衣服。

如果脱下衣服后放得乱七八糟，宝宝就不知道该怎样穿。要教宝宝将衣服脱下后摆放整齐，并按衣服的里外叠好，穿的时候就不会乱。

穿衣前，先教宝宝分辨衣服前后。领子部分有标签的是后面，有缝衣线的是反面。相比较开衫，穿脱套头衫的难度比较大。当把衣服套在颈部，宝宝寻找袖管时，会发生前后颠倒的情形，要帮他将双臂伸到衣服外面，将衣服旋转半圈再穿。妈妈也可以帮忙拿着一只衣袖，这样宝宝就很容易将手伸进去。教宝宝穿有纽扣的开前襟的衣服时，妈妈和宝宝面对面，将扣子的一半塞进扣孔，让宝宝将扣子从扣孔里拉出来；先把最上面的扣子扣上，再从上往下一个个扣好。

在宝宝学会扣前襟纽扣之前，可以让他玩帮娃娃扣纽扣的游戏。手指的小肌肉运动，会使宝宝的指尖变得更为灵巧。

### 独自睡眠

幼儿园的作息制度中有午睡，时间一般为两个小时，这是保证宝宝有充足睡眠，利于他健康成长的措施之一。对于在家里没有午睡习惯的宝宝，最好在上幼儿园之前养成午睡的习惯。

许多宝宝在家里往往要抱着、拍着、哄着才能入睡，而幼儿园的老师不可能守在每个宝宝身边，因此宝宝入园后可能会不适应，一到午睡时间就特别想妈妈。妈妈应培养宝宝独立入睡的习惯。为了让宝宝安心，可以告诉他，妈妈（或老师）虽然不在身边，但一定在附近，有什么需要（上厕所或身体不舒服）可以随时叫老师帮忙。另外要将宝宝的入睡习惯告诉老师，争取老师的帮助。

# 生活习惯的养成

生活习惯不是一朝一夕养成的，我们需要给宝宝营造良好的氛围，并督促他按照制订的计划去做，相信很快这些行为都会变为自然的事情。

### 生活有规律

选择好幼儿园后，父母应详细了解幼儿园的作息制度，如早上入园时间、上下午吃点心的时间、午餐时间、午睡时间等，在入园前的两三个月中逐步把宝宝在家的作息习惯调整到与幼儿园一致。

### 早睡早起

早上起床时，父母要考虑到宝宝穿衣、洗漱、吃早餐和路上所需的时间，保证从从容容，大人上班、宝宝上幼儿园都不会迟到。晚上入睡的时间则根据宝宝需要的睡眠量来定，保证宝宝有充足的睡眠。

睡眠训练：通常幼儿园的午睡时间是在 12:00–14:30。父母从现在起就要准时安排宝宝的午餐，尽量在 12 点前结束，然后漱口、洗手、上床睡觉，下午 2 点左右准时叫醒宝宝。午睡时间不要过长，以免宝宝晚上不睡或是睡得太晚。

晚上睡眠时间也要调整固定下来，9 点之前应该入睡，晚间活动尽量不要太剧烈，睡前不要喝太多的水，确保宝宝的睡眠质量。

### 按时吃饭

幼儿园里吃午饭的时间大概为 30 分钟左右，这 30 分钟对在家吃饭习惯了拖拖拉拉、边玩边吃的宝宝提出了挑战。入园前，在家把午饭时间提前到 11：30 左右，告诉宝宝要在 30 分钟之内尽量吃完饭，而且还要吃饱，不挑食。如果宝宝边玩边吃，随时提醒他，并减少让宝宝说话的机会，以免影响吃饭速度，还可以避免被饭呛到。

### 定时大小便

睡觉前、起床后，一定要提醒宝宝先去小便，这样不仅可以避免宝宝因忘了上厕所而尿裤子，也可以避免睡觉后反复起床去小便。

每天早晨起床后，让宝宝去大便。刚开始宝宝可能拉不出来，不要着急，坚持一段时间，宝宝的生物钟形成以后，就会很顺利地大便。

### 整理玩具，物品归置

父母大包大揽，宝宝就做甩手掌柜，玩过的玩具、脱下的衣服、自己的小饭碗用后都等着父母来收拾。入园前，父母要培养宝宝"从哪里拿来的，就送回哪里去"的意识，这也能帮助宝宝很快适应幼儿园生活。从宝宝 2 岁之后，就可以培养他这方面的能力了。

让宝宝对收拾东西产生兴趣。父母最头疼的可能是宝宝脱下衣服乱扔，对此，可以有针对性地教宝宝如何整理衣服，并将衣服放在固定的衣柜。也可以用做游戏的方式教宝宝把东西收好。

及时表扬。当宝宝第一次无意识地帮助父母收拾玩具或衣物时，父母要及时表扬，让他知道这样做是个好习惯。

父母要以身作则。家庭是宝宝成长的第一课堂，父母是宝宝的第一位老师。如果父母平时就马马虎虎，家里乱七八糟，宝宝就不会养成好习惯。父母要监督宝宝的衣柜是否整齐，同样让宝宝监督自己，不怕坏毛病纠正不过来。

宝宝存取方便。准备让宝宝够得着的衣钩、衣柜，他常用的东西要放在容易取到的地方，以降低存取的难度。

明确的指令。父母需要以鼓励和始终如一的态度来协助宝宝建立整理物品的习惯。刚开始时，必须指引、协助他把东西或玩具放在适当或指定的地方。

## 园长有话说

培养宝宝自己整理玩具和物品，其实是培养他的秩序感。秩序感是指我们周围事物形态体现出的均衡、比例、对称、节奏等因素，能带给我们愉快、兴奋、舒服的感觉。宝宝需要一个有秩序的环境来帮助他认识事物。秩序感的变化会引起情绪的波动，有秩序的环境会使宝宝的情绪稳定。

## 卫生习惯

良好的生活卫生习惯是保证宝宝身体健康的必要条件。幼儿期是习惯养成的重要时期，抓住这个时期进行培养，将收到事半功倍的效果。

保持身体和服装整洁。比如，会正确地洗手、洗脸，饭前、便后和手脏时及时洗手，洗手时认真用肥皂搓洗。

经常携带并会正确使用手帕。用手帕擤鼻涕时要按住一侧鼻孔，轻轻地擤另一侧鼻孔的鼻涕，不能同时擤两个鼻孔，也不要用力过猛，以免引起中耳疾病或上颌窦炎。手帕要经常更换，保持清洁。

保护好牙齿，饭后漱口。有人认为宝宝的乳牙反正要换，因此不注意对它的保护，这是错误的。如果不注意保护乳牙，一旦它被龋坏缺损，将影响对食物的消化与吸收，不利于宝宝的生长发育。乳牙被龋蚀还会影响恒牙的生长发育。因此一定要注意保护宝宝的乳牙，培养良好的口腔卫生习惯，让宝宝学会漱口、刷牙。

知道眼睛的用处，不用手和脏手绢擦眼睛，看书、绘画时保持正确的姿势。不在光线太强、太弱和阳光直射处看书和绘画。

保护鼻道，不抠鼻孔，养成用鼻子呼吸的习惯，这样可以使吸入的空气经过鼻道时变得洁净、温暖和湿润，保护呼吸道和肺，免得疾病。

不挖耳朵，不将异物塞入耳内，洗脸时不把水弄进耳内，以免损伤鼓膜，引起中耳炎，影响听力。

**园长有话说**

> 培养良好的生活卫生习惯是件平凡而细致的工作，要持之以恒。父母可以用示范、讲解、提示、练习等方法，给宝宝以具体的指导和帮助。当宝宝还不会做某件事情时，父母就要向宝宝示范并伴随着讲解，教给他如何做。

# 宝宝交往能力的准备

在幼儿园这个大集体中，交往能力强的宝宝如鱼得水，而那些不善交际的宝宝往往是形影孤单，更不容易适应新生活。

## 与老师交往

父母准备将宝宝送到幼儿园时，应该积极与各位教师主动沟通，促使老师尽快了解自己的宝宝，形成家园同步，建立共育的环境。

### 老师是妈妈的好朋友

老师和父母建立融洽的关系，对宝宝熟悉环境、对老师产生亲切感有着重要的作用。入园前在亲子活动中要与老师热情地攀谈，用愉快的氛围来感染宝宝，让宝宝觉得老师是妈妈的好朋友，入园时，宝宝就不再那么陌生了，会更容易适应妈妈不在身边的生活。

### 坚持每天与老师交流

如果父母每天都能与老师进行简短的交流，当着宝宝的面进行表扬式的行为评价，宝宝就会一直保持自己的良好行为，在家和在幼儿园一个样。如果父母能够经常关心宝宝所在班的活动、教学内容和要求，并积极配合，宝宝的学习能力就会得到很好的发展。

### 老师像妈妈一样爱我

入园前，如果有可能，让宝宝提前认识一下老师，并告诉宝宝老师会像妈妈一样关心他。在幼儿园里有任何问题，老师都会像妈妈一样帮助宝宝，让宝宝入园前就建立起对老师的信任感。

### 让老师尽快熟悉宝宝

入园第一天，领着宝宝再次认识老师，告诉老师宝宝的大、小名，并告诉老师宝宝昨天在家的表现等，让老师尽快熟悉宝宝。

**园长有话说**

> 入园后，宝宝接触最多、最能帮他解决问题的就是老师了。父母要鼓励宝宝在需要帮助的时候，一定要敢于跟老师说，如想喝水、想上厕所、身体不舒服等；万一尿湿裤子或受伤了，不要害怕，都要告诉老师，老师会帮助宝宝。

## 结交新朋友

宝宝从入幼儿园起，就标志着集体生活的开始。与独生子女家庭生活不同的是，宝宝将与许多小伙伴一起生活。但有的父母怕自己的宝宝在幼儿园里受欺负，会"教育"宝宝：谁打你你就打他。其实这样的教育会给宝宝造成负面影响。要想让宝宝在集体中快乐地生活，父母应该教宝宝学会关心他人，与同伴分享玩具与食物，体验交往的乐趣，帮助和安抚身处困境的人。入园前，父母也可有意识地为宝宝创造交往的机会，让宝宝在具体的交往环境中学会与人交往，帮助宝宝早日适应集体生活。

### 走出去

多带宝宝到宝宝聚集的地方，如小区的花园、公园或游乐场，或到有同龄宝宝的亲友、邻居、同事家去做客，鼓励、指导宝宝多和小朋友玩。鼓励宝宝主动和他人沟通，与同伴分享食物和玩具。

### 请进来

邀请小伙伴到家里来做客，让宝宝招待客人们。

在宝宝正式入园前，最好帮助宝宝认识一两个同一个班级的小伙伴，这样，宝宝在进入幼儿园时，班级里有熟悉的同伴，他的陌生感和不安全感便会减少很多。

### 认识新伙伴

父母可利用入园和离园时间，帮助宝宝认识几个新朋友，互相介绍以后，鼓励宝宝在一起拉拉手、玩一玩。另外，老师也是宝宝的新朋友，父母可利用离园时间和老师交谈，老师会及时表扬宝宝，增强宝宝上幼儿园的信心。

### 学会与伙伴分享

轮流、忍耐、等待代表着尊重别人、同情他人、克制自己、相互谦让的良好品德。从小培养宝宝的谦让精神，让他学会忍耐和等待，会对宝宝今后交往能力的提高产生积极的影响。要引导宝宝在活动中养成轮流玩的习惯，学会等待。

**园长有话说**

当宝宝之间发生冲突时，只要没有危险，父母一定要说服自己做个旁观者，让他在相互争吵中明白游戏规则，慢慢学会解决问题，这也是发展宝宝智力、锻炼宝宝能力的途径之一。当然，事先或事后可以提示给宝宝一些处理矛盾的方法，以便他在遇事时能更妥当地处理。

## 训练宝宝勇敢表达

### 大声清楚地表达

宝宝需要学会在口渴时向成人要水喝，或自己主动去喝水；身体不舒服时（如头痛、肚子痛等）要会说出或用手指出具体的部位。这一点非常重要，有利于老师及时采取应对措施。

告诉宝宝憋便的害处，出现便意时，要及时告诉老师，万一已经便出，也要告诉老师，让老师及时帮他换裤子。

平时可以有意识地教宝宝做一些这方面的练习。"告诉妈妈，你想干什么？""你刚才玩什么了呀，给爸爸讲讲好吗？"

### 在家进行模拟训练

平时生活中，父母可与宝宝开展幼儿园生活的模拟训练，妈妈当老师或者是小朋友，跟宝宝一起做游戏、上课、吃饭。妈妈可以有意识地模拟一些幼儿园里的场景，鼓励宝宝主动解决一些问题，如需要添饭、想上厕所、衣服穿得不舒服等，并且要第一时间告诉老师。

### 园长有话说

宝宝与父母之间的交流从他出生就开始了。有时候，宝宝不用说话，仅仅一个表情或一个动作就能让父母明白他的需要。但宝宝到幼儿园以后，有些表情和动作难以被老师或同伴理解，以至宝宝的愿望得不到满足，这会使他感到委屈，从而影响宝宝上幼儿园的情绪。因此，入园前要让宝宝建立用语言表达愿望的习惯。

### 培养宝宝的同情心

富有同情心的宝宝往往心地善良、性情温和，受人喜爱和拥护；而缺乏同情心的宝宝往往性情冷漠、易走极端，不易与人亲近，因而他的人际关系不太好。

同情心，是指真心诚意地理解他人、体谅他人，设身处地为别人着想，理解和感受对方的心情。其实就是我们常说的将心比心，用对方的眼睛来看世界，用对方的心灵来体验世界，对不幸的人持关心、爱护的态度。心理学家认为，同情别人，不仅是一种良好的品德、高尚的情操，而且是每个人应该具备的一种基本的素质。

同情心需要有足够的认知发展与后天环境的引导，才能慢慢表现出来，所以大概要到宝宝2岁以后才会慢慢出现。

如果宝宝的认知发展不够，他就没有能力去了解与体会他人，同情心也就难以产生。父母可以多和宝宝玩角色扮演的游戏。

随着宝宝的感受能力越来越好，他能从角色扮演中学会了解他人的感受和心情，并能感同身受。

**园长有话说**

拥有同情心的宝宝，懂得体谅他人，能将他人的感受内化为自身的感受，这样的品德，对于宝宝的人际关系与挫折忍受度的提升，都有帮助。父母一定要重视言传身教，不但要讲相关的故事给宝宝听，也要让宝宝努力地从游戏中学习；父母本身也要以身作则，创造和谐的家庭氛围。

## 宝宝交往礼仪

即将入园的宝宝应该具备一定的交际能力，这对于宝宝入园与老师、同伴的沟通和相处都会非常有利。父母在宝宝很小的时候就要有意识地培养宝宝的交际能力，这样宝宝就能建立良好的自我形象，在人际交往中更加从容，不会有太大压力。交往礼仪也能帮宝宝更好地表达自己，建立深层次的人际关系。

### 主动打招呼

见到老师前，要先告诉宝宝"待会儿会见到老师，要称呼老师好"以及该说什么，让他有心理准备，甚至可提前先练习一下。

见了面，要给宝宝留时间，而不要只顾着自己跟老师交谈。突然间，发现宝宝还没和老师打招呼，就急着催宝宝，结果愈催愈糟，会给宝宝造成很大压力。父母应该做的是鼓励宝宝把先前练习过的说出来，鼓励和提醒宝宝与老师打招呼。如果宝宝很害羞，让他点点头，笑一下也可以。

### 使用礼貌用语

要使宝宝养成这个好习惯，父母要以身作则。如果宝宝常听到爸爸妈妈用"请"字与人沟通，自然而然会明白它该怎么使用。如果希望宝宝有个良好的交流习惯，就要在日常生活中随时使用礼貌用语，这也是保持人际关系的良好基础。

交往礼仪是宝宝在学习的过程中需要了解并遵守的，父母要引导他在活动中做到发言举手，认真听完别人的话，与别人一起活动时服从活动的规则，不任性或擅自改变规则。同时让宝宝养成走路、说话、搬桌椅都要轻轻地进行的习惯，尽量避免制造噪音。教宝宝学会和他人有意见分歧时要商量解决，能尊重别人的意见。

# 从心理上为宝宝做好入园准备

由于家庭与幼儿园的环境有很大的差别，宝宝在适应过程中难免会遇到许多问题，从而使上幼儿园变成他的压力来源。而入园不适应的情况同样会在父母身上发生，宝宝与父母共同做好入园的心理准备，才是解决问题的好办法。

### 不可说的话

"看你这么调皮，送你到幼儿园去，叫老师好好收拾你。"

"你再不听话，就把你送到幼儿园，让老师把你关起来。"

"唉！到幼儿园你就没这么开心（自由）了。"

诸如此类的话，会让宝宝感觉幼儿园很黑暗，老师很严厉，从而对幼儿园生活产生抵触甚至恐惧心理。

## 面对分享焦虑，妈妈应该怎么做？

### 宝宝的分离焦虑

宝宝初次离开亲人和家庭，面对一个新的环境和陌生的老师，会出现哭闹、紧张等现象，甚至会生病，这都是正常的，心理学把这些现象统称为"分离焦虑"，如果父母不了解这一点，态度不够坚决，总是把自己过分担忧的心情传递给宝宝，那样不仅不能帮助宝宝减轻和消除分离焦虑，反而会让宝宝更没有安全感。

"分离焦虑"是宝宝离开父母而产生的一种不安全感，"陌生焦虑"是宝宝因为接触到新环境和新老师、新同学而感到紧张，所以对亲人的依恋感特别强烈。新的环境对宝宝提出了新的要求，新要求与他原有的心理发展水平会产生矛盾。

消除宝宝分离焦虑，有助于宝宝愉快地参加幼儿园组织的各种活动，有助于宝宝与老师及同伴建立良好的关系，有助于宝宝的身心健康。

### 父母也会焦虑

宝宝入园时，父母也同样会产生焦虑，解决好宝宝的分离焦虑有助于缓解父母的焦虑不安，便于父母安心工作。

父母要信任幼儿园，相信宝宝，认识到宝宝的哭闹是一种正常现象。要坚持天天送宝宝入园，停停送送反而增加宝宝重新适应的负担，不但不利于宝宝尽早适应幼儿园的生活，反而更让他产生依恋心理，延长适应的过程，同时也影响班内的正常秩序。

> "宝宝哭了没、肯不肯吃饭、会不会受欺负……"父母的心里满是问题，在等待中问题越积越多，终于在离开宝宝的那一刻到达了顶峰，父母的难舍难离，焦虑的表情、担忧的目光都会传递给宝宝，这只能使宝宝情绪更加恶劣。所以，一旦宝宝入园，父母表面要"漠视"宝宝的哭闹，要面带微笑、坚定地离开，绝对不能表现出不舍得、优柔寡断，给宝宝的心理造成负面影响。

### 应对入园焦虑

每个宝宝入园都会产生焦虑情绪，宝宝的焦虑程度不同，表现方式也不同，一般分为以下几种类型：

哭闹不稳定型：这类宝宝焦虑情绪最明显，老师简单的亲近方式和玩具都无法消除他的不安全感。因此，他需要老师给予更多的关注和耐心，需要老师多满足他的要求。只有让宝宝感受到老师的关爱，才能帮助他尽快地缓解焦虑情绪。

安静内敛型：这类宝宝性格内向、害羞，难以亲近陌生人，入园后有一种极不安全感。他不会过分哭闹，而往往是借助布偶玩具来安慰自己。父母和老师不要着急，要慢慢引导宝宝尝试和小朋友接触，逐步摆脱焦虑感。

情绪稳定型：宝宝入园一周内情绪基本稳定，无需给予过多安慰，能在比较短的时间内和老师互动，并主动和老师攀谈。但这类宝宝在游戏活动中经常发生打闹、争抢玩具的行为，父母和老师要多引导宝宝与同班小朋友正确交往，培养他的人际交往能力。

# 帮助宝宝适应新生活

为了避免宝宝刚到幼儿园，由于环境的生疏，在生理和心理上不适应，入园前，动员全家想办法，帮助宝宝适应新的生活。

## 为宝宝准备好入园所需物品

宝宝进幼儿园，父母不要忘了为他准备些行头，比如书包、被子、小手帕、一双合脚的运动鞋等。无论准备什么，都要让宝宝亲自参与，并给他选择权。

### 起居用品

有的幼儿园要求统一购买被褥、洗漱用品，有的则要求自己准备。入园前，父母应打听好相关事宜，以免重复准备，造成浪费。

### 衣服

干净的内衣、外衣各一套，写上或绣上宝宝的名字，放在园中备用。因为宝宝小，可能会尿湿衣裤或是不小心把汤、水洒到衣服上，老师可以按名字找到衣服并及时给宝宝换上。衣服大小要合体，最好是有兜的、穿脱方便的。而且一定要给宝宝穿内裤。

### 鞋子

鞋的大小要适宜，尽量选择底软、跟脚、轻便的布鞋或运动鞋，适合跑跳活动。还要为宝宝准备一双午睡时的小拖鞋。

### 园长有话说

现在许多年轻的妈妈都不太会做针线活，给宝宝的衣物做标记时，绣的名字都歪歪扭扭的。其实，想些别的方法做标记也是可以的。可以简单绣上宝宝名字中笔画少又好记的一个字，也可以是拼音的缩写，要不然就绣个小笑脸、小太阳之类的。不管使用哪种方法，在绣好后，一定要拿给宝宝看，让他知道带有这些标记的衣物是他自己的。

## 愉快度过第一天

### 大方地说再见

"爸爸妈妈去上班，宝宝要上幼儿园"，这是一件很自然的事，当第一天送宝宝入园，请你表现出很坦然的样子，不要小心翼翼、惶惶不安，因为你的情绪会直接影响到宝宝的情绪。送进班里，也不要过久停留，想看看宝宝怎么样或者再陪一会儿宝宝，说再见就要说很久，这都不利于宝宝尽快适应。要大方地和宝宝说再见，并向老师交代一下宝宝的身体状况有哪些需要注意的地方，然后迅速离开。

### 耐心劝慰

宝宝入园后哭闹，回到家出现莫名的烦躁，父母要耐心安慰，多想些办法分散宝宝的注意力，多和宝宝聊天，说说幼儿园好的一面，并真诚地鼓励宝宝第二天坚持上幼儿园。

**按时接送**

刚入园的一段时间，请你尽量按时接送宝宝，让宝宝从一开始就养成良好的习惯。特别是晚上离园按时来接宝宝，给宝宝更多的安全感，使他明白：爸爸妈妈会很准时地来接我，我不怕。

**园长有话说**

父母要信任幼儿园，充分地相信老师会照顾好宝宝，相信宝宝会在幼儿园茁壮成长。相信宝宝，直面宝宝的哭闹，这是一种正常现象。要坚持天天送宝宝入园，停停送送反而增加宝宝重新适应的负担，不但不利于宝宝及早适应幼儿园的生活，反而更让宝宝产生依恋心理，延长他适应的过程，同时也影响班内的正常秩序。还有的父母常常骗着宝宝去幼儿园，或送到幼儿园后乘宝宝不备，偷偷溜走，使得宝宝大哭大闹，这些方法都是不可取的。

## 随时了解宝宝的情况

### 与老师沟通

做好与幼儿园的信息沟通工作。第一天入园时最好将信息条与宝宝一起交到老师手中：宝宝姓名、父母的姓名、单位、通信地址、联系电话（一定是工作时间内能找到的）。接宝宝时可主动向老师了解宝宝一天的表现，以便对宝宝的行为进行正确指导。父母与老师沟通的好坏，直接影响着宝宝的身心健康以及适应期的长短，所以一定要保持沟通的通畅和有效。

宝宝入园初期，也是感情非常脆弱的时期，父母应该及时向老师了解宝宝在园的表现，如果发现了什么问题，也要和教师共同商量解决。因为在此期间，即使是适应力较强的宝宝也可能为了一些大人看来不值一提的小事变得情绪低落。

不要等到宝宝有了严重问题才去找老师，因为只有在轻松气氛下互相认识和交流的老师和父母，在对宝宝的问题交换看法时，相互之间才会很少保留意见。

### 与宝宝交谈

父母也要经常和宝宝谈话，了解他在幼儿园的表现和活动情况，如"在幼儿园吃什么了""有什么玩具""你认识了几个好朋友""在幼儿园玩了什么游戏"等，对宝宝的回答要正确引导、肯定和表扬。这样也可以随时了解宝宝在园内的情况。

### 园长有话说

刚入园的宝宝最需要满足的不是吃、喝、睡等基本的生理要求，而是对爱的需要。老师就要想方设法满足他的心理需要——消除焦虑，帮助他尽快融入群体生活。只要父母和老师保持清醒冷静的头脑，悉心了解、分析情况，从宝宝的长远发展出发，相互信任、密切配合，相信宝宝在园内会有个愉快的生活经历。

## 宝宝入园生病怎么办

### 季节性疾病

由于大部分宝宝都是在 9 月份入园，这正好是夏秋季节转换的时候，这个时候早晚温差较大，宝宝穿脱衣来不及调整，最容易得呼吸道感染性疾病，出现咳嗽、发烧之类的症状。

父母要密切注意天气变化，及时给宝宝增减衣服，叮嘱宝宝多喝水。最关键的是加强体育锻炼，提高宝宝的身体素质和抵抗疾病的能力。

### 不习惯园内作息

宝宝可能还跟不上园内的作息，吃饭拖拖拉拉、午睡不按时、游戏活动不积极等，这些都可能使宝宝的身体功能发生紊乱，容易导致消化不良、过敏性疾病等。

入园前后父母都要严格按照幼儿园的作息安排宝宝的生活，以便适应和熟悉这种生活节奏，不要轻易打乱宝宝刚刚形成的生活规律。

### 宝宝本身的发育状况

大部分宝宝都是在 2～3 岁初次入园，这个时候他身体的免疫系统还处在发育阶段，功能还不够成熟，他的抵抗力较差。上了幼儿园，宝宝接触的人与事物都比以前要更多更复杂，生活环境也不像以前那么单一，他受细菌感染的机会大大增加，所以接触性的感染疾病会来得比较突然。

让宝宝注意个人卫生，多洗手，回家后要洗澡，换掉当天的内外衣裤；另外，要多给宝宝吃新鲜水果、蔬菜，同时加强饮食安全。

**传染疾病高发期**

2～6岁是幼儿手足口病、水痘、猩红热、流感等传染疾病的高发期，园内如有传染性疾病发生时，向老师了解情况后，可根据流行的严重程度和范围，适当延缓入园时间。父母同时需要加强在家的护理工作，如发现宝宝出现身体不适时，请及时就医，同时也要通知老师，向老师说明宝宝的身体状况。

**园长有话说**

一般的幼儿园每周都会进行空气消毒，每天都会保持教室和休息室的通风，所以父母不必过于担心幼儿园里的室内环境问题。

饮食上，老师都会随时提醒宝宝多喝水，并安排固定的喝水时间，也会有集体喝水时间，这样就不会漏掉不爱喝水的宝宝。

园内一旦发现宝宝生病，老师都会立即通知家长，并让家长把宝宝接走，在家长未接走宝宝之前，会让生病的宝宝待在保健室内，防止传染给其他宝宝。

## 增强宝宝的抵抗力

宝宝新入园都有一个适应期，父母要以积极的态度帮助宝宝一起渡过难关。

提醒宝宝多喝水，养成随渴随喝的习惯。白开水的保健功能是任何饮品都不能代替的，宝宝的饮水量不足，容易产生内热，稍不注意就可能生病。当你发现宝宝的尿液不很清亮、透明时，就更要注意让宝宝多喝水了。如果宝宝一开始不喜欢喝，可以一次少喝点，一天多喝几次。

如果宝宝生病了就要接回家积极治疗，但痊愈后还应该坚持送到幼儿园。这是一个增强宝宝的适应性和抵抗力的过程，只是再回幼儿园的时候，要跟老师密切沟通，让他知道宝宝最近的情况，多关注宝宝的身体状况。

避免包办代替，鼓励宝宝自己动手做事，不要怕他做错。敢于动手的宝宝会很自信，在集体生活中有成就感，而积极的情绪不但让他更加快乐，也可以增强机体抵御病毒侵害的能力。

保持良好的生活习惯。为了配合幼儿园的生活，即使节假日也要坚持早睡早起，不要打乱宝宝的作息规律。

## 察言观色看情绪

### 与宝宝谈心

无论多忙，也要关注宝宝在幼儿园里的每一天，睡觉前与宝宝聊聊当天幼儿园里的事情，学了哪些本领，认识了哪个小朋友，吃了什么好吃的。同时，父母也要跟宝宝说说今天自己都做了哪些事，告诉宝宝，其实我也认识了新朋友、遇到了有趣的事情。让宝宝觉得你跟他一样也是这样度过快乐的一天的。

### 保护宝宝的自信

初到幼儿园，宝宝的生活发生了很大的改变，这是他心理承受能力是最脆弱的时候，此时如何保护宝宝的自信呢？如果宝宝在幼儿园没有同伴表现好，吃饭比别人慢，做游戏不如别人做得好，会使他感到自卑：是不是我比别人笨？

当一而再、再而三地经历失败，宝宝会对自己丧失信心，他可能会找各种各样的借口不去幼儿园。此时，你就要和老师多沟通，了解宝宝的表现，在家里适当地训练。还要及时引导宝宝，让他知道自己拥有别的小朋友没有的本领，比如会讲好听的故事，会画很漂亮的画，增强宝宝的自信。总之，父母要细心发现宝宝的每一个不良情绪，把它消灭在萌芽中，让宝宝拥有自信、开朗、大方的品格。

### 园长有话说

入园初期，父母不要在宝宝面前轻易许诺，比如，你乖乖睡午觉了，明天就可以不上幼儿园了。更不能言而无信，答应宝宝的事情就一定要做到，如果兑现不了，应及时给宝宝解释，并作自我批评，让宝宝理解和原谅你，否则宝宝会有一种不安全的感觉，影响在园的情绪。总之，让宝宝保持良好的心情，是宝宝快快乐乐上幼儿园的关键所在。

# Chapter 4
# 懂事宝宝：31 ~ 33 月龄

不知不觉，宝宝已经过了 2 岁半，举手投足之间，有了些大宝宝的感觉。宝宝喜欢荡秋千、跳蹦蹦床等运动量比较大的活动，手指动作也日渐灵活，会折纸、使用剪刀。现在，宝宝基本懂得每天的生活程序，能初步理解时间概念，能独立思考并积极表达自己的思想。只要他感觉很安全，就能开心地与你分离一段时间。

现在，宝宝各个领域包括语言、认知、社交、情绪以及运动逐渐发展并协调起来，可以说是齐头并进。宝宝的心理活动也逐渐复杂，形成整体，有了系统性，出现了稳定的倾向。宝宝渴望着参与更复杂的活动，这种内部的发展动力促使他的心理活动全面地发展。

## 宝宝的成长

宝宝在这几个月又长了些新本领。他的手掌和手指的配合更加熟练，他将利用这种精细动作进行更有意义的活动。绘画和书写是宝宝非常喜欢的活动。通过各种复杂多样的活动，宝宝的智能得到了进一步发展。

### 心理表象

通过复杂多样的活动，31 ~ 33 个月宝宝的智能得到了逐步发展。宝宝能够在头脑中形成很多物体的形象。这时，宝宝已经能够记住并回忆一些当前没有看见的事物。那些他曾经看见过或了解过的事物印在了宝宝的脑子里，他能够形成对这些事物的记忆。当你问他有关这些事物的一些问题时，他能够回答出来。

宝宝能够对看到、了解或者想象的东西形成图像或者想法的能力叫做心理表象。也就是说，宝宝的脑海中能够出现不在眼前的事物，以及过去发生的事件。心理表象能够涵盖所有的感觉，比如，当宝宝闻到小甜饼的香味时，他能够在脑海里产生小甜饼的形象。

宝宝能通过想象来解决问题。他能想象视觉以外的物体，或在观念中对不同的物体进行想象中的类比，比如，如果玩具放得太高宝宝够不到，他就会先在脑中想象自己可以用长一点的小棍把玩具够下来，或者想象他可以踩在凳子上伸手够到玩具。这些想法在脑中一瞬即过，快得你无法捕捉，这就是宝宝在心理上表征了事物之间的关系，选择了最合适的方法，也就是通过想象解决了问题。

### 处理问题

宝宝表达自己的能力和意愿时可能会影响他与小伙伴的关系，甚至发生激烈的冲突。两三岁的宝宝常常会因为某个玩具而不愿意做某件事情，比如不想让别人玩。类似这样的事在宝宝的生活中并不少见。

当问题发生的时候，宝宝其实非常需要父母的帮助，你应该告诉他怎样解决这个问题。大人可以介入宝宝的争端并且加以解决，但是这不能教会宝宝下一次该如何去处理问题。

我们的期望是宝宝能够用他的话来表达自己的观点，但是如果没有父母指导的话，宝宝是无法成功地做到这一点的。而且，宝宝使用自己的语言这其中也包含了理解和承认他人的感受——这是宝宝发展过程中一项困难的任务。两三岁的宝宝往往以自我为中心，也不能很好地进行口头表达，如果父母能够一次又一次地说出宝宝的感受，告诉他可以用哪些简单的词语来表达他想要什么、想怎么做，当宝宝在说的时候认真地去听，虽然这种指导看起来有点枯燥乏味，但是经过一定的时间会得到回报。因为有经验指出，宝宝的语言可以帮助他表明意愿，减缓压力，从而能减少攻击的发生。

# 记忆力发展

宝宝的记忆力在整个婴幼儿时期都在稳步发展。语言的产生和发展为记忆带来了很多重要的变化，但是宝宝的记忆力和成人相比还有很大的差距。

### 无意记忆

我们看过一部精彩的电影后，会对里面的一些镜头留下深刻的印象，小时候上课时学的课文至今依然存在于记忆之中。这都是因为我们有记忆能力，但是这两种记忆有所不同：前者是无意记忆，后者是有意记忆。无意记忆就是人没有目的、不刻意形成的记忆；而有意记忆则是有目的，通过意志努力形成的记忆。

3 岁以前宝宝的记忆一般以无意记忆为主，宝宝基本上还不能理解记忆的任务。事实上，在宝宝进入小学之前他的无意记忆效果都要好于有意记忆，所以在锻炼宝宝的记忆力时，设计有趣的游戏，激发起他的兴趣会使记忆的效果更好。

## 宝宝的记忆方式

### ·直观形象更利于记忆

这个年龄的宝宝更多是通过直观能看得到的形象或感觉进行记忆，比如物体的形状、颜色、大小、体积、气味等。所以，在平时培养宝宝养成良好习惯时，最好能通过故事书或者角色扮演游戏的方式，通过言语的说教让宝宝记忆，效果并不好。

### ·通过动作来促进记忆

3 岁左右的宝宝无法接受记忆任务，但是他们很喜欢游戏。在游戏中不但可以用眼看、用耳听，更多的是通过实际的动手操作让宝宝记住了要记的东西，比如，教一个宝宝穿上他的夹克衫，如果让他坐在那里，用语言将整个过程解释给他听，效果不会好；相反，用身体动作来说明并且帮助他练习那些步骤，效果会好一些。

### ·不断地重复提高记忆

当宝宝还在妈妈的子宫里时，反复听一本书或者歌曲，这种重复会引起新生宝宝在出生以后对它们有反应。其实，宝宝的语言学习，包括第二门语言的学习都离不开重复，就是因为听得多了，从而记住了语言符号和事物之间的对应关系。比如为了让宝宝记住家庭住址，就应该帮助他用语言反复地重复这些信息，直到他能够复述为止。

## 发展记忆力还需注意

### ·睡眠

睡眠对记忆有非常重要的作用。在开始学习新东西之前有一整晚的充分休息无疑是非常有帮助的。这可能也是新生宝宝需要那么多睡眠的一个原因。培养宝宝好的睡眠习惯、保证睡眠质量可以使他的记忆得到巩固。

### ·适度

即使是成人每天的记忆容量也是有限的，更何况大脑还没发育完全的宝宝。不要让背儿歌、背唐诗成为宝宝生活的主要内容，记得太多会让大脑过于疲劳，也会影响记忆力的发展。

**再认游戏**

通过再认的方式增强宝宝的记忆。找一些宝宝熟悉的小玩具或者生活用品，一样样拿出来给他展示或者玩一下，然后收好并拿出一张包含这些物品的卡片，问问宝宝哪些是我们刚刚玩过的。

# 宝宝为什么会说谎？

宝宝说谎是个比较严重的问题，在日常生活中说谎却是常见的现象。随着宝宝的成长，有一天突然你会发现他开始撒谎了，父母该如何看待这个问题呢？也许说谎实验能带来一些启发。

**宝宝都会说谎**

有心理学家曾做过这样一个实验，在一个大房间里的一个角落放了一些装有兔子的笼子，另一边的角落则是一堆各色的玩具和糖果。实验者每次让一个宝宝进入房间并请他照看兔子，离开之后再通过监视器观察宝宝。如果宝宝跑去玩玩具、吃糖果，实验者就按下开关让兔子掉进机关，然后问宝宝"兔子去哪了"。实验结果显示，实验者追问得越严厉，宝宝越不敢承认自己的疏忽。

这个实验说明一个问题，如果现实情境构成了足够大的威胁，几乎每个宝宝都会撒谎，尽管父母总是教育宝宝要坦诚。

**当宝宝出现说谎情况**

·了解原因

说谎实验已经表明，宝宝说谎的行为是普遍的，因此不必大惊小怪，而是要主动去了解撒谎的原因。不要轻率地以成人的标准来责备宝宝，这样可能会伤害他的自尊心，对撒谎行为的改善没有作用。

·宽容和尊重

一般来讲，凡是受到家人尊重、能够随意发泄自己牢骚的宝宝都比较诚实；相反，很多宝宝因为管教严厉，为了逃避责骂而撒谎。尤其是父母当着客人和同伴的面不要批评和嘲笑宝宝。

·善于倾听

平时的教育要就事论事，找到问题所在并帮宝宝合理解决，善于倾听他的建议和要求，让宝宝敢于承认错误也是对自己负责的表现。

# 宝宝不听话，妈妈怎么办？

宝宝长大了，忽然变得特别难管，他开始有自己的主见和想法，很多事情都想自己来做，他开始反抗父母的限制和管束……宝宝不听话也许是很多父母都头疼的问题，但这也正说明了宝宝的成长。父母需要采取一些好的方法，平衡好宝宝独立性发展和父母权威角色之间的关系。给正在和宝宝对抗的父母以下建议：

## 良好沟通

尽量控制住自己的怒火。宝宝在愤怒或害怕的情况下很难理解父母在说什么，稳定好大家的情绪再进行教育，效果会比较好。

对宝宝说的话要简单和精练。2岁多的宝宝还无法理解你的长篇大论，过多地解释他做错了什么，以及今后应该如何去做，都是无济于事的。

·用3～4个词说明对他的限制，比如，"不许打妈妈。"

·简短地告诉宝宝为什么他的行为是错误的，告诉他："这样会打伤我的！"

·告诉宝宝期待他下一次该怎么做，比如，"下一次，告诉我你想要下楼去。"

## 采取行动

有时通过语言无法让宝宝理解他是错误的，他会继续愤怒地反抗，父母在口头批评之后有必要采取行动（非暴力行为），让宝宝知道，他必须服从父母的限制。

·移开或者管制

如果宝宝正在气头上，父母说什么都不听，要坚定地把他引到别处或者把他抱开。被移开可以让宝宝知道他正在做的事情是不被接受的；如果他试着去打或者踢父母，抓住他的手脚或者抱着他，让他待在一个地方直到安静下来为止。

·转移注意

这是最有效的方法之一，因为这可以为宝宝提供一些正面的选择。当宝宝正在做父母不允许做的事时，试着将他的注意转移到那些可以进行的活动上，比如，如果宝宝用蜡笔在桌上涂颜色，那么你就应该给他一张干净的纸，告诉他可以在纸上画。到户外去玩也可以将紧张的一天变成愉快的时光。

·自然的结果

每一件事情都导致一种结果，让宝宝自己体验到选择错误的后果，下次他就会记住不这样做。当然这是在不危害到身体安全，并且不会对宝宝心理造成影响的情况下才能尝试，比如，宝宝把饼干都扔进垃圾箱里，因为他觉得这样好玩，但是后果就是没有饼干吃了。父母可以用语言描述这样的后果："你把饼干都扔了，就没有吃的了吧！"或许这样效果会更好。

·逻辑上的后果

宝宝做一件事情的后果怎样，会影响他接下来的行为，想想有哪一种结果是他不希望发生的，父母要有平静且坚定的态度，让宝宝遵守规矩，比如，宝宝早晨起床不想穿衣服，那你就告诉他睡衣是睡觉专用的，让他一直待在床上，直到他同意穿上衣服为止。

**事后和解**

不管怎样，在批评教育了宝宝之后，要让他知道父母还是爱他、照顾他的，不要让宝宝错将父母的管教理解成厌恶和遗弃，这样不但破坏亲子关系，还会影响他的心理发展。

# 成长的环境：为数学做准备

数学是思维的科学，数的运算需要理解数的逻辑关系，依靠抽象思维的活动。因此，数概念的学习是开发宝宝智力的重要途径。在宝宝学习计数、认数和掌握最初的数概念之前，父母为他提供数前教育空间，能够帮助宝宝较容易地理解抽象的数的概念。

宝宝的数前教育大致可以从以下几个方面进行：

·比较

比较是思维的基本过程之一，可以结合日常生活教宝宝学会比较，比如，爸爸比妈妈高，宝宝比妈妈矮，西瓜比苹果大，3 颗糖比 1 颗糖多等。宝宝的比较能力主要体现在对事物外部特征的认识和辨别上，让他把需要比较的两个事物放在一起比，可以加深对所比概念的理解。在宝宝学会比较之后可以带他做配对游戏，通过比较找出相同的东西或卡片。

·分类

按物体共同特征归并和分类的能力是发展数概念的一个最基本的能力。宝宝的分类活动一般按照物体的颜色、形状、大小等外部特征进行，最开始可以根据物体的颜色分类。比如，让宝宝把红色的珠子放到红色的碗里，把绿色的珠子放到绿色的碗里；或者把大玩具熊放到大筐里，小玩具熊放到小筐里。在厨房准备食物时还可以让宝宝将蔬菜分分类，开饭了分碗筷等。

·型式排列

这是数学的一个基本主题，识别型式是理解数学的基础，比如，可以把珠子穿成两个红的、一个绿的、两个红的、一个绿的……让宝宝观察这些珠子是怎样排列的，并让他模仿型式重复排列，等熟练以后可以让他自己设计排列型式。

·排序

排序是对 2 个以上的物体按照某种要求进行顺序排列，是较高水平的比较，比如，从大到小，从高到矮，从粗到细等。开始排序时东西最好不超过 5 个，以 3 个为宜，物体之间的差异要明显。套娃、套杯都是很好的材料。先教宝宝找出最大的，然后在剩余的杯子中再找出较大的，排在最大的后面，依此类推。生活中有很多东西都能拿来练习排序，比如鞋子、碗、杯子等。

·相等化

相等化体现了合成和分解的思想。"有 2 个苹果，再放上几个苹果就和 3 个苹果一样多？""这块积木，再放上哪块积木就和那块积木一样高？""这本书，再摞上哪本书就和那本书一样厚？"诸如此类的问题，都可以帮助宝宝理解相等的概念。

·玩中学，培养宝宝观察力

观察是一种有目的、有计划、较持久的感知活动，是比较、分类、排序、配对的基础。2 岁后，宝宝的注意、记忆、思维和语言逐步发展，但是观察的目的性仍较差，注意集中的时间也不长。因此，父母要带宝宝在玩耍中学习，在日常生活中可以经常问宝宝"这是什么""这是什么颜色的""这是什么形状的"等问题来引导他观察。


# 反抗不一定是坏毛病

东东 2 岁半了，以前一直是一个快乐、随和、讨人喜欢的可爱宝宝。可是最近一段时间以来，他总爱发脾气，仿佛任何事都要满足他的愿望，不然就发蹿、吵闹！一次洗好澡后，他仍然坐在浴盆里玩水，妈妈考虑到天气已转凉要把他抱起来穿衣，可东东还未尽兴，试了几次后还不肯起来。于是妈妈硬抱起他，没想到"风暴"来了：他歇斯底里地大哭特哭了半个多小时，哭得面色酱红全身是汗，挣扎中几次差一点儿碰伤了头，还惊动了邻居，最后妈妈凑巧给了他一辆平时最喜欢的小汽车玩具而止住了哭闹。

对了，东东还有一个新的习惯，不管大人说什么话，也不管知道不知道是干什么，总是爱加个不字，比如让他吃饭，他就说不吃饭。吃饭是他懂的词汇，可有时东东根本不懂妈妈说的是什么，还是要加个不字，有一天，妈妈跟爸爸说："现在有许多亲子游戏班，要不也给东东报一个吧。"爸爸还没来得及发表意见，正在旁边玩积木的东东大吼了一声："不！"吓了妈妈一大跳。妈妈想不通："我们家宝宝小时候挺乖的，怎么现在总和大人对着干呢？不管你让他干什么事，他说的第一个字就是'不！'"

### 分析与建议

许多父母都有这种体会：宝宝到了两三岁就开始不听话，经常和父母顶嘴、说反话、发脾气。在 3 岁左右，几乎所有的宝宝都会出现持续半年至一年的"反抗期"，这个反抗期是宝宝心理发展的一个必经阶段，心理学上称为"第一反抗期"。突出表现为：心理发展出现独立的萌芽，自我意识开始发展，好奇心强，有了自主的愿望，喜欢自己的事情自己做，不希望别人来干涉自己的行动，一旦遭到父母的反对和制止，就容易产生说反话、顶嘴的现象。

为什么两三岁宝宝会有反抗期呢？

首先，这是因为两三岁宝宝在动作能力方面的发展。

他们身体活动能力已经较强，日常生活中的很多事情都可以自己做。因此他们就渴望扩大独立活动范围，不断尝试去独立完成新的事情。但这些要求往往会受到父母的阻拦和限制，因此就会产生反抗。

其次，这是因为宝宝自我意识的发展。

原先，宝宝还不能区分自己的意愿和别人的意愿。现在，他们已经清楚地知道哪些事情是让"我"做的，哪些事情是"我"想做的。因此，他们就想顽强地表现自己的意志。但是这种表现往往与成人的规范相抵触，于是宝宝就会有挫折感，从而导致反抗行为。

第三，这是因为两三岁宝宝在许多方面发展得不成熟。

两三岁宝宝的情绪控制能力还很弱，一旦他们感到不满，就会以直截了当的形式表现出来，比如吵嚷、哭闹等。他们不会像大些的宝宝那样用拐弯抹角的方式表达自己的意愿，因此往往被大人认为是故意作对。其实，他们无非是忠实于自己的想法，并非针对某个具体的人。两三岁宝宝的思维发展水平也还不高，他们的思维缺乏灵活性，因此常常显得死心眼儿。他们的时间概念还不强，因此哪怕告诉他只等五分钟他也不能忍耐，凡想做的事情必须立即去做。这些都会导致宝宝的反抗行为。

### 反抗不一定是坏毛病

曾有专家做过这样的研究：将 2 ~ 5 岁的幼儿分成两组，一组反抗性较强，另一组反抗性较弱。结果发现，反抗性较强的幼儿中，有 80% 长大以后独立判断能力较强；反抗性较弱的幼儿中，只有 24% 长大以后能够自我行事，但是独立判断事情的能力仍比较弱，常常依赖他人。因此，反抗行为有时候意味着宝宝有其独立自主的想法，不受干预也不受支配，这正是宝宝发展判断力的良好时机，值得父母重视。如果一直要求宝宝服从你，那么他的判断力自然就难以发展。

所以，对于两三岁至六岁的宝宝，反抗不是什么坏毛病。但是做父母的为何不能突破传统的束缚，勇于接受宝宝的想法，甚至容许他反对你的做法呢？如果这时候你能够想到：宝宝的反抗并非反叛，而是一种表达他自己的方式，你是不是会放下你的虚伪的自尊，接受宝宝的想法呢？

所以，可别小看这个不讨人喜欢的反抗期，它是宝宝个性形成的关键期，父母教养态度正确与否，直接影响到宝宝良好的个性品质的形成。因此父母应该做到：

**理解宝宝、尊重宝宝。**

宝宝到了两三岁，喜欢跟父母说"不"，这是建立自我和自尊的第一步，他们意识到自己的存在，要求有和大人一样的平等地位，对成人的指挥和安排表现出越来越大的选择性。此时的父母对他们的行动不要轻易加以干涉，不要伤害宝宝的自尊。如果宝宝必须顺从你的意愿，也不要用命令的口气"要这样"或"不许那样"，而要以平等的姿态，征询宝宝的意见，给宝宝留出选择的余地。如"等你看完这个动画片就去洗澡，好不好？""你是先玩积木，还是先看图书？"既维护了宝宝的自尊，宝宝又乐意听你的话，就不会轻易跟你说反话了。

**提出的要求要合情合理，符合宝宝的实际情况。**

比如，有些事是宝宝必须做到的，而且又是完全可以做到的，如什么时候吃饭、什么时候睡觉，爸爸妈妈最好不要给宝宝有选择的余地，必须严格执行。有些事是宝宝可做可不做的，而且又是宝宝不愿意去做的，那就干脆不要求。宝宝正玩得兴致勃勃的时候，爸爸妈妈必须尊重宝宝，征求意见，给宝宝留思考时间，或让他玩完，或许诺他做完事再玩，让他能够逐步接受。切不可先强制压服，引起宝宝大哭大闹，然后又让步依顺，不然会养成孩不服从成人要求的习惯。至于什么时候要求、管教宝宝，应该"以不危及生命、健康和道德为原则"。当你本能地要拒绝宝宝的要求，或准备降服宝宝的反抗行为时，劝你"不"字缓出口，想一想宝宝的要求和行为是否危及生命、健康和道德，如若不是且放他一马，这样也许会给大人添些麻烦，但想想你的耐心将得到宝宝人格健康发展的回报，这是多么值得！

· 相信宝宝，满足宝宝的好奇心和合理要求。

父母过度保护，往往也是导致宝宝说反话的原因。好奇心的驱使，强烈的自主愿望使宝宝什么都想去试，什么都想去做。过度的包办代替，会使宝宝失去许多学习探索的机会；而一味斥责、制止，又会发生顶牛现象。父母要相信宝宝的能力，满足他的好奇心。比如他想到雨地里去玩，你就给他穿上雨衣、胶靴去玩吧；他要自己穿鞋，就让他去穿，等他鞋和脚对不号时再去帮他；要洗衣服，给他一块肥皂，随他去洗自己的手帕、袜子；想扫地，让他扫，哪怕越扫越脏……当然，父母的帮忙是必不可少的，给他理理袖子、系系鞋带、扒掉垃圾等。充分相信宝宝，让他们在满足合理要求、亲自实践的同时积累经验，体会成功的欢乐，这样宝宝就不容易养成和父母说反话的习惯了。

· 不能娇惯、放纵宝宝。

宝宝喜欢跟父母说"不"，本是一种正常现象，但如果听之任之或百依百顺，就会形成宝宝任性、骄横的性格。因此作为父母，对那些总是用说反话来达到自己不合理要求的任性的宝宝应该：

心平气和地讲道理，介绍有关知识，说明不能满足他的要求的原因，抑制任性、执拗行为的发生。

设法转移宝宝的注意，用另一种使他更感兴趣的事来吸引他，从而使他放弃那个不正当的要求。

在劝说无效的情况下，明确表示父母的态度，不合理的要求，再闹也不能满足，然后立即走开，用冷处理的方法来终止宝宝不合理的要求。

# 宝宝的情商：认识自己的情感

童年是认识情感的黄金期，当我们的宝宝开始认识自我、发现自己内心情感的时候，他需要学会认识自己、理解别人、表达自己、接纳别人。那样，他才能热爱生命、包容世界，做个内心充盈、幸福的人。

宝宝学会理解别人、与别人友好相处，是从认识自己的情感开始的。生气了、害羞了、难过了、开心了，宝宝了解了这些情绪，才能更好地理解情感。

## 宝宝的情感

宝宝一出生就有原始情感，1岁左右出现最简单的同情心。原始情感是一种来源于身体的情绪，比如"生气""高兴"等。好好观察一下你的宝宝，虽然他不会说话，但是他可以传达很多信息给你，这些情感需要得到爸爸妈妈的关注，你要认真地加以对待。他饿了的时候喂他奶吃，他寂寞的时候抱抱他，这样他能了解所有的感受都是正常的，是可以表达出来的。这份关注丰富了他的原始感情，会让他感到自己内心是安全的、强大的。

父母是最初与宝宝接触的人，宝宝如果有了被父母深爱着的感觉，他会信赖父母，今后当他遇到困难的时候，也容易对别人产生信赖感。有时候宝宝很难向别人描述自己的感受，特别是一些负面情绪。但如果这些负面情绪压在心里，他会觉得自己像病了一样。父母的关注会帮他及时认清和赶走这些负面情绪。

比如害羞。每个人都有害羞的时候，刚到新的幼儿园，小朋友想跟你打招呼，你会感到害羞。但害羞不是什么坏事。当你害羞的时候，你会更加留心周围的环境，不愿意说话，不想做任何事情，以使自己感觉更安全一些。见到陌生人、到了新的环境，有点害羞是很自然的事情。

有些小朋友天生就敏感、害羞。你注意过吗，小宝宝会在陌生人面前把自己的脸藏起来。有时你可能只是害羞一小会儿，比如第一次走进幼儿园看见小朋友欢迎你，你有点害羞，但几天以后你们就成了好朋友！

此外，宝宝还有悲伤和嫉妒的表情，很多都是通过面部表情来表达出来，比如换了新环境或是妈妈对弟弟更关心一些，好吃的都让给弟弟了，这需要通过细微的观察才能发现宝宝表现出来的各种情商。

## 父母需要做的

生气、悲伤是宝宝最容易经历的负面情绪。其实，正面的、负面的情绪有很多种，面对宝宝各种情绪的时候，我们不妨抓住时机，和宝宝倾心交流，让他更加明白自己的情绪到底是怎么回事，这也能帮助他学会更好地控制自己的情绪。

·认真对待宝宝发出的信息，与宝宝进行交流。如果宝宝开始淘气，要尊重他动手的欲望，适当满足他的好奇心。

·让宝宝与别人一起做模仿游戏，感受别人的心情。

·要锻炼宝宝的忍耐力，以使他能更好地控制自己的情感。

·帮宝宝丰富词汇，表达自己的情感。

·从文学作品中寻找情感。和宝宝一起读书、看电视的时候，和他一起讨论剧中角色表达的感情是什么，为什么会这样。

·感情游戏。外出购物时，让宝宝观察人们的各种表情。

·鼓励宝宝说出自己的感受。虽然说出感受并不意味着那些问题和担心会奇迹般地消失，但是把烦恼说出来，心里会轻松很多，而且更容易获得别人的帮助。有时甚至可以用画画来表达自己的情感，这也是一种不错的方式。

如果为了让宝宝更懂事而对他说"如果你不听话，我就不喜欢你了"，这会让宝宝觉得表达情感会影响父母对自己的爱，从而无法正确认识情感、表达需要。

## 家的情感课堂

家，是宝宝学习亲情关系、亲密交流、和谐相处、快乐合作、自信成长的最好课堂。家是让宝宝学会与人融洽相处，了解别人感受的第一场所，而父母和家人就是宝宝的第一个伙伴。在家里，宝宝将学会爱和尊重，这将为他有一天走向社会打下良好的基础。

父母可以画一棵家庭树。让宝宝了解家的结构，了解家庭成员和每个人之间的关系以及大家都在为家庭做什么。这样宝宝会懂得一家人之间的爱，懂得怎么爱别人、怎样是负责任、怎样是相互合作。

### 我们拥有一个温暖的家

你可以这样告诉宝宝：家是最安全、最温暖的地方。在这里所有的人都爱你。这里有你的房间、你的床、你的玩具和美味的食物；你在这里玩耍、吃饭、睡觉、洗澡、听故事。当你开心的时候，一家人和你一起开心；你难过的时候有人安慰你；你生病的时候有人带你去医院；早上上学的时候有人叫你起床；晚上睡觉的时候有人帮你熄灯。

每个家庭的家庭树都不一样。有的家庭树上，只有妈妈爸爸和宝宝；有的家庭树上还有更多的成员，比如爷爷奶奶、外公外婆。大多数宝宝都生活在温暖的家庭大树上，有很多人爱他。当然也有的宝宝没有家，他们很不幸。而你是幸福的，因为家里人会永远爱你。

**相亲相爱的一家人**

在我们的家庭树上，每个人都在做着自己的事情。大家一起努力让家庭树更美。爸爸每天上班，有时候晚上还要加班，他赚钱回家给我们买很多好吃的。妈妈每天要买菜、做饭、打扫房间。晚上全家人坐在一起吃饭，周末一起出去玩儿，全家人一起讲笑话、做运动，全家人在一起非常开心和幸福。

当然，有时候也会遇到难过的事情，这时可以和家里人说说自己的感受，说出来心里就会好很多。要是遇到开心的事情，说出来会让全家人开怀大笑，一个快乐就变成了三个或者更多的快乐。

家庭树上的每个成员都是值得尊敬的。爷爷奶奶、外公外婆有特别丰富的人生经历，他们养育了爸爸妈妈，给爸爸妈妈很多的爱，现在又给宝宝很多爱。有时他们也会不开心，也会很孤独，他们也需要把悲伤和快乐告诉宝宝，需要家人的陪伴和安慰。如果他们生病了，我们也需要照顾他们。

**宝宝也要为家里做事**

我们应该告诉宝宝，他能为家庭做点什么。这样不仅可以培养宝宝的独立性，更能让宝宝明白爱别人是什么样的感受，和家里人相互合作是多么快乐的事情。

你可以这样告诉宝宝：家庭树上的每个人都要为家多做一点事情。你也一样，家里有很多事情需要你。每个人负责的工作都要认真完成。你可以做好多事情，随着年龄的增长，你还能做更多的事情。

· 把玩过的玩具收起来，放在应该放的地方。

· 购物回家，帮妈妈拿一些比较轻的袋子。

· 吃饭前，把碗筷摆放在餐桌上。

· 帮妈妈择菜、做饭。

· 学着每天自己穿衣服。

· 每天给小狗或小鱼喂食。

· 浇花、扫地。

· 给爷爷奶奶讲幼儿园趣事。

## 面对分离

### 当宠物死了

失去宠物可能是宝宝要面对的第一个死亡。父母可以通过下面的方法帮助宝宝：

·告诉他事实真相

用"走了"来表示，会带给宝宝困惑，而不是安慰。最好这样说："它死了，我们再也见不到它了。"然后对宝宝重复几次，他需要提醒才能知道死亡是永久性的。

·回答他的问题

聆听并回应宝宝，让他知道你在意他的感受。回答问题时要尽量简短，让宝宝有机会消化和处理你所说的话。

·安慰他

如果宝宝开始担心他爱的人或者自己死去，你可以告诉他，意外或突然的死亡并不是经常发生的，你们会全力防止这样的事情发生。在他需要的时候要尽量多给他拥抱。

·和宝宝一起画画宠物，看过去的合影

这不会延长痛苦，反而可以帮助宝宝知道死亡是令人悲伤的，但生活还要继续。当你们全家准备养另一只宠物的时候，需要提醒宝宝，这不是一个替代物，它是一个新的需要你爱的朋友。

### 当亲人离开

生活中爱的人离开时，宝宝会和父母一样体验悲伤的滋味。每个父母都想保护宝宝远离疼痛、恐惧和悲伤。但是，为了保护宝宝不受伤害而隐瞒死亡或者不向宝宝说清楚，对他来说并不是件好事。

·告诉宝宝"死亡"的真实意义

看到一只死去的小鸟，宝宝可能会奇怪，它为什么不动了。你可以利用这样的机会向宝宝说明死亡的真实意义，宝宝会更容易理解亲人去世是怎么回事。

你应该这样说："它的生命已经结束，它不会再动、再飞，也不再有感觉了；它不会再觉得冷、热和饿了；它不会再呼吸、鸣叫和吃东西了。人死了也一样，不能说话、不能行动，也没有感觉了。"

·向宝宝解释亲人死亡时，要注意说话的方式

你不能这样说："奶奶睡着了""奶奶走了"，这会迷惑和吓着宝宝。

你应该这样说："有一件非常令人难过的事情，奶奶去世了，妈妈哭了，因为我们永远都不能再见到她了。"

·要把事实讲给宝宝听

你不能这样说："奶奶在天堂里。"这会使宝宝错误地认为他的悲伤是不恰当的。

你应该这样说："奶奶去世了，她的身体停止了一切工作，以后也不会吃饭、喝水，不能动了。"

·鼓励宝宝表达自己的悲伤，也应该让他看到父母的悲伤

看到父母哭泣会让宝宝感到害怕，但你不要因此隐藏、掩饰自己的悲伤。

你应该这样说："我想起了奶奶，很难过，过会儿我就会好的，不用担心。"

·让宝宝明白死亡是不可避免的

宝宝可能会把亲人去世归咎为自己的责任，因为自己没听亲人的话而责备自己，他还会期望亲人会回来。

你应该这样说："奶奶永远都不能回来了。这不是你的错误，任何人都不可能操纵。"

·关注宝宝内心深处的恐惧

宝宝会因为一个亲人的去世而担心其他亲人，这样想：奶奶会死，那么妈妈也会。

你应该这样说："奶奶去世了，但妈妈不会，妈妈要看着你长大，我们还会在一起待很长的时间。"

·告诉宝宝死亡是不可改变的

宝宝可能会以为人今天去世了，明天还会再回来。

你应该这样说："奶奶去世了，一个人去世以后，永远都不能再活过来了。"

## 学会控制情绪

当一些负面情绪找上门来的时候，与人相处的问题就会随之而来。愤怒、害羞、嫉妒，让我们一起和宝宝应对这些负面情绪，教会宝宝学会控制情绪。

### 应对怒气

小女孩美美在秋千上玩儿，妞妞也想去玩儿。可是等了好久，美美就是不肯下来。妞妞生气了，冲着美美大喊："你真讨厌！"

**父母可以这样做**

让宝宝先检查一下自己的腹部、下巴和拳头，看看它们是否都是紧绷的，深呼吸，让这些部位放松，把怒气呼出去。父母要安抚宝宝，把宝宝的情绪描述出来，并加以分析和讲解，告诉宝宝有这样的心情是可以理解的。

要告诉宝宝生气了憋在心里也不是好办法，可能会引起身体的不适，也可能会觉得委屈。把愤怒掩藏起来，对自己是一种伤害，所以要找到一种途径，在不伤害自己也不伤害别人的前提下释放出来。

让宝宝对他信任的朋友或者爸爸妈妈说一说他的感受，或许可以得到帮助；爸爸妈妈要给宝宝一个温和的拥抱，安慰一下宝宝；也可以转移宝宝的注意力，聊一聊快乐的事情，引导他玩别的。

**要是别人比我好**

"妈妈，我不喜欢她！"乔乔突然对妈妈说她不喜欢最要好的朋友可可了。仔细观察，妈妈才知道，原来是因为可可今天穿了一件白雪公主的连衣裙。

**父母可以这样做**

有时候，在大人眼里一件微不足道的小事，都可能引发宝宝的嫉妒心，任何人都可能成为他嫉妒的对象。有时候，嫉妒会让宝宝产生"武力"行为，他对这些复杂的情感无法把握，父母该用智慧帮助宝宝。

当嫉妒产生的时候，宝宝首先感到的是自己不如别人。不要否定宝宝的情感，要理解他，接受他内心的失望和不悦。让他感受到无论时间、环境怎样变化，爸爸妈妈的爱是不会变的。有时候可以帮他换一种角度想问题，每个人都有自己的优势。也可以用转移注意力、多陪陪宝宝、多和他聊天等方法转化他的嫉妒。

**摔疼了是允许哭的**

2岁半的丁丁不小心摔倒了，看到腿上的瘀青，便大哭起来。爸爸看到并不是很严重，想鼓励他像个男子汉一样坚强一点，但无论怎么劝都无济于事。他的哭声越来越大……

**父母可以这样做**

宝宝太小了，他对原因和结果之间的关系理解得很简单，他也常常不能很明确地描述自己的心情和感受。他摔倒了、哭了，爸爸首先应该关切地问他："是不是很疼？一定挺疼的，所以才哭了！"他不小心摔倒了，还会有一种责备自己的心理，爸爸应该告诉宝宝："我有时候不小心也会摔倒的，没关系。这条路有很多小石子，下次跑的时候要慢一点。"当宝宝知道你明白他的感受，并感觉得到了理解和支持，才会认识和控制自己的情绪。这时，他才能开始学习什么叫坚强。

**我从妈妈那学会了发脾气**

最近工作上的事让墨墨妈妈很烦恼，她的情绪不好，有时候还和墨墨爸爸吵架。墨墨的表现也突然不一样了，遇到不满意的事情就大发脾气，出一点小问题就哭哭啼啼。

**父母可以这样做**

宝宝是一面镜子，家里每个人的情感都能反映在宝宝的行为上。父母应该首先处理好自己的情绪，遇到不开心的事情要自我调节，尽量不要把负面情绪带到家里。宝宝做错事的时候，一定要尽量避免说伤害宝宝自尊、自信的话，同时应该对事不对人，让宝宝知道是什么样的事情导致了这样的情绪。尽量说"这样做我很生气"，而不是说"你这样太讨厌了"！

当然，父母也不要刻意隐藏自己的情感，这样常常会表现得很奇怪或爱发脾气，让宝宝不明原因，更难理解情感。你可以告诉宝宝你的心情如何，又是怎样来应对和调节的，让宝宝看到你是如何处理负面情绪的。你也可以教会宝宝读懂别人的表情，这对宝宝的交往有帮助。比如，人在不开心的时候，会叹气、皱眉头。通常宝宝能够很快弄清别人的面部表情，并知道如何做出反应。比如，如果看到你皱眉头，他就知道这是不允许做的事情，就会自动停止。如果你开心地关注他，他会更加自信地去做。

# 大运动能力：身随乐动

宝宝的动作看起来更协调了，但他还需要更多的锻炼。精力旺盛的宝宝总是停不下来，攀登、跑跳都是他喜欢的运动，音乐游戏则是他的最爱。在这些活动中，他的平衡感、协调性、肌肉力量都能得到很好的锻炼。

牵着妈妈的一只手，宝宝走得越来越稳，他会起步、停步、转弯、蹲下、站起来，他还会往后退。不久以后，宝宝开始喜欢拖着小鸭子走来走去的那种感觉，也喜欢坐滑梯往下溜，更追求被爸爸假装追逐时那种兴奋的体验。这些充满乐趣的大运动游戏让宝宝体会到了成功的喜悦，得到了满足。

宝宝的基本运动技能已经发展得很好，目前的主要任务是锻炼全身肌肉和动作的协调性，让动作看起来更流畅、更有效。舞蹈和体态律动都是很好的锻炼方式，能让宝宝在运动中调动全身各个器官和肌肉去感知音乐，真正达到音乐和运动的完美结合。

体态律动是在听音乐的同时以身体运动来体验音乐，并将这种体验转化为感受和认知；它以声音感觉和肌肉感觉合成的印象为基础，不断加强音乐、听觉、动觉、情绪和思维之间的内在联系。音乐的节奏和力度能够在人体运动、肌肉系统中找到相应的表现。

父母在家中可以与宝宝一起进行节奏练习：

选择节奏明快的音乐，按节拍拍手、拍肩、跺脚，或者仅仅跟着音乐摇摆、跳来跳去。

听到节奏明快的歌曲时动作夸张，加快动作速度；听到舒缓的音乐就慢慢躺下来或者轻轻地走动，这些都是宝宝能够感受到的。

声调高时拍拍头，声调低拍拍腿，将声调的高低、强弱转化成动作让宝宝体会。

配合儿歌、顺口溜等容易复述的语句进行节奏训练，可以将生活中宝宝熟悉的场景和正在进行的动作编成歌词。

体态律动主要是在游戏中学习音乐。和宝宝一起开心地跟着音乐玩耍，就能激发出他的音乐潜能，在提高音乐素养的同时锻炼了身体协调性。

**宝宝舞蹈**

宝宝舞蹈根据宝宝的生长发育特点，基于宝宝好动的心理要求，通过编排舒展、短促有力、节奏欢快的乐曲动作使宝宝的身体得到充分的锻炼。它是宝宝游戏的一种高级形式，"游乐性"应当是宝宝舞蹈的一个主要的艺术特点。

·模仿是宝宝的天性，尤其是自然界的各类小动物，如小猫、小鸡、小鸭、小鸟，天上飞的、地上跑的、水里游的，都是宝宝模仿的对象。将这些动作加入到舞蹈中会让宝宝喜欢，还可以找一些道具，如头饰、纱巾等提高趣味性。

·可以从民族舞蹈中找一些简单的动作教宝宝做，不一定要他做得到位，关键是要激发"童趣"。

·可以将生活中具体的事情和情绪表现也加入到舞蹈中，很开心时拍拍手，生气了跺跺脚，开车时旋转方向盘，全家人排在一起组成火车。刚开始时宝宝会模仿父母，很快他就可以自己创造动作了。

不论哪种形式的运动都是宝宝游戏生活的一部分，带宝宝运动但要让他主导活动，玩得尽兴。如果想让宝宝往更专业的音乐或舞蹈方向发展，就要让他对这些活动产生持续不断的兴趣。

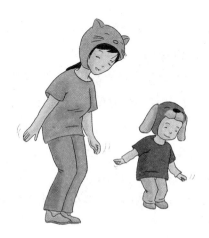

> **大运动能力**
>
> 　31 ～ 33 个月的宝宝可以做到脚尖走 3 米、并足从楼梯末级跳下、立定跳远 30 厘米、两脚交替跳。

### 亲子游戏：玩具运动会

**游戏目的**

锻炼运动能力和反应能力，感受不同速度的音乐，发展想象力。

**游戏方法**

准备两个小动物头饰或者两套动物戏装（以小狗和小猫为例），妈妈和宝宝自由选择要扮演的角色，比如妈妈扮演小猫，就戴着小猫的头饰，宝宝扮演小狗，就戴着小狗的头饰。放上一段音乐，音乐开始时小狗和小猫开始运动（走、跑、跳等）；音乐停止时，小狗和小猫的运动也停止。如果音乐节奏变快，小狗和小猫运动的速度要加快；如果音乐变慢，配合音乐的节奏，他们运动的速度也要减慢。以此让宝宝感受音乐速度的变化，并用动作来表现。

**爱心提示**

游戏开始时可以选用节奏比较稳定的曲子，让宝宝感受快、慢。宝宝熟悉以后，逐渐过渡到一首曲子中有快有慢，以培养宝宝对音乐的感受力和反应能力。

## 精细动作：手的技能

抓握是宝宝最初的、最基本的精细动作，在此基础上又发展起绘画、写字和生活自理等动作技能。手部动作的获得扩展了宝宝获得环境信息的途径，丰富了宝宝探索环境的形式，使他的探索行为更为主动和有效。同时，在借助自主动作探索环境的过程中，宝宝的认知能力和社会性也得到进一步的发展。

处于发展早期的宝宝有多种技能需要掌握（如够取物体、画画和写字等），精细动作能力既是这些活动的重要基础，也是评价宝宝发展状况的重要指标。它对个体适应生存及实现自身发展具有重要意义。

## 绘画技能

随着手部动作控制能力的发展以及练习经验的增多，宝宝从最初的漫无目的地涂抹到开始有目的地画画，动作的速度开始放慢，手的动作也不再紧张而变得越来越自然。

通过观察宝宝绘画的自然表现，我们发现大致可分为 4 个阶段：

·乱涂阶段，主要是获得绘画所必需的手眼协调能力。

·组合阶段，主要是图形的出现和混合，宝宝开始学会描绘螺旋、十字等基本图形。2 岁的宝宝能画出一系列的螺旋和圆圈。在协调控制能力和目的性加强后，宝宝就能对正方形、长方形、三角形等基本图形进行较为精确地临摹和绘画。

·集合阶段，这一阶段出现的不仅是混合了几个简单图形的较为复杂的图形，而且出现了几个图形、图像的组合，比如同时有人物和图形的图片。

·图画阶段，宝宝在绘画中所混合的图形的数量增多，图画的内容也更为复杂，宝宝的绘画动作更为精确、复杂。

家庭环境是影响宝宝绘画发展的重要因素之一，在父母的有意训练下，宝宝的绘画能力可以发展得更好，比如，让画画的工具更早地出现在宝宝的生活游戏中，或者为宝宝提供大量观摩成人绘画的机会。

## 自理动作

宝宝需要具备基本的生活自理能力，包括进食、穿衣、洗漱等，这也是家庭和社会对宝宝提出的重要发展任务之一。

宝宝的穿衣技能只有当控制协调能力发展到一定水平之后，才能使身体各部分进入相对应的衣服空间里去。宝宝要把一只手伸到袖子的尽头，或者把一条腿伸到裤管里都不是简单的任务，需要视动整合能力和灵活的双手活动进行协助。

不同自理动作对个体能力的要求是不一样的。大部分宝宝在 3 岁以前把筷子当成是手臂的延伸，他们几乎不会正确使用筷子。在宝宝使用筷子技能发展的初期，可能会通过一手一支筷子来配合夹东西，但是这样做宝宝夹东西更困难。后来，宝宝会通过双手的协作来夹东西，与最初相比，双手已有了一定的分工。更进一步，宝宝基本上只使用一只手拿筷子，而不再借助于另一只手，但是握筷子的位置相对较低。显然，手还不能在两根筷子上形成杠杆的支点，而是想凭借手指本身的操作来夹东西，有时宝宝会直接用手将东西夹起，这时的筷子还不是真正意义上的工具。4～5岁是宝宝使用筷子精确性、有效性和稳定性迅速提高的阶段。

使用筷子是最为复杂的工具操作技能，不仅需要基本的手部小肌肉控制能力，还需要将手部动作和多种感知运动相结合，要能根据所操作物体的属性来调整手形、改变着力点以进行成功的夹取，这对宝宝来说是一项较难掌握的技能。

---

**精细动作**

31～33个月的宝宝可以做到对折纸张、试用剪刀、模仿画圆、握笔、模仿画十字。

---

### 亲子游戏：夹球比赛

**游戏目的**

练习夹的动作，锻炼手指的灵活性；培养坚持性和竞争意识。

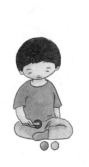
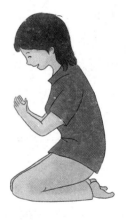

**游戏方法**

准备一些纸球、海绵球、塑料球、药丸空壳、玻璃球和两把宽头夹子。

比赛开始前，先让宝宝练习夹纸球和海绵球，练好后，再练习夹塑料球、药丸空壳和玻璃球。等宝宝夹这些球都很熟练之后，妈妈和宝宝开展一场夹球比赛。

准备两个碗，一个是空碗，另一个碗里放着5个球（纸球、海绵球、塑料球、药丸空壳、玻璃球各1个）。请爸爸来当裁判，爸爸一声令下，妈妈和宝宝比赛夹球，以谁先把碗里的球全部夹到另外一个碗里为胜。可以增加球的个数，特别是增加几个难夹的球（塑料球、玻璃球），让宝宝练习手部的精细动作。互换角色，游戏可多玩几次。

**爱心提示**

比赛时，父母可以假装输给宝宝，提高宝宝的游戏兴趣，增强宝宝自信心。

# 认知能力：积木是开发智力的好玩具

宝宝已经能认识许多的颜色和多种物体的形状，也可以根据物体大小、颜色、形状进行分类。他开始理解数的意义，知道两个苹果意味着什么。多带宝宝观察生活中形形色色的事物和现象，在游戏中发展各项认知能力，他的进步会更快。

搭积木对宝宝来说是很重要的一种学习方式，也是他喜欢的一种游戏。无论宝宝有多大，他总能从积木中找到乐趣。搭积木时宝宝还可以尽情地发挥自己的想象力和创造力。父母可以用积木教宝宝数数、配对、拼图、排列等，积木无疑是一个重要的玩具，贯穿于每个宝宝的婴幼儿时期。

**积木的玩法进化**

初次接触积木时，宝宝不用它们来搭东西，只是通过感受重量、敲击桌子或是反复从盒中拿出、放入的动作发现这些东西的属性。

2 ~ 3 岁时，宝宝开始真正搭积木。此时，出现了堆高和平铺两种最常用的搭积木的方式。对一些宝宝来说，"堆高"要比"平铺"更容易一些。随着游戏经验的积累，宝宝会在游戏中结合使用这两种技能。此外，有些宝宝已经可以用积木来代替一些东西，而不仅仅是搭高，他会将几块积木并排放置当成火车。

3 岁以后，宝宝的想象空间更广，他可能会把积木拼在一起给玩具熊当小床，或者在地上推着一块积木当做小汽车，宝宝开始用积木搭出更复杂的建筑。

积木的玩法进化过程就是宝宝智力发展的过程，他从研究积木属性开始不断开发出积木的新玩法，使它们成为游戏的重要工具。搭积木不仅锻炼了宝宝手部的精细动作，更重要的是发展了他的创造力和想象力。

**参与宝宝的积木游戏**

父母参与到宝宝的游戏中来，在这一过程中担任着引导者的角色，带领宝宝发现更多的玩法，给他鼓励和赞扬，让积木发挥出更大、更积极的作用。

·多种材质的积木

原木或者塑料做的积木是最理想的材料。此外，家里的其他物品也可以成为宝宝建造"工程"的材料，比如罐装商品、瓶子，以及大大小小的盒子等。

·搭建积木的空间和时间

给宝宝足够的时间和空间来搭建积木。2 岁多的宝宝玩积木的时间通常只有10 分钟左右，但有可能过一会儿，他又会重新回到自己搭建的积木上。如果可能的话，父母应该给宝宝提供足够的空间，让他将自己的作品放上好几天，以便随时进行添加。

· 是参与者而不是主导者

父母作为参与者，一定要服从宝宝的意愿。如果宝宝希望和父母一起搭建积木，就让他来选择游戏的想法、行动和扮演的主题。父母可以为宝宝提供建议，帮助他克服困难，但不要对他提出要求，或是发号施令，要知道这是宝宝的游戏，他的自主性能更好地开发他的想象力。

· 游戏中的交流

不断和宝宝交流，问问他的"工程"进行得怎样了。当宝宝需要学习如何建造一座新建筑时，满足他提出的"妈妈，再搭一次"的请求；对他的工作，一定要显示出欣赏和兴趣；告诉他你非常欣赏他所赋予这个建筑物的想法和创造性，但要指出细节，比如"这座塔多高啊！我们再来搭个桥"。当宝宝在不断的鼓励下逐渐擅长搭积木时，他的创造力就在发展。

**认知能力**

31 ~ 33 个月的宝宝可以做到积木搭高 10 块、命名 3 种颜色、说出图形△□、假想行为。

### 亲子游戏：打电话

**游戏目的**

认识数字，增强记忆力，培养语言表达能力和交流能力。

**游戏方法**

打电话是宝宝非常喜欢的游戏，不但可以让宝宝认识数字，还可以锻炼宝宝的语言表达能力。

准备玩具电话或者固定电话、手机，妈妈和宝宝随意玩耍。妈妈留给宝宝一个电话号码，让宝宝过一会儿打电话。

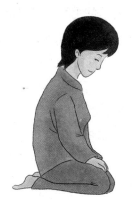

电话号码要简单一些，最好是固定电话号码的前几位数字，如6331或6213等。宝宝用电话拨号码，妈妈在旁边观察宝宝，如果宝宝拨对了，妈妈模仿电话铃声"铃铃铃"，表示接通，然后拿起电话和宝宝聊天。如果宝宝拨错了，妈妈不接电话，在一旁提示："对不起，你的号码拨错了，请重新再拨。"提醒宝宝重拨，直到拨对为止。

游戏可进行多次。妈妈可以根据宝宝的情况逐渐增加电话号码的长度，直到宝宝能完整地拨家里的号码或父母的手机号码。

**爱心提示**

·号码逐渐由简到繁，比如：12、332、2331、15645、1133552等。父母也可以把家里的电话号码一小节一小节地让宝宝记忆，从最初几位记起。

·等宝宝能够记住爸爸的手机号码后，可以让宝宝用家里的固定电话拨打爸爸的手机，让宝宝和爸爸说说话。

# 语言发展：宝宝开始灵活地使用语言

在3岁以前，许多宝宝已经掌握了基本的语言技巧，也知道了在他的整个生活中经常用到的词语。宝宝用语言来进行试验，他在玩耍的过程中有时会犯错误，但这是一个必需的过程，它可以使宝宝认识到语言的作用。

当宝宝学习语言时，他会关注如何增加自己的词汇量以及如何掌握口语中的语法。当他掌握了一些语言技巧后，他开始运用语言并以某种他以前从未尝试过的方法来进行交流。宝宝很快就能学会许多语言技巧，但这是一段不短的时间。

**用语言谈论自己**

我们都喜欢谈论自己的生活，宝宝也不例外。语言的神奇之处在于它为幼小的宝宝开启了这扇大门。通过讲述自己的事，宝宝可以表达自己的恐惧、希望和需要。在这个过程中，爸爸妈妈的回应与反应是非常重要的。

你可以鼓励宝宝用语言和你分享他的每一天，给他讲述你自己的故事，并且鼓励他用学会的句子来告诉你他在外婆家的一天，或者他和小伙伴的某些事情。

**用语言消除差别和建立联系**

宝宝会去安慰另外一个受到伤害或者哭泣的宝宝，他会提出与父母共同分享食物，有的时候甚至与伙伴分享玩具。宝宝会使用语言来使与其他人的游戏更加顺利，比如他会对着玩具电话"喂、喂"邀请妈妈一起来玩电话游戏，这样两个人都会玩得高兴。你可以观察你的宝宝怎样与其他宝宝进行交往，更多地注意宝宝在游戏中的积极方面，而不是盯着他和别人的冲突。

在帮助宝宝来了解他人感受的时候，你的用词要注意，比如，你可以对他说："当颜料洒了一地的时候我非常生气，但是我知道这只是一次意外。"而不是粗暴地指责宝宝。

当你不同意宝宝的做法时给他示范该如何解决问题，比如对他说："你想要一块甜饼干？但是我不希望你因此吃不下待会儿的午餐。我们可以做些什么来代替吃点心？"宝宝需要花费时间去学习怎样解决问题，这也会受到他的发展程度的制约，因此不要期待立即会有结果出现。事实上，你正帮助宝宝养成他终生受用的语言习惯。

### 用语言探究自己的世界

宝宝最爱用的短语可能是"那是什么"，这是宝宝在扩大词汇量的时候，经常听见大人说的一句话。宝宝发现了这句话的力量，它能够获取信息。当宝宝这样说的时候，你可以简单清晰地回答他的问题，同时要确定当你回答的时候，他在听你说话。你说话时要看着宝宝的眼睛。

有时，宝宝提问时会非常激动和兴奋，因而没有听见你的回答。重述答案直到宝宝理解为止，不要不耐烦。

### 用语言探索自己的角色

过家家是宝宝发现和试验新的角色的生动例子。作为一种能出声的思考，宝宝可以在没有危险的环境下说出并实践自己的想法。通过这样的方式，他形成了自尊和自信心。

你能为宝宝提供时间、空间和道具，让他进行各种事件和人物的角色扮演。认真对待宝宝的玩耍，当他表现出愤怒或者惧怕的情绪时，不要阻止他，你可以在熄灯的时候，通过假装杀死床下的妖怪来帮助宝宝消除他的恐惧感。

---

**语言发展**

31～33个月的宝宝可以做到说出图片14样、懂得"累了、冷了、饿了"、使用人称代词3个、会说反义词2个。

### 亲子游戏：错讲故事

**游戏目的**

促进语言表达能力的发展，发展反应能力和判断能力，培养注意力与记忆力。

**游戏方法**

妈妈每天都要抽出一定的时间为宝宝讲故事，最好一段时间重复地讲一个故事。当宝宝已经基本记住故事的内容时，来和宝宝玩一个错讲故事的游戏吧！

妈妈像往常一样，拿起宝宝最喜欢的故事书，抑扬顿挫地讲故事，吸引宝宝的注意力。

先讲一小段内容之后，妈妈可以自己改编一些故事情节，比如"狼来了"的故事，妈妈故意在小孩第一次撒谎时就让大灰狼吃掉他，观察宝宝是否能够发现你与平时讲的

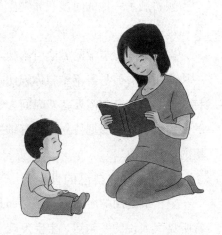

内容和顺序不一样。妈妈可以故意停顿一下，看宝宝是否能够说出错误在哪儿。如果宝宝发现了错误，妈妈可以说："哦！不好意思，我记错了。"然后你可以继续回到故事中接着讲，还可以再次出现其他错误；或者在宝宝发现错误后，妈妈引导宝宝自己复述故事情节，并用清晰、连贯的语言表达出来。

**爱心提示**

宝宝如能清楚地表达故事的内容，妈妈要及时表扬宝宝，增强宝宝的自信心。

## 社会行为：父母的小帮手

宝宝更愿意参加社交活动了，他对同龄的小朋友也很感兴趣，愿意在一起玩过家家游戏。越来越独立的宝宝在家中也是个好帮手，在与其他人的生活和交往中他逐渐学习着分享与合作。多给宝宝一些赞扬吧，让他更自信地成长！

从宝宝能够自己走路开始，他就渴望做更多的事情，如果父母有很多家务需要做，让宝宝一起来完成，让他感受到自己是一名好帮手。生活是最好的老师，宝宝在做家务的过程中不仅锻炼了动手能力，更积累了处事经验并培养了独立性。

### 做家务益处多

可以给宝宝安排适合他的"工作",比如擦灰、收拾玩具、短袜配对、帮忙收拾衣服、搅拌等,当然不要指望他能干得多么好。当宝宝正在进行这些活动时,带给他的将是一段愉快的学习时光,对他的发展大有益处。

·通过帮妈妈干活,宝宝体验到自身的价值和能力,增强了自信心。

·在"工作"中和宝宝好好交流能提高他的语言水平。

·诸如整理玩具、剥豆子等活动能帮助宝宝锻炼大、小肌肉。

·认识蔬菜、水果、颜色,以及用袜子配对等能教会宝宝一些概念。

·这些活动让宝宝懂得一个任务有开始、中间过程和结束,从而理解轮流、等待和合作。

·在宝宝为家庭生活做出贡献时,也增强了他的家庭责任感。

### 擦拭灰尘

选择较低的家具或者桌腿来擦。可以为宝宝准备一块可爱图案的专用抹布,让他看怎样把抹布放在桌腿的顶端,然后让它慢慢滑下来。甚至可以将抹布放在宝宝手中,引导他的手用抹布在家具表面擦拭。如果宝宝有兴趣的话,可以给他找一件家具,让他来擦干净。

### 收拾玩具

为宝宝准备一个大的玩具储藏箱或者一个不太高、能够着的架子,让他从小就养成习惯——玩完玩具整理好再去做其他事情。

首先要给宝宝做示范,将玩具放回原处时,告诉他妈妈正在做什么,比如,告诉宝宝:"现在我把你最喜欢的小汽车放进这个玩具筐。今天你和它玩得很高兴,对吗?现在我再把这个红色的大球收起来。"之后,可以递给宝宝一个玩具,要求他一起收拾,"现在你也跟妈妈一样,把手里的飞机放进筐里吧!"当然,在宝宝完成任务后别忘了好好谢谢他。

### 准备饭菜

厨房对宝宝来说总是充满诱惑,餐具的魅力有时胜过玩具,学大人做饭也是宝宝的梦想,不要害怕他会把事情搞砸,当宝宝帮助妈妈准备饭菜时,他会感到自己是家庭中一个有贡献的成员。做菜的经历还可以让他理解轮流和分享。

让宝宝帮忙搅拌食物时,为了避免他把水弄得到处都是,可以将碗放进厨房的水槽里,然后让他帮助搅拌稀的混合物,比如将鸡蛋、饼干或奶油混合等,也可以加一点颜料水。当宝宝搅拌时，妈妈要提醒他观察碗中的变化。

此外，可以让宝宝帮忙分筷子，学习包水饺，洗菜叶，告诉他："你真是妈妈的好帮手！"

## 亲子游戏：收拾衣服

**游戏目的**

积累生活经验，培养生活自理能力；学习分类的技巧，启发思维。

**游戏方法**

洗干净的衣服晒干后，妈妈可以让宝宝帮你把它们叠好并收起来，在做妈妈的小帮手的同时，锻炼了宝宝的综合能力：

·把干净的衣服铺平放到大床上。

·教宝宝一件一件地叠好衣服。

·引导宝宝怎样将衣服简单地进行分类并整理好，比如：

衣服可以按颜色分类：红色的一叠、蓝色的一叠、白色的一叠。

衣服可以按穿的人来分类：爸爸的一叠、妈妈的一叠、宝宝的一叠。

衣服可以按穿的顺序分类：内衣一叠、上衣一叠、裤子一叠。

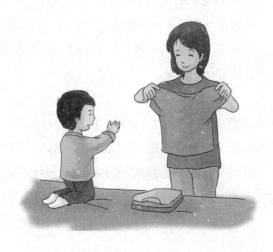

·请宝宝闭上眼睛，妈妈递给宝宝一件衣服，让宝宝摸摸手中的衣服到底是上衣、裤子还是内衣。

·最后，请宝宝帮助妈妈一起把分好类的衣服放到衣柜中相应的格子里。

**爱心提示**

可以引导宝宝更加细致地把衣服分类，如爸爸、妈妈、宝宝的内衣、裤子、上衣各一叠。还可以让宝宝帮着分碗筷，把玩具归类，整理自己的小书架等。

# 父母攻略

宝宝的动作技能在不断进步，他越来越喜欢有难度的玩具和游戏，并且很快就能沉浸其中，父母该如何响应宝宝的这些行动呢？

**宝宝行动**：我可以用单脚保持平衡站一会儿了。

**妈妈出招**：和宝宝玩游戏，看谁用单脚站立的时间最久。

**宝宝行动**：我的小手越来越灵巧，剪刀拿在手里也很轻松了。

**妈妈出招**：给宝宝提供安全的剪刀和一张纸，让他把纸边剪开；你还可以在纸上画一条直线宝宝沿着线剪。

**宝宝行动**：我可以一次做有两个步骤的活动。

**妈妈出招**：让宝宝玩一个需要两步走的游戏，例如"把那个球给我，并把书放在桌上"；当宝宝按你的要求做的时候为他鼓掌。

**宝宝行动**：我特别喜欢玩过家家游戏。

**妈妈出招**：给宝宝盒子、玩具汽车、积木、旧的鞋子、围裙、帽子、钱包和餐具并帮助他学习如何玩过家家。

# Chapter 5
# 三周岁宝宝：34 ～ 36 月龄

3 岁是人生中的又一个重要时刻。在这一刻即将到来的前几个月，宝宝加紧了对语言的掌握，学会了更复杂的新句子。他开始发展更精细的手部动作，自己动手制作的热情越来越高涨。在与小伙伴的玩耍中，宝宝学会了与同龄人交往的技巧。宝宝依然每天不知疲倦地探索这个世界，他所掌握的每一点知识都将帮助他的人生掀开新的一页。

## 宝宝的成长

宝宝现在已经能够理解时间的概念了，他知道"先""后"是什么意思，而且宝宝渴望知道时间概念在日常生活中的应用，这帮助他有效地理解成人一系列的行为和每日的生活规律，有助于宝宝适应社会，帮助他的个性得到良好的发展。

### 了解时间和顺序

为了帮助宝宝加深时间概念，明白做事情都需要按照一定的顺序，你需要坚持让宝宝按照日常的程序来做事情，并且把每天要做的事情告诉他，比如你会对他说："穿好衣服、吃好饭之后，我们就去买东西，在商场里待 1 小时，然后我们就去外婆家。"即使宝宝现在还不会看表，你也需要把做一件事情的具体时间告诉他，比如"6 点钟，等爸爸下班回家了，我们就去楼下骑你的小车"。

按照日常程序做事，不仅能够让宝宝了解时间，还有助于宝宝建立条理性，了解顺序的概念。现在，宝宝已经可以按照自己熟悉的程序做事了。事实上，这些日常规律能给宝宝提供安全感和秩序感，有利于他掌握事物发展的规律。比如，你可能会发现，每次洗完澡后，宝宝就会条件反射般地伸手去抓他的牙刷；或者一穿上睡衣，他就会拿本书爬到床上去，等着你给他读。

目前来看，在他并不完全了解词语含义的情况下，你经常使用基本的时间词语，如"今天""昨晚""下一次""有时"或者"很长时间"等是非常有帮助的。宝宝可能对有的短语有些迷惑，如"不久""马上""等一下"之类，很快他就能跟上你的脚步。你可以用时间词语来帮助宝宝理解时间概念，比如"昨天，我们去了奶奶家"，或者是将时间跟宝宝能够明白的词联系起来，比如你会说"和动画片的时间差不多"。

### 个性发展

3岁前是宝宝个性发展的重要时期。在这段时间内，宝宝的个性在思考、想象、表达等活动中会慢慢体现出来。他开始逐渐地不依赖和不追随他人，相对独立地进行活动；当他了解了社会上的每个地方、每件事都有必须遵守的秩序和规则时，他开始与成人一样拥有了遵守规则的能力，这种能力帮助宝宝更好地适应社会；宝宝在了解社会规则和秩序的同时也明白了一点，那就是他需要控制不正确的行为，如打人、抢别人的玩具等，他必须学会忍耐和等待，这是他与人交往最重要的守则。

注重个性的培养将使宝宝终身受益。个性培养的关键在于给予宝宝活动和玩耍的充分自由，父母应当坚持正确的教育原则，不能因为宝宝哭闹就妥协；同时，要在生活中培养宝宝的适应能力，让宝宝观察和参与一些父母每日坚持的家务，建立有序的生活环境；帮助宝宝克服困难，确立合乎宝宝能力的目标，培养他的自信心。这些都是帮助宝宝个性健康发展的重要方面。

# 理解他人的欲望和信念

宝宝能理解故事中人物的想法吗？看似简单的问题其实关系着宝宝的成长。如果宝宝能理解别人拥有的信念和想法，并能认识到别人的行为也是建立在这些信念上，这将是宝宝心理发展的一个巨大进步。

### 对他人行为的预测

给宝宝看图片讲故事：故事的主人公山姆想要找到他的兔子，然后带兔子去学校。可是兔子被藏在两个地方中的一个，山姆并不知道在哪儿。给宝宝看山姆在一个地方寻找兔子的图片，在这个地方山姆要么找到了他的兔子（他想要的东西），要么找到的是一只狗。在山姆到这个地方找了之后问宝宝："山姆是要到另一个地方找，还是要去学校？"

事实证明，2岁多的宝宝基本上都能正确回答：如果山姆找到了兔子他就会去学校，如果找到的是一只狗他就会继续去找他的兔子。这说明宝宝已经可以初步理解别人的欲望，并且能由此推测他人的下一步行动。

给3岁的宝宝呈现两个东西，一个是书架，另一个是玩具箱，让宝宝看到书架和玩具箱里都有图画书。然后问宝宝："有一个叫埃米的小朋友想看书，但他不知道箱子里有书，那么他会到哪里去找呢？"

结果发现，2/3的宝宝的回答是正确的，即埃米会到书架上找书，这也说明3岁的宝宝能根据对他人的欲望的了解来预测别人的行为。

### 错误的信念

实验者告诉宝宝：有两个洋娃娃，一个叫萨莉，另一个叫安妮，萨莉身边有个篮子，安妮身边有个盒子。萨莉把一个小球放到了篮子里，然后把一块布盖在她的篮子上面就离开了。萨莉走后，安妮就把她的球拿出来放进了自己的盒子里。过了一会儿，萨莉回来了。这时候实验者问宝宝：萨莉会到哪里去找她的小球？

研究者发现，3岁的宝宝会回答说，萨莉会到安妮的盒子里去找球；而4岁的宝宝能够认识到萨莉会到自己的篮子里找球，虽然那里已经没有球了。可见，4岁以前宝宝还不能够认识他人的错误信念。到4岁左右宝宝已经初步建立起对他人心理状态和行为的理解和预知。宝宝不仅能观察到人的外部的、具体的行为，还能够认识、理解人的内在心理状态，推测他人的所思所想，并能用愿望、信念、意图等去解释、预测人的行为。

### 宝宝的心理能力

我们生活在一个人与人互动的世界中，对他人心理或心理状态及行为的认知是非常有必要的，年幼的宝宝在不断发展着这样的心理认知。

2岁的宝宝能够了解愿望、知觉、情绪、行为和结果之间的简单因果关系。3岁的宝宝主要用欲望而不是信念来解释行为，但已经可以认识到信念也是人们的想法，它可能是正确的也可能是错误的，不同的人之间可能不同。4岁的宝宝可以认识到信念和想法只是对世界的一种解释，这种解释有对也有错，宝宝有自己对世界的认识、对他人的认识和思考，这种能力大大超过了人们对宝宝的估计。这为我们了解宝宝提供了直接的证据。正确认识宝宝，评估宝宝，肯定他的能力，才能及时调整父母对宝宝的养育方式。

# 宝宝喜欢的玩具：建构类玩具

建构类玩具包括各种积木、积塑以及沙、土等可以进行构造的材料。玩这些材料不容易"出错"，可以使宝宝获得多种经验，并体验愉悦和成功。

构造过程包含了许多不同的运动技能，并促进认知能力的发展；建构类玩具对发展宝宝的创造能力有独特的意义，这种材料不能用来塑造，也不能改变其形状，但是每一块积木必须和其他的积木互相配合，才能达到构造某种东西的目的；在构造过程中，宝宝积累了有关设计、平衡、次序和匀称等方面的创造性经验，有助于建立数量、大小、空间、距离、次序等概念；构造过程能培养宝宝做事认真、克服困难、坚持到底的品格。

丰富并加深宝宝对物体和建筑物的印象。在日常生活中，应经常引导宝宝对各种各样的物体及建筑物进行细致的观察，认识物体各部分的形状和结构特征，如楼房的特征是高层的，窗户是对称的，房顶多数是平的，也有斜面的。

帮助宝宝掌握构造的基本知识和技能。认识构造材料的形状、大小、颜色；学习铺平、延长、围合、盖顶、加宽、加高等技能；识别上下、中间等方向；学会用材料建造成简单的物体，能把物体的主要特征表现出来。

提供其他辅助材料。模拟人物、动物、交通工具等玩具可以明确建构的主题，把建构游戏和象征性游戏结合起来，提高宝宝建构的兴趣。

正确地对待建构材料和成果。防止宝宝乱扔积木、用积木打架；父母要尊重和爱惜宝宝的建构成果，不能因为建造得不好而轻率毁掉；引导宝宝描述他的创作成果，增强宝宝的成就感。


# 如何对待宝宝的不良行为

宝宝的进步是突飞猛进的，不知不觉，那个摇摇摆摆、任人摆布的"小人儿"已经有了自己的主意，而且一天天地向世界展示自己的能力。不过，一些令人不悦的行为也有了苗头。

## 1. 骂人

宝宝的语言能力有了很大发展，在父母的耐心教导下，宝宝已经掌握了一些礼貌用语，如"谢谢、您好、再见"等。不过，宝宝也会说一两句骂人的话了。

原因：

宝宝的骂人是无意模仿的结果，他并不知道其中的确切意思。

对策：

·父母首先要以身作则，净化家庭语言环境，不在家里给宝宝模仿的机会。

·忽视为上。当宝宝第一次说出那几个字时，父母一方面觉得可笑，另一方面又觉得可气，第一反应是"你怎么学会骂人了？""不要再说了！"宝宝看到自己的一句话会引起父母这么大的反应，觉得这是一句"神奇"的话，就不停地重复，重复又引起父母的制止，这无意中会强化宝宝的骂人。相反，如果父母对此不以为然，宝宝得不到强化，几天之后就淡忘了。

## 2. 说谎

说谎，常常被大人认为是不可原谅的错误，是品德问题，可在近3岁的宝宝中，这是一个特殊的普遍现象，宝宝经常说着不着边际的话、没影儿的事情。

原因：

不要以为宝宝一说假话就是说谎，这个时期的说谎是与宝宝的心理水平和情感分不开的，主要原因是分不清事实和想象。2岁以后，宝宝的思维发展进入了象征思维阶段，想象非常丰富，常常把自己的愿望或想法当作现实，在成人看来，宝宝"说谎了"。这种想象性的说谎在一定程度上表明了宝宝的创造力。说谎的另外一个动机是要逃避惩罚，不过，对于3岁前的宝宝，这种动机的可能性很小。

对策：

·有技巧地处理，适当满足宝宝的需要

如果宝宝说："我们家有一只小狗"（实际上没有），父母需要明白宝宝只是把他的希望说成了实际情况，另一方面也表明他希望有一只小狗。

这时，切记不要与宝宝较真儿："瞎说，我们家没有小狗。"可以让宝宝描述小狗的样子，学学小狗的叫声，和宝宝玩玩与小狗有关的游戏，让宝宝有一种愉快的情绪。父母也可以在这些谈论之后，告诉宝宝："我们家没有小狗，某某家有小狗。"可以带着宝宝去看小狗，根据情况适当满足宝宝的要求，逐渐地让宝宝分清假想和现实。

·借机发挥宝宝的想象力

可以利用宝宝不着边际的话培养宝宝的想象力。如，当宝宝说"我会开汽车"时，父母可以适时引导宝宝想象如何开汽车，利用角色游戏扮演司机、售票员等角色，通过想象再现现实生活。

· 以身作则

父母的一言一行都是宝宝模仿的对象，因此，父母应该以身作则，诚实守信，对宝宝要说话算数，不能空许诺言。此外，注意不要忽略一些不经意的小节，比如，大人可能为了推掉一些安排和应酬编出虚假的理由，这些也许无伤大雅，但宝宝耳濡目染，自然会照猫画虎，而他不明白其中的道理，往往是只接受表面最浅显的东西，学会说谎。

## 3. 口吃

口吃是语言的节律障碍，说话中不正确的停顿和重复的表现。宝宝的口吃，部分是生理原因造成的，更多是由心理原因所致。口吃发生的年龄，一般在两三岁。

**原因：**

说话时过于急躁、激动和紧张。两三岁宝宝的语言机制还不完善，当宝宝急于表达自己的思想时，容易出现语言流节奏的障碍。

也就是说在发音系统还没有完成说话的准备时，他已发出了发音的冲动，造成先发出的语音和后来应该发出的语音的脱节，也就是发音连续动作的不恰当的停顿和割裂。

导致这种现象的情况可能有两种：

一是宝宝头脑中已经储存了许多语言信息，说话时回忆语言模式的速度相对较快，而说出语言的速度相对较慢，二者的时间差造成了语言流的脱节；二是宝宝开始说话后，找不到应有的语词去继续表达。两种情况都使宝宝过于激动和紧张，这种状态使发音系统受到抑制，发音器官发生很轻微的抽搐或痉挛，于是出现了发音的停滞和重复。多次的发音停滞和重复，将使宝宝形成条件反射，以后，每次遇到类似的说话背景或类似的词语时，即发生同样的抑制现象，造成口吃。

另外还有一种是模仿。宝宝的好奇心和好模仿的心理特点，使他们觉得口吃"好玩"，加以模仿，不自觉地形成习惯。

**对策：**

解除紧张是矫正口吃的重要方法。提醒宝宝慢慢地表达，对宝宝的语言表示赞许、肯定，都会让宝宝解除紧张。不要打断宝宝说话，宝宝口吃时不要取笑他，给宝宝充足的时间让他表达。不要强行纠正或觉得好玩去模仿，而应该诱导宝宝慢慢地讲，父母除了静静地听外，还可以让宝宝多听故事或诗朗诵等文学语言。

如果对宝宝的口吃现象加以斥责或过急要求改正，将会加剧其紧张情绪，使口吃现象恶性循环，甚至导致宝宝避免说话，或避免说出某些词，难以纠正。

### 4. 抢东西

两三岁的宝宝在一起游戏时，常常不客气地互相抢东西，抢到的一方洋洋得意，失败的一方放声大哭，父母觉得面子上过不去了。

原因：

宝宝不了解交往的规则，不知道怎么去交往，更没有所有权的概念，他们只要觉得好玩就抢过来，抓到手里就是自己的。

对策：

父母对这个年龄宝宝的"抢东西"不必过多干预，有时，宝宝会自己发现解决问题的办法。

如果宝宝为抢东西而打人、抓人，要不动声色地把他引开，转移他的注意力，等他平静下来，再讲清道理。如果当面责备、训斥宝宝，反而会使宝宝变得更自私、更霸道。

当别的宝宝要宝宝正在玩的玩具而宝宝不给时，父母不能强迫宝宝把玩具给别人，因为那会使宝宝感觉失望、委屈，只能更增加他的自私心理。

随年龄的增长，逐渐让宝宝了解所有权的概念，教宝宝学会与交往的技巧和规则，如交换、轮流等，学会和其他宝宝交朋友。

### 5. 攻击行为

有的宝宝喜欢打人，生气时打人，不能满足自己要求时也打人，不仅打小朋友还打父母，口头禅就是"我打你"。

原因：

有些攻击性强的宝宝可能存在某些微小的基因缺陷，大多数宝宝的攻击性行为是由模仿而来，如果父母倾向于体罚宝宝，宝宝由此也学会打人；如果宝宝经常看暴力片、玩暴力的电子游戏，都会逐渐形成攻击性行为。

对策：

·提供和谐的生活环境。

家庭成员间发生分歧时，最好不要当着宝宝的面互相攻击、吵架、打闹，这些都会无形中对宝宝产生负面影响。不要让宝宝看有暴力镜头的电视，给宝宝提供充足的玩耍和游戏时间。

·不要体罚宝宝。

体罚会给宝宝带来不良的影响，使宝宝感到委屈、无助，甚至产生抵触情绪。这种情绪很容易使宝宝产生攻击性行为，学会用"打人"解决问题。所以，需要惩罚宝宝时，不要体罚。

·适度惩罚。

当宝宝出现攻击性行为时，首先坚决制止，严肃地告诉宝宝不能打人，然后冷处理，不要理睬他，等宝宝情绪平静下来再和他讲道理，并适度惩罚，如一段时间内不能看电视或不能外出等。如果宝宝在一段时间内没有出现攻击性行为，一定要给予表扬和鼓励，这样能更有效地巩固宝宝的良好行为。

·教宝宝学会宣泄自己的感情。

当宝宝遭受挫折、感到愤怒，又不能用语言来表达、宣泄时，往往容易产生攻击性行为。这时，可以映射宝宝的感受，如说"我知道你很生气，你很难过。但是，生气也不能打人。"教宝宝学会宣泄自己的感情，或者向妈妈诉说，尽可能减少宝宝的攻击性行为。

## 如何恰当地表扬宝宝

我们身边的这个小可爱，每天都在给我们创造惊喜，但也常常给我们带来麻烦。和这个小可爱的相处之道就在于发现他的优点，放大、赏识、赞美。同时也要帮他了解他的缺点，纠正、改变，让缺点统统变成快乐！

无论在学习、生活还是在与其他人的交往之中，宝宝都非常需要乐观积极的自我印象，这样他才有自信，才乐于学习、探索、交往，最终获得成功。宝宝的自我印象在很大程度上来自别人看待他的方式，尤其是父母看待他的方式。

如果父母通过适当的赞扬让宝宝明白了自己的长处，并且表示出对他的努力和取得的成绩的欣赏，这将成为宝宝成长和进步的动力。

### 有种夸奖叫做伤害

赏识宝宝，会让宝宝更加自信，更好地面对未来。当然，这并不意味着无论宝宝努力做什么以及结果如何，都一味地称赞他。

很多父母对赞赏宝宝上了瘾。"哇，这是我见过的最美的画。""你能说请，真是太好了。""你能打完比赛，我真为你感到自豪。"

有时候当我们竭尽全力让宝宝感觉良好的同时也可能会伤害他。比如，如果对宝宝说你很聪明，实际上是对宝宝有一个暗示，就是你不需要学习，不需要努力了。所以，不提倡从智力方面的因素去夸奖宝宝，而是要从付出努力这样非智力的角度去表扬宝宝，比如你很勤奋、你很努力。

当你赞扬宝宝的事情算不上是真正的成就，比如他自己从滑梯上滑下来，或者不需要你的帮助就脱下了外套，就会造成他开始期待你每件事情都表扬他，这就削弱了表扬的意义。过度表扬让宝宝把注意力都关注在成功和庆祝活动上，而不是对自己的成就感到骄傲。即使你的赞美是真诚的，也不一定就能行之有效。如果你的赞美只关注结果而不是宝宝，宝宝就会开始做任何事情都期待你的表扬。但是这并不意味着你要将赞美全部收回。赞美如果恰到好处，可以增强宝宝的自信、强化宝宝的良好行为，让他觉得自己是被爱的、被欣赏的，是创意无限的。

### 我们该这样赞美宝宝

这里我们列举出了一些恰当的赞美宝宝的方式，以及对宝宝未来的影响，希望爸爸妈妈能及时调整自己对宝宝的赞美，让赞美和鼓励产生更好的效果。

| 情　境 | 要这样赞美 | 恰当赞美的影响 |
|---|---|---|
| 宝宝自己收好了玩过的玩具。 | 我看到你主动把积木都放回原位了，真是了不起。 | 不仅收拾玩具，还物归原位，具体的表扬让宝宝学会整洁、有秩序的生活。 |
| 宝宝过生日，他把自己的生日蛋糕分给别的小朋友。 | 你和小朋友分享你的蛋糕，是不是觉得很开心？ | 你的表扬关注了宝宝的行为过程，宝宝开始了解分享的概念和好处。他会继续和小朋友分享，赢得更多的友谊和内心的满足感。 |
| 宝宝的绘画作品被贴在了幼儿园的优秀画廊里。 | 你肯定为自己感到自豪。 | 强调宝宝的自我感觉，宝宝会关注自己获得成就的满足感，将来会学会赞美自己，让自己有更多的幸福感。 |
| 宝宝画了一幅画给你。 | 你画的小汽车还有一对翅膀，是不是可以坐着去月球呢？你真是有想象力啊！ | 赞美宝宝绘画的内容，表现了你的关注；同时因为对你绘画中想象力的赞美，会让宝宝更加愿意表达自己独特的想法，更有创意。 |
| 宝宝第一次主动对小朋友说"谢谢"。 | 西西把她的娃娃给你玩，你对她说谢谢了，你看西西多开心啊！你也觉得很好吧？ | 赞美具体的事，同时引导宝宝关注别人和自己的感受，这会让宝宝更加关注和愿意表现出礼貌。 |
| 宝宝第一次自己穿上了衣服。 | 宝宝，你自己把衣服穿上了，还系上了扣子，是不是觉得自己长大啦！ | 把赞美的重点放在行为上，让宝宝感受到自己做事情的成就感，他会更加努力地学会独立。 |

# 宝宝为什么不敢交往

宝宝正在学着伸出自己的小小触角，去碰触周围的环境。他努力地想让自己融入环境中，他观察周围的环境和人，希望尝试不同的交往方式，并从中找到乐趣。也许他还会遇到困难，需要你的帮助。

有一项研究把宝宝按社交地位分成 5 种类型：受欢迎的宝宝、被拒绝的宝宝、矛盾的宝宝、被忽略的宝宝、一般的宝宝，并把"被拒绝的宝宝"和"被忽略的宝宝"统称为"不受欢迎的宝宝"。另一项追踪 5 年的研究表明，如果不进行干预，"不受欢迎宝宝"的社交地位将就此固定，不会有什么改善。

非但如此，相比其他宝宝而言，这些宝宝还是幼儿园里的低成就者，而且在成年以后，偏离社会的行为也比较多。"被拒绝的宝宝"容易形成反社会人格，而"被忽略的宝宝"容易形成神经质的人格。这项研究给予我们这样一个启示，那就是：对宝宝的交往问题，父母不能等闲视之，必须及早干预。帮助宝宝提高交往技能，使其成为受欢迎的人。

## 只喜欢跟大人在一起

妞妞，2 岁 7 个月，女孩。与爷爷、奶奶、爸爸、妈妈、阿姨一起生活。她从来不主动跟别的小朋友玩，只喜欢跟大人在一起。

有些宝宝不愿意与同伴交往，即使在外边，也只和大人在一起，不主动去找小朋友玩，有的甚至当同伴主动找到他时，他也采取"回避政策"。这类宝宝不愿交往的原因可能有三个。

·缺乏交往动机。有些家庭以宝宝为中心，对宝宝的各种要求几乎是无条件满足，而且总有人陪宝宝玩，宝宝难以产生找同伴游戏的动机。还有些宝宝只愿意与成人交往，是因为大人总让着他。与同伴交往，他就需要协调、商量，甚至还要想办法解决冲突，为了"省事"，他宁可与成人交往。

对于这类宝宝，父母应及早对其进行"心理断乳"。也就是说，在家里不要以宝宝为中心，而要"人人平等"。当宝宝长到 3 岁左右，有了一定的独立能力时，就应给他一个简单的时间表，让他明白，家庭成员有聚在一起的时候，也有各自工作、游戏的时候，彼此之间不能互相干扰。宝宝"心理断乳"及早进行，不仅有助于他产生与同伴交往的动机，也能促进他独立性的发展。同时，也有助于缩短宝宝刚入幼儿园时产生的"分离焦虑"的时间。

·有过失败的交往经历。有些宝宝由于有过负面的交往经历，比如被小伙伴欺负过，而不愿意再与其他人交往，以保护自己免受伤害。父母需要细心观察，找出问题的症结，"对症下药"。宝宝若是被同伴欺负过，父母不妨带着宝宝与同伴交往两三次，为他"壮壮胆"，当宝宝的交往技能提高了，体会到交往的乐趣后，父母就可以撤出了。

·个性原因。有些宝宝由于受遗传或自身个性特点的影响，比较内向，不愿与人打交道，只喜欢与物品打交道。对于这类宝宝父母可以引导，但不要指望一蹴而就。父母要尽可能引导宝宝与同伴多交往，否则他就失去了一个很重要的学习途径。

年龄较小的宝宝(大约3岁以下)不愿交往是正常现象，因为这时他还处在"单独游戏时期"或"平行游戏时期"。3岁以后，宝宝应表现出逐渐增强的交往需要。

### 我很胆小

天天，2岁4个月，男孩。喜欢在旁边看别的宝宝玩，自己从不主动参与。一遇见陌生人就躲到妈妈身后。

有些宝宝害羞、胆小，想与小朋友交往却不敢主动上前。比如，想交换玩具却不敢说，让父母带着去。造成宝宝不敢交往的原因可能有两个。

·缺乏交往经历和经验。宝宝对于没有经历或经历少的事情总怀有恐惧心理。

·不自信。除了多带宝宝与人交流，还要重点培养宝宝的自信心。让宝宝与比他年幼的同伴交往，年龄会为他带来能力的优势。当宝宝在与较小的伙伴交往过程中积累了丰富的交往经验、建立起自信时，他就逐渐敢于与同龄人交往了。

宝宝在3岁左右出现不敢交往的情况比较多，因为这时他正处于想交往又不会交往的阶段。随着交往经验的丰富，他会变得乐于交往。

### 我不受欢迎

小虎，3岁，男孩。特别喜欢跟别的宝宝一起玩，可是几乎所有的宝宝都不喜欢跟他一起玩。

有些宝宝愿意交往，也敢于交往，却由于采取了不适宜的交往方式，在交往过程中经常出现问题。

·攻击性强。有些宝宝喜欢打小朋友、抢别人的玩具，从而成为不受欢迎的人。比如，当他想加入正在进行的游戏小组时，经常会采取强行进入的办法，从而遭到同伴的拒绝。这类宝宝缺乏相应的交往策略。研究证明，模仿他人的行为、做和他人一致的动作、说与游戏相关的话等，都是加入游戏的有效策略。对于攻击性强的宝宝，父母可以采取与宝宝讨论、讲故事等方法告诉他，当与同伴发生冲突时，要倾听别人的想法，平静地陈述自己的想法，这样才有可能和小伙伴达成共识。

宝宝在与同伴的交往过程中，太懦弱和太"自我"都会出现问题。要想让宝宝把握好交往的分寸、自如地进行交往，必须让他进行"实地学习"。怕宝宝出问题而把他关在屋里的做法是绝不可取的，宝宝只有在经历无数次成功和失败之后，才能真正成长起来。

·以自我为中心。有些宝宝比较以自我为中心，在游戏过程中，不愿意把自己喜欢的玩具给同伴，总希望别人都听他的，好强、好胜、好拔尖……这些行为常常使宝宝变成不受欢迎的人。最好的办法就是当宝宝由于自己的行为而不受欢迎时，父母及时介入，在宝宝感到最"痛"的时候帮助他找出原因及对策。这时宝宝很容易接受父母的建议。

轮流、分享、协商等都是宝宝应该学习的重要的社交技能，或者叫游戏规则。在交往过程中，要让宝宝逐渐学会这些技能从而成为受欢迎的人。

·被欺负。有些宝宝总是被一个或几个宝宝欺负，他不敢反抗，只有回到家里向父母诉说，父母既心疼又生气，但常常不知怎么办才好。

当一个宝宝欺负另一个宝宝而没有遭到反抗时，他就会逐渐胆大起来，更加强化了欺人的行为。其实，宝宝最初的欺负行为都是尝试性的，当这种行为遭到反抗时，他一定会收敛一些。因此，当宝宝第一次回家报告被欺负时，父母要搞清楚，如果纯属欺负行为，一定要告诉宝宝应勇敢地反击或提出抗议。比如，鼓励宝宝对欺负他的宝宝说"我不喜欢这样"。有些宝宝由于性格懦弱或别的原因不敢反抗，父母可以陪伴在宝宝的身边，但切记一定要让宝宝自己处理，父母不能包办代替，也不要给宝宝形成仗势欺人的感觉。让宝宝在反抗或交涉的过程中积累交往经验、增强交往技能才是最根本的目的。

## 如何提高宝宝的交往能力

让宝宝学习交往吧，因为交往不仅能让宝宝体验到友谊的美好，体验到一起游戏的快乐，还会促进宝宝的学习和发展。交往能力将对宝宝的一生产生深远的影响。善于与他人交往的宝宝，在学校、幼儿园不仅能够从容地与同龄人交往，而且能够从容地与老师等成人交往。而宝宝是否善于同别人打交道，在人群中人缘如何，对他今后的学习和人生发展都有很大的影响。因此，父母要重视从小培养宝宝与人交往的能力。

### 选择适合的伙伴

追求玩伴是宝宝成长过程中十分重要的一步。父母可以发现，初生到1周岁左右的宝宝，最依恋父母。但1周岁以后，宝宝开始不满足同父母的交往和游戏，而越来越强烈地希望同其他小朋友玩。从1岁到3岁，宝宝在成人的帮助下，逐步完成从亲子交往向同伴交往的过渡，获得基本的社会交往能力。给宝宝找合适的伙伴是父母培养宝宝健康成长的一个重要手段。

### 伙伴的三种主要类型

·同伴：在宝宝所处的环境中，可以满足他友谊需求的人，一般是与他年龄相近的宝宝。

·玩伴：与宝宝一起游戏、活动，他们可能是任何年龄或性别的人。

·朋友：宝宝不止和他们在一起玩，还会和他们互相交流知识，交换意见和见解，互相鼓励和支持。

### 宝宝交友的方式

起初，同伴间的交往方式是"平行式游戏"，后来逐渐发展为"合作游戏"。"平行式游戏"是玩相同或类似游戏的宝宝们在一起玩，但他们之间并不交流，互不干扰。"合作游戏"是宝宝与同伴为着某些共同的游戏目标而在一起游戏，彼此分工、合作，有一定的组织性。这种游戏形式一般出现得较晚，往往在4岁左右。

### 宝宝的交友习惯

大多数宝宝更倾向于和与他年龄差不多的玩伴一起玩。但比他大的宝宝可以给他提供更新鲜的游戏内容和信息；而同小一点的宝宝玩时，宝宝更像个小大人，有更多的主宰权，这时他的领导和组织协调能力也可以得到提高和锻炼。

总之，为了使宝宝向玩伴学习良好的习惯及模仿玩伴的优点，以形成良好的社会行为，做父母的替宝宝选择适当的玩伴是件很重要的事。

### 避免家庭成为孤岛

父母应该避免家庭变成一个不与外界接触的孤岛，应该多给宝宝创造一些与他人接触的机会和条件，让宝宝在与他人相处中感受对方的关心和帮助，同时也学会避免自我中心，培养乐于为他人着想的优秀品质。父母要明白，宝宝是需要在人群中生活、学习、工作的。父母要让他从小学会宽容、忍让，懂得理解和尊重，知道倾听和沟通的重要，明白合作和协商的分量，学会努力让大家认可、接纳。这是宝宝迈向成功很关键的一步，关系到他一生的发展。

首先，宝宝应该从屋里走出来，早饭前的晨练、晚饭后的散步，都是与邻里相熟的机会。让宝宝把住在附近的小朋友邀请到家里来，有了好的玩具、新的图书、好吃的东西，就可以鼓励他去请邻居家的宝宝一起阅读、玩耍、品尝，时间一长，宝宝们自然就会成为好朋友了。

其次，休息日可邀请亲戚或朋友带他们的宝宝到家里玩，有时也可带宝宝到亲戚、朋友家去，或相约共同出游，让宝宝多与同龄人接触，增长见识、增加交往经验。

| 良好的鼓励语 | 父母忌语 |
| --- | --- |
| 我有很多的朋友，我喜欢和我的朋友们一起玩，他们可以让我感到快乐。 | 你看，还是我说得对吧！下次还是听我的吧！ |
| 如果你想玩别人的玩具，可以用什么办法呢？ | 你这样做不对！下次没有人跟你玩了！ |
| 这次没有成功，但是你做得很好，下次咱们换一个方法再试试。 | 这么危险的事情，不要再玩了！ |
| 今天你想和哪个小朋友一起做游戏呢？ | 那个宝宝会抢你的玩具，咱们离他远点！ |
| 这个苹果，大家要一起吃。爸爸吃一块、妈妈吃一块、宝宝再吃一块。你要先等等。 | 下次再这样，看我怎么收拾你！ |

## 大运动能力：宝宝的平衡能力更强了

在宝宝身心发展的早期阶段，他与外界环境相互影响的主要途径之一是通过运动来实现自身的发展。通过运动，宝宝可以控制自己的肌肉，学会如何适应地心引力，并且能以一种平稳、有控制的方式来移动。

大运动发展指的是身体上大块肌肉的成熟和协调。宝宝的大运动发展包括运动技巧（爬行、走路、跑步、跳跃、单腿跳、疾驰等）、非运动技巧（弯曲、旋转、伸展、扭转等）、控制技巧（投掷、抓捕、踢、翻滚和击打）和体能（平衡、弹性、敏捷和力量）。

大运动的发展使宝宝能运用他的身体、新发现的技巧以及认知能力去探索外部环境，还可以减轻宝宝的压力，使宝宝的自信心得到提高，自身反应能力增强，从而使自尊心不断发展。

体能可以帮助宝宝掌握或提高运动技巧。宝宝需要一定的肌肉强度和平衡性，这样他的身体才能够站立，才能够承担重量，才能够走路。灵活和敏捷使他的行走变得平稳有效。

大运动能力为宝宝在积极的游戏和日常玩耍中提供了参与社会活动的机会。一定的大运动技巧有助于促进宝宝书写能力的培养，比如，在写作过程中所必需的手眼协调能力可以通过把小球投入小筐这样的活动得到发展。

运动经验帮助宝宝认识到他的身体有两边（侧性），他的身体在空间的位置（空间意识），他可以有控制并很准确地投掷一个物体。通过练习和尝试，运动知觉技巧将会得到迅速发展，宝宝将试图跑得更快、掷得更远、踢得更准及运动得更有效。

### 运动知觉能力

在宝宝运动系统发展的同时，他的运动知觉能力也在发展。来自于感觉器官（知觉）的信息和适当的肌肉反应（运动）会发生密切的联系。

运动知觉需要来自于感觉系统的信息，它们会受到运动的影响。来自于眼睛、耳部、皮肤和肌肉的信息被传到大脑中，经过脑部处理，最终产生相应的动作。而这个动作的反馈又将被传回脑部，使宝宝能够进行调整，并进一步发展运动反应，使之变成一种运动模式。通过这个复杂的过程，宝宝有能力学习到空间意识、方向性、手眼协调等运动技能。

宝宝通过眼睛（视觉）、耳朵（听觉）、皮肤（触觉）、肌肉／关节（本体感觉）以及运动（肌肉运动知觉）从外界获取信息。其中运动知觉能力对宝宝运动的效率和效果有重大的影响。

当宝宝从事运动并与环境进行相互作用时，发展中的神经系统也在感觉触觉、运动、重力和身体位置。感觉器官、大脑、脊髓和肌肉之间不断相互作用的反馈系统在不停地工作，这个系统可以使宝宝接受和理解外界的刺激，它促进肌肉运动，从而形成对外界的反应。练习和重复对于发展运动知觉能力非常重要。当宝宝在运动反应中做练习和调整时，感官和肌肉之间的神经通路开始有效地组织在一起，这使宝宝可以很自然地协调运动而不用有意识地思考每一次的运动，比如，当宝宝学习下楼时，他会发现他的脚放到台阶上而他的手扶在栏杆上。通过不断的重复及从肌肉、关节得到的反馈，宝宝意识到他不用再看他的手和脚是否已经放到该放的地方了。

在学前的最后几年中，宝宝将可以很快地跑下楼梯而不用考虑他身体的位置。由于从感官到大脑和肌肉的神经通路已经形成且传递信息的效率也越来越高，宝宝已经从最初的学习运动需要深思熟虑转变成一种自然的习惯。

> **大运动能力**
>
> 34～36个月的宝宝可以做到跳高10厘米、独自单脚交替下楼梯、双手接大球、单脚向前跳1次。

### 亲子游戏：找家

**游戏目的**

促进大运动能力的发展，培养反应能力和模仿能力，提高注意力。

**游戏方法**

妈妈用粉笔在地上画一大一小两个圆，圆的大小以妈妈和宝宝能够双脚跳进去站好为宜。大圆代表妈妈的家，小圆代表宝宝的家，画好后游戏就可以开始了。

妈妈和宝宝先在圆圈外随意活动，妈妈要做各种各样的动作（走、跑、蹲、跳等），引导宝宝跟着自己的动作模仿。然后，妈妈突然喊一句："大灰狼来了，快回家！"这时，宝宝和妈妈要马上跳回到自己的家里，比比看，谁先回到家里，谁就获胜。

**爱心提示**

可以请爸爸做大灰狼。当妈妈喊过"狼来了"之后，宝宝和妈妈要赶快一起跑回家里，跑得慢的人就会被"大灰狼"捉住吃掉。

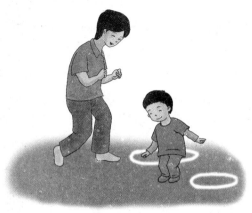

# 精细动作：学习使用剪刀

用来学习剪切的手部小肌肉发育成熟较晚。与其他手部精细动作相比，剪切是最后被宝宝掌握的精细动作之一。根据宝宝的发育状况，现在应该是很适合教他用剪刀的时候，但应该有人陪着他，帮助宝宝提高运用双手的能力。

在宝宝快满 3 岁时让他接触剪刀的目的，是为了给宝宝提供一些实践的机会来锻炼和加强那些正在发育的小肌肉，获得必要的练习，学会熟练地使用剪刀。有时候，尽管宝宝发育到了能剪切的水平了，父母仍然犹豫是否该让自己的宝宝来学习剪切。事实上，只要你陪着宝宝一起来做，剪切对于宝宝来说并不是特别难的活动。

## 获得乐趣的途径

有些趣味活动可以帮助宝宝锻炼那些在剪切过程中会用到的肌肉，妈妈可以从这些活动着手为宝宝学习剪切做准备：

· 在澡盆或者浴池里挤塑料瓶喷水。

· 挤压湿的海绵或者橡皮泥。

· 压紧夹子（有弹性的）。用夹子夹起彩色的绒球并且将它们放入纸杯或者盒子里。

· 用一个眼药水瓶，挤出有颜色的水来给纸巾染色。

· 用单孔打孔器来打洞。

· 用手压有弹性的衣服别针，将它们夹在一根拉紧的晾衣绳上或盒子的边上。

## 教宝宝剪切的步骤

宝宝从开始试着用剪刀，到能够握着剪刀把纸剪开，最后用剪刀剪出各种形状可能至少要用 1 年半的时间。你不能期望宝宝在短时间内像你一样熟练使用剪刀，但是会用剪刀对于宝宝来说能体验更多创造的喜悦和成功的乐趣。你需要创造机会，耐心地帮助宝宝掌握这项技能。

· 让宝宝使用质量可靠的、适合学龄前儿童使用的圆头剪刀。确定它能够将纸剪开，而不会伤到宝宝。

· 如果宝宝看上去更喜欢用左手，那么就为他买一把适合左手使用的剪刀。

· 从教宝宝用双手张开和合上剪刀开始，好像你在使用花木修剪器一样。

· 当宝宝开始用一只手使用剪刀时，他很可能手背朝上而拇指向下拿着剪刀，因为这是他使用铅笔时放手的位置，这是一个良好的开端。允许他采用自己感觉舒适的拿法。你拿着纸，放在合适的角度，帮助宝宝成功地将纸剪开。

·当宝宝的手变得更加有力时，他能将手翻转过来，拇指朝上地拿着剪刀。

·教宝宝通过用拇指和其他手指挤压来合拢剪刀，通过将拇指和手指张开来打开剪刀。

·压扁一块橡皮泥并且让宝宝将它剪开。由于橡皮泥不容易移动，宝宝不必去注意怎么用手拿着它。

·找一些2～3厘米宽的硬纸条或绘图纸，你的两只手拉紧纸条的两端，让宝宝剪切两手之间的那一部分。

·当宝宝准备好以后，让他自己拿着纸并剪开它。

·经过多次练习，你的宝宝将能够成功地沿着直线来剪，还可以将图形剪下来或是剪出一个圆的形状来。

---

**精细动作**

34～36个月的宝宝可以做到折纸2次边角整齐、剪纸成两半、图画涂色、筷子夹花生米。

---

### 亲子游戏：制作小风车

**游戏目的**

练习使用剪刀，锻炼手指的技巧，促进语言的发展。

**游戏方法**

妈妈准备一张正方形的纸，一根筷子，一个图钉，一把剪刀。把纸摊开，从四个角画好四条线，用剪刀沿线剪开（正方形的中心不要剪开）。

妈妈把剪开的四个小角顺时针粘在一起，用图钉将正方形的中心部位扎在筷子上，小风车就做好了。让宝宝举着小风车迎风跑起来，小风车会飞快地转

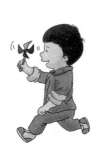
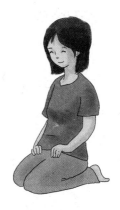

起来。妈妈可以和宝宝边做风车边说一首儿歌：

方块纸，剪四瓣

四个小角粘一块儿

钉上筷子手中拿

迎风跑动转圈圈

**爱心提示**

图钉要安全放置，避免扎到宝宝；可以让宝宝帮着剪和粘，自己动手做风车会让宝宝体验到成就感。

# 认知能力：学习有趣的知识

宝宝的认知能力有了很大的提高，能认识 4 ～ 6 种几何图形，认识了更多的颜色，对数字表现出了浓厚的兴趣。经常与宝宝做一些联想的游戏可以开发他的想象力，锻炼思维的活跃性。带宝宝观察生活中的一些自然现象可以大大激发他的探索学习欲望，开阔他的视野。

**趣味学习**

对于宝宝来说，自然万物都是非常有用的学习材料。大自然的千变万化蕴含了无穷的知识，而且乐趣多多。对自然的学习不仅能激发宝宝探索的欲望，也能促进宝宝数学、阅读及语言表达能力的发展。

**玩水获得的知识**

玩水是宝宝掌握数学概念、语言能力、社交技能所用到的基本材料之一。宝宝都喜欢玩水，父母要善于启发宝宝进行思考和学习，要保证他玩水时的安全。

·准备一盆水和各种容器供宝宝玩耍，有助于他形成一系列的数学概念：空/满、深/浅、轻/重等。

·浴盆是掌握动作技能的好工具。把漏斗、瓶瓶罐罐、海绵放进塑料浴盆，宝宝会非常兴奋地反复用漏斗往容器里注水，再倒出来；或者把海绵浸湿，再挤干。这些都能锻炼宝宝的手部肌肉。

·宝宝在玩水过程中学会使用"漏斗""水面""漂浮"等词语，词汇量进一步扩大，有助于宝宝的语言表达。

·把泡沫或胶皮制的字母、数字放进装满水的容器里，让宝宝用网将它们捞出，每捞起一个，就读出这个字母或数字；或者看谁能捞到最大或最小的数字，让宝宝在游戏中为数学学习打下基础。

·宝宝喜欢在室外用水"作画"，为他提供画笔、装有水的小提桶，让他发挥想象力，并充满激情地进行创作。

| 太阳 | 宝宝会对太阳为什么产生热量，物体是怎样在阳光下融化这类问题感兴趣。让他观察冰块在阳光下逐渐融化的过程是一件非常有趣的事。 |
|---|---|
| 空气和风 | 宝宝喜欢吹泡泡。观察泡泡在空气中怎样运动，这一活动能锻炼宝宝的注意力、判断能力和预测能力。 |
| 彩虹 | 教宝宝用三棱镜、喷壶或者浇水的软管来制造彩虹。父母可以和宝宝讨论一下彩虹是怎样形成的，都有哪些颜色。 |
| 雨 | 宝宝一旦开始观察雨水，他就会对水的属性提出很多问题。大雨过后，不妨带宝宝去附近的泥水坑踩水玩儿，让他观察雨水由多变少的蒸发过程。 |
| 云 | 宝宝喜欢在云彩中"发现"小动物以及生活中常见的物体。观察云彩运动和形状的变化，能够发挥他的想象力；也可以教宝宝认识不同类型的云彩，如卷积云、层云等。 |

通过户外的体验、与大自然的接触，激发了宝宝对自然和生活的热爱。父母应该多为宝宝准备一些有关大自然的图画书，并和他一起阅读，帮助宝宝从多种途径了解自然。

**认知能力**

34～36个月的宝宝可以做到懂得前后、懂得"3"、懂得"中间"、知道苹果一刀切开有几块。

## 亲子游戏：艺术创想

**游戏目的**

激发想象力和创造力，练习动手操作，丰富形状认知。

**游戏方法**

妈妈用硬彩纸剪出各种图形，如三角形、圆形、长方形、平行四边形、正方形等。

爸爸妈妈和宝宝先后用各种图形创想出不同物品，比如，圆形和长方形组成了棒棒糖，三角形和方形组成了房子，半圆和小长方形组成蘑菇，半圆和三角组成帆船等。三个人轮流解说，演示自己拼出的物体，每次不能停顿时间过长，也不能重复别人已经拼过的东西。

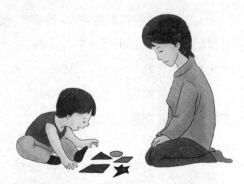

**爱心提示**

父母要互相配合，适时地暗示、引导和启发宝宝，让宝宝尝到成功的喜悦。

# 语言发展：宝宝的语言结构

宝宝在 4 岁前后就已经基本掌握了结构复杂的母语语法，能用母语和他人交流。不需要经过成人的教授，宝宝便能系统习得母语的语法规则，能说出他自己从未听到过的话，表现出一定的创造性，宝宝的语言能力令人刮目相看。

从 2 岁半到 4 岁半，宝宝开始学习语法规则，扩大词汇量，并构造很复杂的句子。4～6 岁的时候，宝宝就学会了与成人沟通时所需要的全部基本的成人语法和句法。

**模仿语言结构**

宝宝在出生后短短的三四年时间内就习得了母语，原因之一就在于他掌握了一系列语法规则。宝宝需要对成人的语言进行模仿，但不是简单的机械模仿，而是能够把成人的范句结构应用于新的语言环境来表达新的内容。有时还能把模仿到的结构重新组合成一个新的结构，比如，宝宝听了老师说"小朋友围个圆圈在做游戏"这样的话后，当他看见三位教师围在一起说话，他就能说出"三个人围个圆圈讲话"这样的话。

观察宝宝时你会发现，宝宝的选择性模仿在语言发展中起主要作用。宝宝主要是对成人的语言表达形式进行模仿，模仿是建立在宝宝对语言的理解基础之上。受宝宝自身语言技能和认知发展水平制约，当被模仿的语言结构与宝宝的认知水平差距较大时，模仿就很难成功。

心理学家在研究中发现，父母教宝宝说的话往往比其他成人讲的话更符合语法规则，而且他们造的句子更简单、更容易理解。因此，一个准备好获得语言规则的宝宝通过与父母之间的社会互动，一定会更轻松地获得语法。

### 句法习得

句法习得是宝宝语法发展的核心。简单陈述句是宝宝早期语言中出现最早、使用最多的一种基本句型。随着宝宝年龄的增长，基于认知发展基础上的句法发展从简单到复杂，发展的大致情况为：不完整句→主—谓、主—动—宾、主—动—补→主—动—宾—宾，有简单修饰语句子、简单连动句→有复杂修饰语句子、复杂连动句，宾语中有简单主—谓结构→复合句、宾语中有复杂主—谓结构→主语中有主—谓结构、联合结构。

研究表明，宝宝句法结构的发展由最初主谓不分的单、双词句到结构层次分明的句子。比如同样是表达宝宝要穿鞋出去玩，单、双词句阶段的宝宝也许会说"鞋鞋""娃娃鞋鞋"，并伴以手脚动作；到了语言发展的成熟期，宝宝也许只用"我要穿鞋子出去玩"来表达。很明显，宝宝的句子由较少语法规则的单、双词句阶段发展为有较多修饰语的复杂句，句子有了修饰成分。

在语言发展中，一个普遍的现象是宝宝的语言理解先于产生，比如，宝宝能理解"用锤子敲木板上的钉子"这句话的意思，但他在表达这个意思时往往用单词句（"锤子""敲""钉子"）、双词句（"锤子敲""敲钉子"）或电报句（"锤子敲钉子""钉子锤子敲"）。宝宝在理解和表达这些句子时主要使用实词，并结合具体的情境，对句子进行"丰富的解释"。

---

**语言发展**

34～36个月的宝宝可以做到使用连词说出并列关系的复句、使用时间助词和量词、讲述同一物体的两个方面、会说反义词4个。

---

### 亲子游戏：手指乐

**游戏目的**

掌握字词句的连贯，促进语言的发展；训练手指的灵活性，培养注意力和记忆力。

**游戏方法**

妈妈和宝宝找一个舒服的姿势面对面坐好，就可以开始这个手指游戏了：

太阳公公升起来了（双手握拳，从胸前逐渐升到头顶）

大胖子起床了（大拇指伸开）

二哥哥起床了（食指伸开）

高个子起床了（中指伸开）

你起床了（无名指伸开）

我起床了（小拇指伸开）

大家都起床了（双手打开，左右摇摆）

太阳公公落下去了（双手从头顶逐渐降到胸前）

大胖子睡了（大拇指弯下）

二哥哥睡了（食指弯下）

高个子睡了（中指弯下）

你睡了（无名指弯下）

我睡了（小拇指弯下）

大家都睡了（双手并拢，放在耳边，闭眼，做睡觉状）

**爱心提示**

宝宝可以先单手练习，之后逐渐过渡到双手一起做动作。无名指的弯曲对于宝宝有一定的难度，妈妈可以协助。

# 社会行为：过家家游戏

宝宝变得更独立了，感情世界也越来越丰富，他开始能够理解别人的行为和想法，同时也能在游戏和日常生活中不断学习社会规则。在各种主题游戏中，宝宝们一起玩耍，相互了解，逐渐增强了社会性。

宝宝很小就开始玩过家家游戏。在大约 12 ~ 13 个月时，他会给一个玩具娃娃喂水，或是用杯子当电话听筒，这时他只是一个人在游戏。随着年龄的增长，越来越多的小伙伴加入到游戏当中，扮演着不同的角色，游戏的主题也开始多种多样。

**不可或缺的游戏**

过家家游戏是始终伴随宝宝成长的一种游戏活动，游戏的内容和形式会随着宝宝的成长越来越复杂。从最开始的模仿成人发展到具有创造性的游戏，从独自玩乐发展成有组织、有分工的集体游戏，从玩实际物品发展成运用象征玩具进行游戏。在游戏中宝宝能够不断发展他的好奇心、主动性、自信心，尤其是创造性。

在过家家游戏中，宝宝会试着做出他所观察到的那些行为，正是通过这样的方式，宝宝理解周围的世界，梳理自己的想法或感情，发展社交能力，比如，安慰别的宝宝、分享刚刚"煮好"的晚餐，宝宝也在学习怎样为他人着想。

### 父母的作用

过家家游戏，有助于宝宝的社会性、语言、认知和运动各个方面的发展。父母在宝宝的过家家游戏中起着重要的作用。你不妨做一些这样的事情：

·加入宝宝的游戏

作为游戏的一分子加入到宝宝的活动中，让他知道父母也很乐意和他进行这样的游戏。当宝宝假装吃饭时，父母也假装吃东西；当宝宝当医生看病时，父母可以扮演生病的病人跟他配合。这些都可以帮助宝宝发展自信心以及与人沟通的技能。

·给宝宝的游戏积极正面的评论

可以对宝宝正在做的事情作出积极评价，他会很有成就感，比如，你可以对宝宝说："你处理娃娃摔断的手臂时，动作这么轻柔，你肯定知道很多看病的知识。"

·启发宝宝产生新想法

用提出问题或者新想法的方式来扩展游戏。父母可以问宝宝："我们吃晚饭以后还应该做什么？""这艘宇宙飞船会和另一艘飞船相遇吗？"类似这样的问题可以促使宝宝思考，不断丰富和发展游戏内容。

·让宝宝掌握主动权

游戏是宝宝的，而不是父母的，如果宝宝对父母提出的想法或建议不感兴趣，你就应该同意宝宝放弃它。游戏首先要具有娱乐性，在自然放松的状态下宝宝才能发展自己的能力。

·帮助宝宝收集不同的游戏材料

道具是演员用来帮助表演的材料，宝宝过家家的大多数道具都能在家里找到，父母可以帮助他搜集。有兴趣的话，父母也可以和宝宝一起制作一些游戏道具，如饰品、戏装，既锻炼了宝宝的动手能力，又能让游戏变得更生动有趣。

### 过家家的玩具箱

父母可以为宝宝准备多种类型的玩具箱：

医生/护士白色衬衫当做制服、棉花球、空的小瓶子、手电筒、毛毯、压舌

板 / 雪糕棒、胶带、布或者松紧带当做绷带消防站雨衣、靴子、橡皮软管（一段旧水管）、帽子、电话、玩具消防车动物园填充动物玩具、空的宠物食品盒、宠物玩具、碗、做成笼子样的盒子、儿童用的扫帚、关于动物的书小商店计算器、购物袋、食品包装盒、玩具钱币、塑料食品、篮子。

---

**社会行为**

34 ~ 36 个月的宝宝可以做到自己刷牙、洗手绢、使用马桶。

---

## 亲子游戏：我当小店长

**游戏目的**

通过游戏积累生活经验，发展观察与模仿能力，培养分类、计数能力。

**游戏方法**

找一个小架子，把家里的一些物品（如面包、牛奶、糖、味精、纸巾、肥皂、牙膏、牙刷等）标上价钱，按照不同的类别陈列，再用一个大一些的计算器充当收款机，一个小小的超市就建成了。

宝宝当店长，爸爸妈妈做顾客来购物。

开始的时候"顾客"只买很少的物品，以方便"店长"结算。随着宝宝对游戏的熟悉，"顾客"买的东西也越来越多，还需要"店长"找钱。更换角色，游戏可多玩几次。

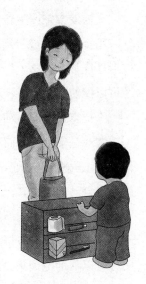

**爱心提示**

考虑到宝宝的计数能力，"商品"的价格最好是整元，不要有角。准备的"钱币"最好是 1 元 1 张，方便宝宝点数。

## 父母攻略

宝宝快 3 岁了，他开始和父母一起交谈、购物，逐渐地融入到家庭生活中，成为爸妈的好帮手，父母该如何响应宝宝的这些行动呢?

**宝宝行动：**我喜欢爬上爬下，在地上跳来跳去。

**妈妈出招：**去公园，给宝宝机会从物体下方穿过，从物体上面跃过或者从低矮处跳下；也可以让宝宝上下玩滑梯、练习踩踏板和给自行车打气。

**宝宝行动：**我总是有很多的问题!

**妈妈出招：**你要迅速回答宝宝的问题，维持和宝宝的交谈；对宝宝的重复提问要有耐心。

**宝宝行动：**我开始明白每天吃完午饭就该睡觉了。

**妈妈出招：**拿出一些宝宝的照片，帮他把从婴儿时期到现在的照片按顺序排好，和宝宝谈论他在每个年龄段所做的事情。

**宝宝行动：**我特别喜欢一遍一遍地讲那个故事。

**妈妈出招：**让宝宝通过看图说话的方式讲述他熟知的故事。

**宝宝行动：**我喜欢学着爸爸的样子看书和写字。

**妈妈出招：**当宝宝"写"字并给你读的时候，你要表现出为他感到骄傲；让宝宝使用各种书写工具：粉笔、蜡笔、铅笔和钢笔。

## 特别致谢

杨思宇 / 霍　娜 / 邢宝娣 / 周　丹 / 刘　侨 / 杨　美
邱　娟 / 刘冬焕 / 刘单单 / 桑江宏 / 郑丛丛 / 丁　园
蔡　慧 / 李　媛 / 李文英 / 郭雨辰 / 宁国华 / 卢俊成